Ulla Beushausen | Holger Grötzbach

EVIDENZBASIERTE SPRACHTHERAPIE

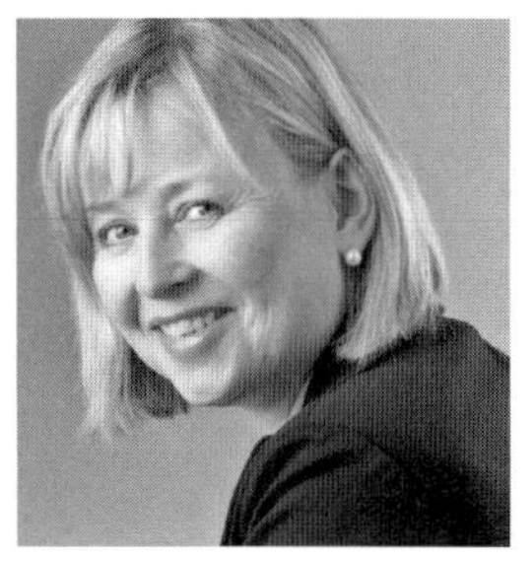

Dr. Ulla Beushausen, M.A., absolvierte ihre Ausbildung zur Logopädin an den Universitätskliniken in Ulm und Heidelberg und studierte anschließend Psycholinguistik, Phonetik und Sprachbehindertenpädagogik an der Ludwig-Maximilians-Universität München. Das Studium schloss sie mit der Promotion zum Dr. phil. ab. Anschließend leitete sie viele Jahre eine stimmtherapeutische Praxis und war als Kommunikationstrainerin und Lehrbeauftragte in der Erwachsenenbildung tätig. Seit 2001 ist sie Professorin für Logopädie an der HAWK-Hochschule Hildesheim/Holzminden/Göttingen. Ihr Lehr- und Forschungsgebiet ist u.a. die evidenzbasierte Praxis in der Logopädie. Sie ist Autorin und (Mit)-Herausgeberin zahlreicher Bücher, so z.B. von „Therapeutische Entscheidungsfindung in der Sprachtherapie" und „Testhandbuch Neurologie". Sie hält regelmäßig Vorträge und führt Fortbildungsveranstaltungen im In- und Ausland durch.

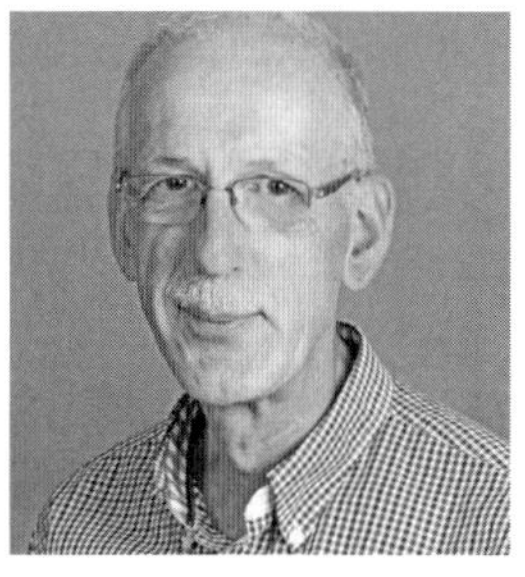

Holger Grötzbach, M.A., studierte Linguistik, Psychologie und Philosophie, mit den Schwerpunkten Sprach- und Sprechstörungen, in Bonn und Berlin. Nach Ende seines Studiums arbeitete er drei Jahre lang als wissenschaftlicher Mitarbeiter am Max-Planck-Institut für Psycholinguistik in den Niederlanden. Danach wechselte er in die Abteilung Sprachtherapie der Asklepios Klinik Schaufling, die er seit vielen Jahren leitet. Er unterbrach seine klinische Tätigkeit zwei Mal, um in den USA an postgraduierten Weiterbildungen in den Bereichen Dysphagie und Demenz teilzunehmen. Holger Grötzbach ist seit vielen Jahren nebenberuflicher Dozent an der Berufsfachschule für Logopädie in München. Er betreut Bachelor- und Master-Arbeiten an mehreren Hochschulen und Universitäten und ist Autor einer Reihe von Beiträgen über die Themen Aphasie, Schlaganfallrehabilitation und ICF. So ist er Herausgeber des Buchs „Therapieintensität in der Sprachtherapie/Logopädie", Mitherausgeber des Buchs „ICF und ICF-CY in der Sprachtherapie" und Co-Autor des Buchs „Aphasie". Er hält regelmäßig Vorträge und führt Fortbildungsveranstaltungen im In- und Ausland durch.

Ulla Beushausen | Holger Grötzbach

EVIDENZBASIERTE SPRACHTHERAPIE

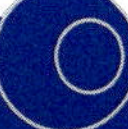

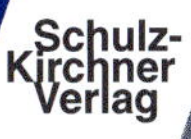

Bibliografische Information der Deutschen Nationalbibliothek
Die Deutsche Nationalbibliothek verzeichnet diese Publikation in der Deutschen Nationalbibliografie; detaillierte bibliografische Daten sind im Internet über http://dnb.d-nb.de abrufbar.

Besuchen Sie uns im Internet: www.schulz-kirchner.de

2., überarbeitete Auflage 2018
ISBN 978-3-8248-1235-6
eISBN 978-3-8248-9938-8

Mollweg 2, D-65510 Idstein
Vertretungsberechtigte Geschäftsführer:
Dr. Ullrich Schulz-Kirchner, Nicole Eitel
Lektorat: Doris Zimmermann
Layout: Susanne Koch
Titelfoto: © Julien Eichinger – fotolia.com
Druck und Bindung:
medienhaus Plump GmbH, Rolandsecker Weg 33, 53619 Rheinbreitbach

Die 1. Auflage erschien 2011 im Urban & Fischer Verlag unter
der ISBN 978-3-437-44476-0

Inhaltsverzeichnis

Vorwort

Die evidenzbasierte Praxis (EBP) stellt eine Herausforderung für alle Gesundheitsberufe und damit auch für die Sprachtherapie dar. Der Begriff weckt allerdings unterschiedliche Assoziationen: Manche sehen darin ein Zeitgeistprodukt, ein „Unwort" oder gar eine Zumutung. Andere sind neugierig, was sich dahinter verbirgt. Einerseits sind viele Sprachtherapeuten verunsichert, was sie als Einzelne tun können, um EBP im klinischen Alltag einzusetzen. Andererseits gibt es bereits viele Kolleginnen, die erfolgreich evidenzbasiert arbeiten.

Ziel des Buches ist es zum einen, Transparenz zu schaffen. Zum anderen wird geklärt, was evidenzbasierte Praxis ist und was sie nicht ist. Schließlich geht es darum, zu zeigen, wie evidenzbasiertes Arbeiten in der Sprachtherapie aussehen kann und muss. Denn es geht schon lange nicht mehr um die Frage, ob Sprachtherapeuten *für* oder *gegen* die EBP sind, da sowohl die Kostenträger als auch die Patienten evidenzbasierte Therapien erwarten. Die Prinzipien der Evidenzbasierten Medizin (EBM) und der EBP lassen sich jedoch nicht ohne eine kritische Analyse und notwendige Anpassung auf die Sprachtherapie übertragen. Das Buch hat daher auch die Aufgabe, die Möglichkeiten der EBM und EBP für sprachtherapeutische Fragestellungen darzustellen. Es versteht sich außerdem als Wegbegleiter, indem es Sprachtherapeuten dabei hilft, den Weg von der EBP zu einer evidenzbasierten Sprachtherapie aktiv mitzugestalten.

Das Buch vermittelt Wissen und Fertigkeiten zur EBM und EBP in zehn Kapiteln, wobei

Kapitel 1 die Grundlagen einer evidenzbasierten Sprachtherapie darstellt und eine Einführung in die Begrifflichkeit der EBM und EBP gibt;

Kapitel 2 Verfahren zur Beurteilung von Therapiemethoden und Studienergebnissen erläutert und klärt, was der Begriff „Evidenz" bedeutet;

Kapitel 3 beschreibt, was Leitlinien sind, wo man sie findet und welche Bedeutung sie für die Sprachtherapie haben;

Kapitel 4 zeigt, wie sich drei evidenzbasierte Prinzipien (die Patientenpräferenzen, Wissen aus externer Evidenz und die sprachtherapeutische Expertise) verknüpfen und in die klinische Arbeit übertragen lassen;

Kapitel 5 die Therapieplanung anhand partizipativ und alltagsorientiert formulierter Therapieziele beschreibt und verschiedene Zielsetzungsmethoden vorstellt;

Kapitel 6 diejenigen Elemente erläutert, die für jede Evaluation grundlegend sind;

Kapitel 7 eine Auswahl der häufig verwendeten Methoden enthält, mit denen Therapieergebnisse evaluiert werden können;

Kapitel 8 die Fragen beantwortet, wie Therapieergebnisse zu dokumentieren und zu interpretieren sind;
Kapitel 9 sich mit den Möglichkeiten, aber auch den Grenzen einer evidenzbasierten Sprachtherapie auseinandersetzt;
Kapitel 10 den beiden Fragen nachgeht, wie eine auf die Bedürfnisse der Sprachtherapie zugeschnittene Forschung aussehen kann und was EBP mit Sprachtherapieforschung zu tun hat.

Jedem Kapitel sind Lernziele vorangestellt, und am Ende jedes Kapitels finden sich **Lernzielkontrollen** in Form von Fragen. Die Antworten dazu stehen im Anhang. Um die praktische Umsetzung der EBM und EBP in der Sprachtherapie transparent zu machen, wurden **Fallbeispiele** aus unterschiedlichen Störungsbereichen eingefügt. Im Anhang und im Downloadbereich des Verlags finden sich zudem **Arbeitsblätter** für die Fallarbeit in Ausbildung und Lehre.

Unter dem Begriff „Sprachtherapeuten" verstehen wir alle Berufsgruppen, die mit der Therapie von Sprach-, Sprech-, Stimm- und Schluckstörungen betraut sind, also z.B. Logopäden, Sprachtherapeuten, (klinische) Linguisten, Sprechwissenschaftler, Atem-, Sprech- und Stimmlehrer.
Obwohl über 90 Prozent der Sprachtherapeuten Frauen sind, verwenden wir im gesamten Text willkürlich wechselnd die männliche oder die weibliche Form. Dennoch sind immer beide Geschlechter gemeint. Dies trifft auch zu, wenn wir von Patientin oder Patient sprechen.
Teile dieses Buchs beruhen auf dem Inhalt von drei Studienbriefen, die für die Hamburger Fern-Hochschule geschrieben worden sind. Große Teile des Buches wurden bereits in einer ersten Auflage 2011 veröffentlicht. Für die jetzt vorliegende neue Auflage haben wir eine Reihe von Ergänzungen vorgenommen, die zum einen aus Aktualisierungen und zum anderen aus einer Präzisierung unserer Gedanken bestehen. Das bewährte didaktische Konzept des Buches ist dabei nicht geändert worden.
Wir möchten uns bei unseren Familien bedanken, die es uns durch ihre Geduld und manchmal auch durch ihren Zuspruch ermöglicht haben, unsere Ideen zu Papier zu bringen.

Ulla Beushausen
Holger Grötzbach
Hildesheim und Schaufling, im Februar 2018

1 Grundlagen der Evidenzbasierten Sprachtherapie

Dieses Kapitel hat zum Ziel

- *die historische Entwicklung der Evidenzbasierten Medizin (EBM) bis hin zur Evidenzbasierten Praxis (EBP) in der Sprachtherapie nachvollziehbar darzustellen,*
- *die Terminologie und Arbeitsweise der EBM zu erklären und verständlich zu machen,*
- *die Zielsetzungen und Fragestellungen evidenzbasierter Praxis in der Sprachtherapie zu erläutern und zu differenzieren.*

1.1 Evidenzbasierte Medizin (EBM)

Fallbeispiel

Meinungen zu Herrn Meuerle

Der 76-jährige Herr Meuerle[1] *hat innerhalb von einem Jahr zwei Schlaganfälle erlitten. Während vom ersten Schlaganfall eine Lähmung der linken Hand zurückgeblieben ist, hat der zweite zu einer ausgeprägten Dysarthrie, Dysphagie und zu einer Stand- und Gangataxie geführt. Die Ehefrau von Herrn Meuerle wendet sich an den behandelnden Stationsarzt mit der Bitte, ihren Mann in eine neurologische Rehabilitationsklinik zu überweisen. Der Arzt lehnt die Bitte mit der Begründung ab, dass eine Rehabilitation in dem hohen Alter nichts mehr bringe. Außerdem sei das Gehirn aufgrund der zwei Schlaganfälle so sehr geschädigt, dass es sich nie wieder erhole. Obwohl die Ehefrau die Argumente des Arztes bezweifelt, besteht sie nicht auf ihrer Bitte, da sie sich einer Auseinandersetzung nicht gewachsen fühlt. Herr Meuerle wird daher direkt aus dem Akutkrankenhaus nach Hause entlassen.*

Dieses Beispiel zeigt, wie sich Meinungen auf therapeutische Entscheidungen auswirken: Der behandelnde Arzt von Herrn Meuerle geht davon aus, dass sich eine neurologische Rehabilitation bei einem älteren Menschen mit einer zweimaligen Hirnschädigung nicht (mehr) lohnt. Er weigert sich daher, Herrn Meuerle in eine Rehabilitationsklinik zu überweisen. Seine Weigerung wird von der Ehefrau zwar hingenommen, ihre Zweifel deuten aber darauf hin, dass sie den Argumenten des Arztes wenig Glauben schenkt. Sollten ihre Zweifel richtig sein, wäre eine Fehlentscheidung getroffen worden.

---

1 Alle im Text verwendeten Namen sind frei erfunden.

Geburtsstunde der EBM

Eine kontroverse Diskussion darüber, ob eine bestimmte therapeutische Maßnahme sinnvoll ist oder nicht, beschränkt sich nicht nur auf das Beispiel von Herrn Meuerle. Vielmehr dürfte sie auch bei anderen Patienten auftreten. Der Grund dafür ist, dass es zwar eine Vielzahl von Studien zur Wirksamkeit von Therapien (und Medikamenten) gibt, die Studienergebnisse sind jedoch häufig

- gar nicht oder nur schwer zugänglich,
- nicht nach Themen geordnet auffindbar und
- für Patienten und ihre Angehörigen unverständlich.

Der Zugang zu einigen Studien wird auch mit Absicht erschwert, weil ihre Resultate nicht für den Erfolg einer untersuchten Therapiemethode oder für die Wirksamkeit eines Medikamentes sprechen. Doch selbst wenn unwirksame Therapiemethoden oder gar schädliche Medikamente bekannt sind, kann es dennoch vorkommen, dass sie in der Praxis verwendet werden. Dies liegt zum einen an der oft nur zögerlichen Umsetzung neuer Erkenntnisse in den klinischen Alltag. Zum anderen sorgt die weiter voranschreitende Forschung dafür, dass medizinisches Wissen schnell veraltet. Schließlich fällt es auch Fachkräften schwer, bei geschätzten 400.000 bis 1.000.000 Wirksamkeitsstudien (vor allem aus der Pharmakologie) einen Überblick zu behalten und das Wichtige vom Unwichtigen zu trennen.

Gründer(innen) der EBM

Aufgrund dieser und weiterer Missstände forderte der schottische Arzt und Epidemiologe Sir Archibald Leman Cochrane (1909–1988) bereits vor vielen Jahren (Cochrane, 1972):

- Standards für die Durchführung von Wirksamkeitsstudien zu entwickeln,
- möglichst für jede Therapiemethode (und für jedes Medikament) einen Wirksamkeitsnachweis zu erstellen,
- die Ergebnisse der Wirksamkeitsstudien in einer sinnvoll aufgebauten Datenbank allen interessierten Fachkräften und Laien zugänglich zu machen und
- für eine rasche Umsetzung der Forschungserkenntnisse in den klinischen Alltag zu sorgen.

Mit seinen Forderungen gilt Cochrane heute als einer der Urväter des Konzepts der Evidenzbasierten Medizin (EBM). Inspiriert von seinen Überlegungen begannen britische Wissenschaftler um Iain Chalmers zunächst damit, Wirksamkeitsstudien in der Perinatalmedizin durchzuführen (Chalmers et al., 1989). Es folgten bald Studien in anderen medizinischen Bereichen.

EXKURS

Frühe Quellen zur EBM

Erste Hinweise auf ein evidenzbasiertes Vorgehen finden sich schon im 3. Jahrhundert vor Christus, z. B. bei Buddha, der medizinischen Praktikern ans Herz legte, nichts nur deshalb zu glauben, weil es so überliefert wird, Tradition ist oder schlicht wünschenswert wäre.

Ein frühes und ethisch nicht akzeptables Experiment führte Frederick II. (1194–1250) zur Erforschung von Verdauungsprozessen durch. Er versorgte zwei Ritter mit identischen Speisen, den einen schickte er darauf zur Jagd, den anderen zur Nachtruhe. Am nächsten Tag untersuchte er den Mageninhalt der zuvor getöteten Ritter. Dabei stellte er fest, dass Schlaf eine verdauungsförderndere Bedingung darstellt als körperliche Aktivität.

Die Ergebnisse solcher ersten evidenzbasierten Studien wurden jedoch nur zögerlich in die Praxis umgesetzt. So fand Lind 1753 in einer Therapiestudie mit einer unbehandelten Kontrollgruppe heraus, dass Zitrusfrüchte die Inzidenzrate von Skorbut reduzieren. Es dauerte aber noch 50 Jahre, bis Orangen, Zitronen oder Limonen offiziell dem Speiseplan von Seeleuten hinzugefügt wurden (vgl. Dood, 2007).

Die Verzögerungen in der Übernahme von Forschungsergebnissen in die therapeutische Praxis werden auch heute noch beklagt. Sie sind allerdings nicht überraschend, wenn man bedenkt, dass sich alle zehn Jahre die Anzahl an Forschungsergebnissen verdoppelt. So schätzte die amerikanische Sprachtherapeutin Bernstein Ratner (zit. nach Nail-Chiwetalu & Bernstein Ratner, 2006), dass während ihrer nahezu 30-jährigen Berufstätigkeit etwa 20.000 Publikationen erschienen, die für ihre Tätigkeit relevant gewesen sind. Jeder dieser Artikel hätte kritisch ausgewertet, die Relevanz der Ergebnisse im Vergleich zu anderen Studien eingeschätzt und Konsequenzen für die Praxis gezogen werden müssen.

Der Begriff EBM

In den 1970er Jahren tauchte der Begriff „Evidenzbasierte Medizin" (EBM) zum ersten Mal auf. Der Epidemiologe Cochrane (1972) forderte damals, regelmäßig aktualisierte systematische Übersichtsarbeiten (sogenannte „systematic reviews") von randomisiert kontrollierten Studien **(randomized controlled trials; RCTs)** anzufertigen. RCTs gelten in der klinischen Forschung als „Goldstandard". Sie repräsentieren damit die Stufe der höchsten erreichbaren Evidenz oder des „besten" Beweises der Wirksamkeit z. B. einer Therapiemethode.

Solche Reviews sollten Forschungsergebnisse zusammenführen, um sie den Praktikern zum Wohle der Patienten im Überblick verfügbar zu machen. Die Notwendigkeit der Reviews leitete Cochrane von der bei seinen Berufskollegen beobachteten Unwissenheit über die Wirkung medizinischer Therapien ab. Der kanadische Wissenschaftler David Sackett und seine Arbeitsgruppe beteiligten sich nicht nur an evidenzbasierten Forschungsaktivitäten, sondern prägten 1999 auch den Begriff EBM (Sackett et al., 1999).

➲ Definition | Evidenzbasierte Medizin

„Evidenzbasierte Medizin ist der gewissenhafte, ausdrückliche und vernünftige Gebrauch der gegenwärtig besten externen, wissenschaftlichen Evidenz für Entscheidungen in der Versorgung individueller Patienten (...) durch die Integration individuellen klinischen Expertenwissens mit der bestauffindbaren externen Evidenz aus systematischer Forschung" (Sackett & Rosenberg, 1996; zitiert nach Beushausen, 2005, 6).

Was bedeutet Evidenz in der EBM?

Evidenz (gebildet aus den lateinischen Wörtern ex: „aus" und videre: „sehen" – das Herausscheinende) bezeichnet im Deutschen das dem Augenschein nach Unbezweifelbare, das durch unmittelbare Anschauung oder Einsicht Erkennbare. Evident ist ein Sachverhalt, der unmittelbar ohne besondere methodische Aneignung klar auf der Hand liegt. Der englische Begriff „evidence" hat jedoch eine fast gegensätzliche Bedeutung: Mit ihm ist ein Sachverhalt oder eine Meinung gemeint, die auf Beweisen beruhen. Die Evidenzbasierte Medizin („auf Beweismaterial gestützte Heilkunde") ist also – entgegen der umgangssprachlichen Bedeutung des Wortes Evidenz im Deutschen – eine Richtung in der Medizin, die verlangt, dass bei jeder medizinischen Behandlung patientenorientierte Entscheidungen ausdrücklich auf der Grundlage von empirisch nachgewiesener Wirksamkeit – also aufgrund von Studien – getroffen werden.

Die Güte der Evidenz einer Studie bezieht sich auf den Rang, den eine Studie in einer **Evidenzhierarchie** erreicht (Kap. 2). Evidenzhierarchien beruhen auf der Annahme, dass bestimmte Forschungsmethoden und Studien von besserer Qualität sind als andere. So stellen z. B. deskriptive Studien oder qualitative Methoden weniger gute Evidenzen dar als systematische Übersichtsarbeiten oder RCTs.

International Cochrane Collaboration

1993 schlossen sich Wissenschaftler mit Interesse an der EBM weltweit zur International Cochrane Collaboration zusammen, um ihre vielfältigen Forschungsaktivitäten zu koordinieren. Heute engagieren sich in ihr etwa 22.000 Wissenschaftler und Ärzte mit dem Ziel, die wissenschaftlichen Grundlagen für Entscheidungen im Gesundheitssystem zu verbessern. Die Cochrane Collaboration ist damit zu einem Synonym für die EBM geworden. Im Rahmen einer Evidenzbasierten Praxis (EBP) werden auf der Basis von Auswertungen bereits vorhandener wissenschaftlicher Ergebnisse Konzepte für die Erstellung künftiger Studien entwickelt. Damit sollen bereits erfolgte Studien nicht unnötig wiederholt und interessante Fragestellungen früherer Arbeiten wieder aufgegriffen werden.

Deutsches Cochrane Zentrum

Organisatorisch setzt sich die Cochrane Collaboration (www.cochrane.org) aus einer Reihe von nationalen Forschungszentren zusammen. Zu ihnen gehört auch das Deutsche Cochrane Zentrum (www.cochrane.de), das an dem Universitätsklinikum Freiburg angesiedelt ist. In Übereinstimmung mit den Zielen der Dachorganisation hat es die Aufgabe, klinische Studien zur Bewertung von Therapien

- zu erstellen,
- zu aktualisieren und
- zu verbreiten.

Cochrane Library

Die Studienergebnisse werden in der Cochrane Bibliothek (Cochrane Library) veröffentlicht, auf die über das Internet (www.cochranelibrary.com) zugegriffen werden kann. Der Umfang der Bibliothek beträgt zurzeit etwas mehr als 9.000 Beiträge, deren (englischsprachige) Zusammenfassungen (sogenannte Abstracts) kostenlos einsehbar sind. Die Beiträge sind in erster Linie für medizinisch-therapeutische Fachkräfte geschrieben und können über das Internet aufgerufen werden. Zur Identifikation derjenigen Arbeiten, die für einen Nutzer von Interesse sind, stehen ein alphabetisch organisiertes Inhaltsverzeichnis sowie eine elektronische Suchfunktion zur Verfügung. Neben den Beiträgen für die Fachkräfte gibt es auch Zusammenfassungen, die sich an medizinische Laien wenden (sogenannte Plain Language Summaries). Eine Reihe von ihnen (zurzeit ca. 600) ist ins Deutsche übersetzt worden.

Cochrane Consumer Network

Mit dem kostenlosen Zugang zu den laienverständlichen Informationen haben Patienten und ihre Angehörigen die Möglichkeit, sich ein qualifiziertes Urteil über Behandlungsoptionen und ihre Risiken zu bilden. Dadurch können sie gleichberechtigt mit Ärzten und Therapeuten über anstehende Entscheidungen diskutieren. Im deutschsprachigen Raum pflegt die Cochrane Collaboration den kostenlosen Blog „Wissen was wirkt“. Der Blog richtet sich an Laien, um mithilfe interessanter „Geschichten (...) Erkenntnisse der evidenzbasierten Medizin [zu vermitteln]". Außerdem geht es darum, „mit Cochrane-Evidenz (...) ein starkes Instrument in den Händen [zu halten], um (...) Kenntnisse und Entscheidungsgrundlagen zu verbessern" (Cochrane Gesellschaft, 2016). Darüber hinaus hat die Cochrane Collaboration ein (englischsprachiges) Internetforum geschaffen (Cochrane Consumer Network; www.consumers.cochrane.org/healthcare-users-cochrane), in dem sich Patienten über ihre Erfahrungen mit Behandlungskonzepten und -methoden austauschen können. Ein weiteres Patientenforum ist das DIPEx-Projekt, das Betroffenen und ihren Angehörigen „bei Entscheidungen über Diagnose, Behandlung und Verhalten behilflich sein [soll]" (Herxheimer & Ziebland, 2008, 31). Das DIPEx-Projekt verfügt über eine unentgeltlich zu nutzende englischsprachige und deutschsprachige Internetseite. Die deutsche Version enthält zurzeit Patientenbeiträge über chronische Schmerzen, Diabetes Typ 2, Epilepsie, chronisch-entzündliche Darmerkrankungen, Brustkrebs bei Frauen, Prostatakrebs und Darmkrebs.

Weiterführende Internetquellen

Cochrane Collaboration (http://www.cochrane.org [Stand: 1.11.2017])

Deutsches Cochrane Zentrum (http://www.cochrane.de [Stand: 1.11.2017])

Zugriff auf Studienergebnisse in der Cochrane Bibliothek (http://www. cochranelibrary.com [Stand: 1.11.2017])

DIPEx-Projekt Englisch (http://www.healthtalk.org [Stand: 1.11.2017])

DIPEx-Projekt Deutsch (http://www.krankheitserfahrungen.de [Stand: 1.11.2017])

Deutschsprachiger Blog der Cochrane Gesellschaft (http://www.wissenwaswirkt.org [Stand: 1.11.2017])

 **TIPP**

Es lohnt sich, sowohl die internationale als auch die deutsche Internet-Seite der Cochrane Gesellschaft regelmäßig nach sprachtherapeutisch relevanten Beiträgen zu durchsuchen, um über neue oder aktualisierte Artikel informiert zu sein.

Die Entwicklung der Patientenforen macht deutlich, dass in die EBM nicht nur Forschungsbelege, sondern auch die Erfahrungen der Patienten einfließen. Es ist nämlich nicht damit getan, dass Therapeutinnen die jeweiligen Forschungsergebnisse (externe Evidenz) kennen, sondern die Forschungsergebnisse müssen auch auf das individuelle Fallverstehen (interne Evidenz) und einen konkreten Patienten bezogen werden. Zusätzlich wird noch das Wissen aufgenommen, das sich Therapeuten im Laufe ihrer Berufsausübung angeeignet haben. Zusammenfassend werden in der EBM damit drei Wissensquellen berücksichtigt. Sie umfassen:

- die Ergebnisse aus wissenschaftlicher Forschung,
- die Erfahrungen, die Patienten als Experten ihrer Erkrankung sammeln und
- die klinischen Expertisen, die Fachkräfte in ihrer Ausbildung und Berufspraxis erwerben.

EXKURS

Frühe Quellen zu EBM
Und wieder war es Buddha, der im 3. Jh. v. Chr. in seinen Schriften Mediziner ermunterte, sich von ihrer eigenen Praxiserfahrung leiten zu lassen und nur solche Interventionen auszuwählen, die sie in ihrer therapeutischen Praxis als wirksam erfahren haben (Dood, 2007).

Die drei Wissensquellen stehen in der EBM nicht in Konkurrenz zueinander, sondern ergänzen sich gegenseitig (Beushausen, 2005; 2009a; 2014a, b). Werden sie als Entscheidungshilfen für medizinische oder therapeutische Fragen genutzt, geht die EBM in eine Evidenzbasierte Praxis (EBP) über. Die Logik und die Prinzipien der Evidenzbasierten Medizin gelten jedoch nicht nur für die Sprachtherapie, sondern auch für andere soziale Berufe, wie z. B. für die Pädagogik oder Sozialarbeit.

1.2 Evidenzbasierte Praxis (EBP)

Die EBP in der Sprachtherapie hat das Ziel, den Grundgedanken in der Praxis zu verankern, dass jede Entscheidung über Diagnose oder Therapie auf

- der besten vorhandenen externen Evidenz,
- der individuellen klinischen Expertise des Klinikers,
- den individuellen Bedürfnissen eines Patienten

erfolgen sollte. Die EBP hat außerdem das Ziel, wissenschaftliche Forschung und berufliche Praxis neu miteinander zu verknüpfen. Sie ist damit gleichzeitig eine **ethische Grundhaltung** in der Therapie und eine Strategie für eine lebenslange selbstständige Weiterbildung. Die ethische Grundhaltung spiegelt die Absicht der EBP wider, jedem Patienten eine individuell optimale therapeutische Versorgung zu ermöglichen. Die **Lernstrategie** basiert auf dem Anspruch der EBP, Wissenslücken zu entdecken und konkrete klinische Fragen durch systematische Recherchen zu füllen. Die EBP reagiert damit auf den immer schnelleren Wissenszuwachs mit einer problemorientierten Selbstlernstrategie und führt zu verantwortlichen klinischen Entscheidungen (Scherfer, 2006).

Die EBP bietet damit ein Handwerkszeug, mit dessen Hilfe Forschung und (sprachtherapeutische) Praxis miteinander verbunden werden können. EBP hilft *„in der Forschung entstandenes Wissen in die logopädische Praxis zu transportieren. Die praktisch tätige Therapeutin soll mit Hilfe von EBP über den aktuellen Stand der Forschung im Bilde sein, um auf dieser Basis ihre täglichen Entscheidungen in Diagnostik und Therapie zu fällen"* (Beushausen, 2005, 7). Obwohl es ohne Zweifel richtig ist, aktuelle Forschungsergebnisse als Entscheidungshilfen für klinische Fragen heranzuziehen, reicht dies als alleinige Grundlage nicht aus. Denn klinische Forschung findet in der Regel unter idealtypischen Bedingungen statt, die den therapeutischen Alltag mit all seinen nicht kontrollierbaren Störvariablen nur unvollständig widerspiegeln. Außerdem ist es das Ziel der Forschung, zu allgemeingültigen Aussagen zu kommen. Der Einzelfall interessiert dabei wenig. In der Praxis sind jedoch immer Entscheidungen zu treffen, die sich auf einen individuellen Patienten vor seinem komplexen Lebenshintergrund beziehen (Frommelt & Grötzbach, 2008). Forschungsergebnisse können diesem Hintergrund zwar annähernd entsprechen, sie werden ihm aber niemals völlig gerecht. Vor der Umsetzung von Forschungsergebnissen ist daher durch die Fachkräfte zu prüfen, wie weit sie auf die Situation eines Patienten zutreffen. Evidenzbasiert zu arbeiten, bedeutet demnach eine Kombination aus zwei Schritten:

- Zum einen, Forschungsbelege als Basis für therapeutische Entscheidungen zu nutzen.
- Zum anderen, die Belege mithilfe der eigenen Kenntnisse kritisch zu würdigen.

Problemorientiertes Vorgehen

Für die praktische Arbeit ist es nicht notwendig, alle Belege aus der therapeutischen Forschung zu kennen. Die EBP zielt vielmehr auf ein problemorientiertes Vorgehen ab: Erst dann, wenn in der Praxis ein Problem auftritt, sollte die Suche nach geeigneten Studienbelegen beginnen. Dabei ist es ratsam, das Problem mit einer möglichst exakten Frage zu erfassen (z. B. *„Führen Anlauthilfen bei Patienten mit einer Wernicke-Aphasie zu einer Verbesserung des Benennens?"*). Je exakter die jeweilige Frage, desto größer ist die Wahrscheinlichkeit, aus der zur Verfügung stehenden Datenmenge genau diejenige Information zu erhalten, die benötigt wird.

Zeitaufwand für EBP

Mit der problemorientierten Vorgehensweise mindert sich der zeitliche Aufwand für die Therapeuten. Niemand ist gezwungen, mehrere Stunden pro Tag

auf das Lesen der meist englischsprachigen Forschungsergebnisse zu verwenden. Vielmehr geht es darum, gezielt nach Belegen zu suchen. Die gezielte Suche wird häufig durch die beruflichen Bedingungen bestimmt, unter denen gearbeitet wird. Niedergelassene Sprachtherapeuten in einer Praxis haben es häufig mit Kindern zu tun, bei denen beispielsweise phonologische oder phonetische Störungen im Vordergrund stehen. Sie werden sich daher vor allem mit Studien beschäftigen (müssen), die phonetisch-phonologische Störungen von Kindern thematisieren. Angestellte Therapeuten in neurologischen Rehabilitationskliniken arbeiten dagegen hauptsächlich in den drei Bereichen Aphasie, Dysarthrie und Dysphagie. Sie werden sich daher insbesondere für diejenigen Forschungsergebnisse interessieren (müssen), die sich auf die neurologisch bedingten Sprach-, Sprech- und Schluckstörungen beziehen.
Die Prinzipien der EBP sorgen dafür, dass der Anspruch der EBM auf ein praktikables Maß reduziert wird. Es geht nicht darum, nur noch Forschungsergebnisse zu rezipieren oder die eigene Urteilskraft zugunsten wissenschaftlicher Belege aufzugeben. Ebenso wenig dürfen die Belange der Patienten vergessen werden. Letztlich sind sie es, die mit ihren individuellen Erwartungen und Hoffnungen in die Sprachtherapie kommen. Ihr Interesse ist es, eine Therapie zu erhalten, die auf ihre Bedürfnisse zugeschnitten ist.

1.3 Evidenz$_3$-basierte Praxis (E$_3$BP)

Um die gleichwertige Gewichtung der Forschungsbelege, der eigenen Urteilskraft und der Erwartungen der Patienten zum Ausdruck zu bringen, hat Christine Dollaghan, eine amerikanische Sprachtherapeutin, 2007 den Begriff E$_3$BP eingeführt (s. auch Beushausen, 2009a, 28). Die tiefer gestellte „3" bedeutet, die drei möglichen Evidenzen (Literatur, Expertenwissen, Patientenwünsche) sowohl in der logopädischen Diagnostik als auch in der Therapie zu berücksichtigen (Abb. 1.1).

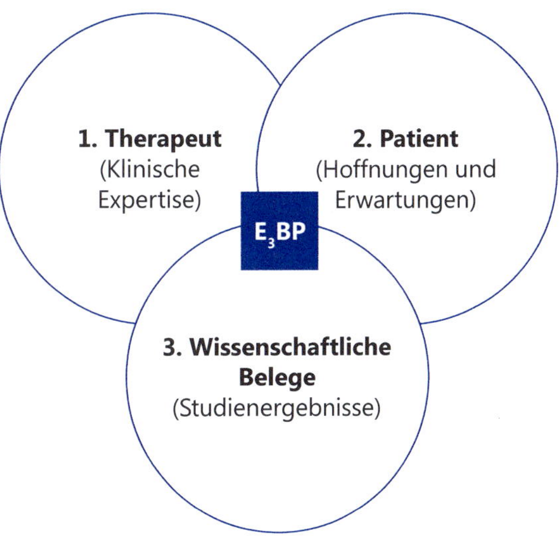

Abb. 1.1: Das Modell E$_3$BP (nach Dollaghan, 2007)

Die Durchführung von EBP ist zwar nicht gesetzlich vorgeschrieben, sie sollte jedoch selbstverpflichtend sein. Denn durch die EBP wird sichergestellt, dass das aktuell beste Wissen in die Therapieplanung eingeht. Dadurch trägt sie in einem erheblichen Ausmaß zur Qualitätssicherung bei. Die EBP liefert außerdem eine gute Grundlage für Argumente gegenüber Kostenträgern, Überweisenden, Patienten und ihren Angehörigen. So kann mithilfe der EBP die Wahl einer Therapiemethode oder der Wunsch nach Fortführung einer Therapie begründet werden. Der Vorteil einer EBP-gestützten Argumentation ist, dass nicht Glaube oder Hoffnung entscheidend sind, sondern Belege, die von der Wissenschaft erbracht und von ihr akzeptiert werden.

EXKURS

Begriffs- und Definitionsvielfalt

Der Begriff Evidenzbasierte Praxis (EBP) wurde um die Jahrtausendwende in den Gesundheitsfachberufen, der Psychologie und in pädagogischen Kontexten als Konzept – durchaus auch in Abgrenzung zur Begrifflichkeit der Medizin – eingeführt. Dies geschah auch aus der Notwendigkeit heraus, weitestgehend intuitionsgestützte Therapien durch Evidenzbelege zu untermauern beziehungsweise nicht wirksame Therapieformen zu ersetzen oder deren Verbreitung zu verhindern (Bernstein Ratner, 2006). Einen anderen Weg nahmen Vertreterinnen der Pflege, die in einem Wortspiel den neuen Begriff der **praxisbasierten Evidenz (PBE)** als alternatives Konzept zur EBP prägten (Benech et al., 1996). In der PBE soll die Evidenz hauptsächlich den bestehenden therapeutischen Praxisroutinen entnommen werden. In der Folge griffen Horn et al. (2012) diesen Begriff auch für die Rehabilitation auf. In der angloamerikanischen Sprachtherapie wird PBE aber nicht nur als Synonym, sondern auch als Teil des EBP-Ansatzes, insbesondere jedoch als Beschreibung des Generierungsprozesses von interner Evidenz (Lof, 2011) verstanden. Dieser Ansatz basiert auf der Erkenntnis, dass die klinische Expertise allein kein valides Kriterium für therapeutische Wirksamkeit darstellt, denn langjährige Berufserfahrung ist noch kein Garant für die Anwendung einer „Best Practice" oder von validen klinischen Ergebnissen. Der Begriff PBE steht in diesem Zusammenhang für klinische Entscheidungen von Therapeutinnen, die sich zusätzlich zur therapeutischen Expertise wissenschaftliches Denken und Forschungsmethodik nutzbar machen, um die Qualität ihrer therapeutischen und pädagogischen Leistungen zu evaluieren (vgl. auch Dijkers et al., 2012). Diese Definition ähnelt dem E_3BP-Modell mit seiner Forderung nach Integration aller drei Evidenzbereiche.

Einige Autorinnen beabsichtigten mit der Einführung des Begriffs **Science Based Practice** (Stripek, 2005; Lof, 2011) generell wissenschaftliches Denken als Grundlage in der pädagogisch-therapeutischen Praxis zu etablieren. Aber auch die **Patient Based Medicine (PBM)** oder das Konzept der **Patient Centered Care** (vgl. Hasnain-Wynia, 2006) sind Begriffe, die in der gesundheitswissenschaftlichen Literatur verwendet werden. Sie betonen den besonderen Stellenwert der sozialen Evidenz im EBP-Modell (vgl. Beushausen, 2014b).

1.4 Effizienz und Effektivität

Eine der Forderungen von Cochrane war es, die Wirksamkeit oder Effektivität von Therapiemethoden nachzuweisen. Dabei sind die Begriffe „Effektivität" und „Effizienz" nicht miteinander zu verwechseln.

Beispiel

Effektivität und Effizienz im Alltag
Wenn man Champagner zum Löschen eines brennenden Weihnachtsbaumes verwendet, kann dies effektiv sein, effizient ist es sicher nicht.

➲ Definition | Effizienz
Die Effizienz gibt nach Lüthi et al. (2010) als Maß die *Wirtschaftlichkeit* eines Therapieansatzes oder einer Therapiemethode an: Mit gegebenen (therapeutischen) Ressourcen soll ein maximaler Nutzen (Therapieerfolg) erreicht werden (ökonomisches Maximalprinzip).

Ein effizientes Arbeiten bezieht sich demnach darauf, die Kosten einer Therapie (d.h. die Verwendung personeller, materieller und zeitlicher Ressourcen) im Blick zu behalten. Normalerweise wissen angestellte Therapeuten wenig über die finanzielle Seite ihrer Tätigkeit. Sie sind dennoch – ebenso wie Praxisinhaber, die in der Regel einen sehr viel besseren Überblick über die Kosten haben – dazu verpflichtet, wirtschaftlich zu arbeiten. Denn nach den gemeinsamen Rahmenempfehlungen gemäß § 125 Abs. 1 SGB V gilt: *„Die Wirtschaftlichkeit ist als Zweck-Mittel-Relation zu verstehen. Danach ist (...) insbesondere bei chronischen Erkrankungen mit gegebenen Therapiemaßnahmen der größtmögliche Nutzen (Therapieerfolg) zu erzielen."*
Es geht jedoch nicht nur darum, das Gebot der Wirtschaftlichkeit zu beachten, sondern auch darum, effektive Therapien durchzuführen.

➲ Definition | Effektivität
Die Effektivität gibt als Maß die *Wirksamkeit* einer Therapie an: Dabei wird das Ergebnis, das durch eine Therapie erreicht worden ist, mit dem jeweils angestrebten Ziel verglichen. Ideal ist es, wenn Ergebnis und Ziel übereinstimmen (Blanco & Mäder, 1999; Lüthi et al., 2010).

Nach dieser Definition lässt sich die Wirksamkeit einer Therapie nur dann feststellen, wenn Therapieergebnis und Therapieziel miteinander verglichen werden. Den Therapiezielen kommt damit eine besondere Bedeutung zu: Sie müssen, um evaluiert werden zu können, genau, d. h. messbar, sein. Bleiben sie vage, ist eine Evaluation – und damit auch ein Wirksamkeitsnachweis – unmöglich (vgl. Grötzbach, 2004b; 2010). Dies zeigt das folgende Beispiel:

Fallbeispiel

Zielsetzung und Wirksamkeit: Herr Braus

Herr Braus wird nach einem Mediateilinfarkt links temporo-parietal in der logopädischen Abteilung einer neurologischen Rehabilitationsklinik aufgenommen. Dort berichtet er über erhebliche Wortfindungsstörungen. Die behandelnde Logopädin diagnostiziert als Ergebnis einer orientierenden sprachlichen Untersuchung eine amnestische Aphasie. Sie gibt als Ziel der Sprachtherapie eine „Verbesserung der Kommunikationsfähigkeit" an (bei diesem Ziel handelt es sich um eines der häufigsten in der Aphasietherapie [vgl. Dallmeier & Thies, 2009]). Als Therapiemethode setzt sie Lückensätze ein, um die Wortfindung zu verbessern. Die Lückensätze bestehen bei Therapiebeginn aus einem engen semantischen Kontext (z. B. „Sie lesen jeden Morgen die …") und bei Therapieende aus einem weiten semantischen Kontext (z. B. „Sie kaufen im Supermarkt …"). Ist die gewählte Therapiemethode wirksam? Auf diese Frage wird die behandelnde Logopädin keine Antwort geben können. Da ihr Therapieziel nicht messbar ist, bleibt es offen, ab wann von einer Verbesserung gesprochen werden kann. Hat sich die „Kommunikationsfähigkeit" von Herrn Braus verbessert, wenn er ein Wort mehr als zu Therapiebeginn findet? Wenn er zehn Wörter mehr findet? Oder fünfzig? In ihrem Abschlussbericht schreibt die Logopädin zwar, dass Herr Braus sprachliche Fortschritte gemacht habe, es bleibt jedoch unklar, worauf ihr Urteil beruht.

Effektivität versus Effizienz

Wenn Effektivität und Effizienz miteinander in Beziehung gesetzt werden, dann kommt der Effektivität eine höhere Bedeutung zu als der Effizienz (Kolominsky-Rabas, 2005). Denn die Wahl einer effektiven Therapie ist selbst dann eine richtige Entscheidung, wenn sie ineffizient ist. Umgekehrt bedeutet es eine Verschwendung, wenn Therapien zwar effizient, jedoch unwirksam sind. Daher gilt:

▶ TIPP

Effektivität ist wichtiger als Effizienz, da sie für die Richtigkeit einer Therapiemaßnahme steht. Falsche Therapiemaßnahmen effizient durchzuführen, bedeutet immer eine Verschwendung von Ressourcen (Kolominsky-Rabas, 2005).

Efficacy

Die beiden Begriffe „Effektivität" (engl.: effectiveness) und „Effizienz" (engl.: efficiency) werden noch durch einen weiteren englischen Begriff ergänzt, für den es keine deutsche Übersetzung gibt. Mit „efficacy" ist die Wirksamkeit einer Maßnahme unter standardisierten Laborbedingungen gemeint. Die standardisierten Bedingungen sind typisch für die Forschung, bei der Patientinnen nach einem im Voraus festgelegten Procedere exakt die gleiche Therapie erhalten. Der Vorteil der Standardisierung ist, dass sie allgemeingültige Aussagen über die Wirksamkeit einer Therapiemethode erlaubt. Um die Begriffe „Effektivität", „Effizienz" und „efficacy" grafisch zu verdeutlichen, ist in Abbildung 1.2 auf der x-Achse der zeitliche Verlauf einer stationären Behandlung abgetragen, der sich in die Akut- und Rehabilitationsphase gliedert. Auf der y-Achse ist die Funktionsverbesserung zu sehen, die ein Patient während seines Behandlungsverlaufs erreicht. Damit spiegelt die x-Achse die Behandlungskosten und die y-Achse den Funktionszugewinn oder die Wirksamkeit der Behandlung wider. Wird die Wirksamkeit ins Verhältnis zu den Kosten gesetzt, ergibt sich die Behandlungseffizienz.

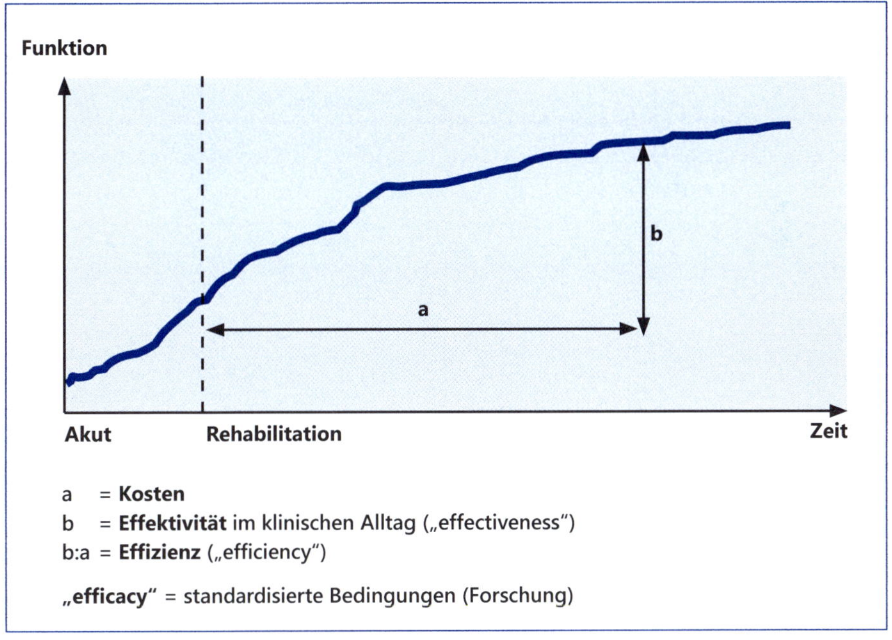

Abb. 1.2: Effektivität und Effizienz im Behandlungsverlauf

1.5 Fehlende und vorhandene Effektivitätsnachweise

Obwohl Cochrane bereits vor über 30 Jahren eine systematische Übersicht über die Effektivität von Therapiekonzepten und -methoden gefordert hat, ist die Sprachtherapie noch weit davon entfernt, diese Forderung zu erfüllen. Denn für die Mehrzahl der Therapiemethoden fehlen Wirksamkeitsnachweise. Aus einem fehlenden Nachweis kann jedoch nicht geschlossen werden, dass eine bestimmte Methode unwirksam ist. Vielmehr ist über ihre Effektivität (noch) nichts bekannt. Sie kann daher in der Praxis weiter eingesetzt werden. Sollte sich jedoch bei einer Prüfung ihre Unwirksamkeit herausstellen, darf sie nicht mehr durchgeführt werden. Denn nach dem Sozialrecht (vgl. SGB IX) werden nur diejenigen Therapien bezahlt, für die Effektivitätsnachweise vorliegen (Welti & Raspe, 2004).

Warum ist so wenig über die Effektivität von Sprachtherapie bekannt? Ein Grund dafür könnte sein, dass es in der Vergangenheit sehr viel mehr um die Entwicklung logopädischer Diagnoseinstrumente als um eine Evaluation von Therapiemethoden ging. So wurden beispielsweise in den letzten 30 Jahren acht verschiedene Messinstrumente zur Diagnose von Aphasien entwickelt (Tab. 1.1). Sie erfüllen alle bis auf eine Ausnahme die üblichen psychometrischen Gütekriterien (vgl. Grötzbach, 2008a). Keines der Instrumente ist jedoch **ökologisch valide.**

➲ Definition | Ökologische Validität

Unter ökologischer Validität versteht man den Zusammenhang zwischen den Ergebnissen eines Tests und den unter Alltagsbedingungen vorhandenen Fähigkeiten. Ökologisch valide ist ein Test dann, wenn aufgrund seiner Ergebnisse zuverlässige Aussagen über gegenwärtige oder zukünftig vorhandene alltagsrelevante Fähigkeiten getroffen werden können (Lange et al., 2010).

Alltagsbezug der Sprachtherapie

Aufgrund der fehlenden ökologischen Validität lässt keines der acht Messinstrumente Aussagen darüber zu, wie sich ein Patient im Alltag sprachlich verhält. So kann es vorkommen, dass sich ein Patient mit Aphasie trotz schlechter Testwerte im Alltag sprachlich behaupten kann, weil er Mimik, Gestik, Prosodie oder andere Mittel nutzt, um seine Gedanken zum Ausdruck zu bringen. Für die Logopädie ist der Alltag jedoch von entscheidender Bedeutung: Patienten haben nur selten den Wunsch, die Anzahl phonematischer Paraphasien oder semantischer Neologismen zu reduzieren. Ihnen geht es vor allem darum, sich wieder problemlos unterhalten, die Zeitung lesen oder eine Banküberweisung ausfüllen zu können. Die Alltagsrelevanz ist in der Aphasiediagnostik bislang aber kaum berücksichtigt worden. Zwar gibt es Messinstrumente, die sich auf die Erfassung sprachlicher Aktivitäten beziehen (für eine Übersicht s. Schwinn et al., 2014), sie sind jedoch (bislang) psychometrisch nicht abgesichert. Ihre Verwendung ist dadurch erheblich eingeschränkt.

Tab. 1.1: Messinstrumente für die Aphasiediagnostik (eigene Darstellung)

Messinstrument	Akronym	Autor(en)	Gütekriterien vorhanden?	Ökologisch valide?
Aachener Aphasie Test	AAT	Huber et al., 1983	ja	nein
Aachener Aphasie Bedside Test	AABT	Biniek, 1993	ja	nein
Aphasie-Check-Liste	ACL	Kalbe et al., 2002	ja	nein
Aphasie-Schnell-Test	AST	Kroker, 2002	ja	nein
Bielefelder Aphasie Screening	BIAS	Richter et al., 2006	ja	nein
Kurze Aphasie Prüfung	KAP	Lang et al., 1999	ja	nein
Lexikon-Modell-Orientierte Diagnostik	LeMo	De Bleser et al., 2004	nein	nein
Token-Test		Orgass, 1976a; 1976b	ja	nein

Evidenzbasierte Therapieprinzipien

Das Wissen über die Effektivität sprachtherapeutischer Therapiemethoden ist zwar (noch) spärlich, für die neurologisch bedingten Sprachstörungen gibt es jedoch einige Therapieprinzipien, für die Effektivitätsnachweise vorliegen (Grötzbach, 2004a; 2005; 2013; Wallesch, 2009). Zu ihnen gehören:

- ein frühzeitiger Therapiebeginn: Die sprachlichen Fortschritte sind am größten, wenn die Therapie unmittelbar nach dem Krankheitsereignis einsetzt;
- eine hohe Therapieintensität: Eine Aphasietherapie, die mit zwei Stunden pro Woche oder weniger durchgeführt wird, ist unwirksam;
- Repetition: Die wiederholte Darbietung identischer Therapieinhalte ist effektiver als ein ständiger Wechsel;
- kontinuierlich steigende Anforderungen („shaping"): Im Therapieverlauf sind die Anforderungen an die Patienten kontinuierlich zu erhöhen, indem therapeutische Hilfen sukzessive reduziert oder Aufgaben mit zunehmendem Schwierigkeitsgrad durchgeführt werden;
- Einbettung der Therapieinhalte in einen sinnvollen Kontext („design of learning situation"): Abstrakte Aufgaben ohne Bezug zum Alltag (z.B. die Suche nach Reimwörtern) führen zu geringeren sprachlichen Fortschritten als Aufgaben, die Bestandteil einer konkreten Situation sind (z.B. der Einkauf von Lebensmitteln im Supermarkt, s. Grötzbach, 2008b; 2013; 2015).

Einige Belege deuten darauf hin, dass die aufgelisteten Therapieprinzipien nicht nur bei der Behandlung von Aphasien effektiv sind (Freivogel, 2004). Sie lassen sich vielmehr auch in der motorischen Rehabilitation (Physiotherapie und Ergotherapie) sowie in der neuropsychologischen Rehabilitation gewinnbringend einsetzen. Werden effektive Therapieprinzipien in der Praxis angewendet, führt dies zur Etablierung evidenzbasierter Therapien. Damit lassen sich in der Therapieplanung und -durchführung drei Aspekte evidenzbasierten Arbeitens voneinander unterscheiden:

1. Der Aspekt der **EBM**: Er bezieht sich auf das Treffen medizinisch-therapeutischer Entscheidungen, wobei in die Entscheidungen zu gleichen Teilen Belege aus der Literatur, die Präferenzen der Patienten sowie die eigene klinische Expertise eingehen.
2. Der Aspekt der **EBP**: Er bezieht sich auf die Übernahme der EBM-Arbeitsweise in die (sprachtherapeutische) Praxis.
3. Der Aspekt der **evidenzbasierten Therapie**: Er bezieht sich auf die Berücksichtigung von Therapieprinzipien, die sich aufgrund wissenschaftlicher Untersuchungen als wirksam oder effektiv erwiesen haben.

Weiterführende Links zu EBP/EBM

https://sites.google.com/site/ebmlibrarian/ebm-tutorials
Online-EBP-Kurs zum Selbststudium

http://www.update-software.com/publications/cochrane
Kostenlose Reviews zu einer großen Bandbreite von Themen

http://www.cebm.utoronto.ca
Unterrichtsmaterialien zu Evidenzbasierter Medizin

Übungsaufgabe

- Nennen Sie die drei Evidenzen, auf die Dollaghan den Begriff E_3BP zurückführt.
- Definieren Sie die Begriffe Effizienz und Effektivität.

2 Evidenzstufen und Studientypen

In diesem Kapitel werden
- *verschiedene Wirksamkeitsstudien in ihrem Design dargestellt*
- *und entsprechend ihrer Gültigkeit oder Validität eingeordnet.*

2

2.1 Evidenzstufen

In der EBM bezieht sich der Begriff der „Evidenz" auf wissenschaftlich gewonnene Erkenntnisse insbesondere über:
- die Wirksamkeit oder Unwirksamkeit von Therapieformen und -dosierungen bzw. des Therapiemanagements,
- die Zuverlässigkeit (Reliabilität) bzw. Gültigkeit (Validität) von Tests und Assessments für Diagnosen oder Screenings,
- die Kosten-Nutzen-Relation von verschiedenen Therapieformen.

➲ **Definition | Evidenz**

Unter Evidenz werden Informationen oder Resultate aus klinischen Studien verstanden, die einen Sachverhalt entweder bestätigen (verifizieren) oder widerlegen (falsifizieren).

➲ **Definition | Evidenz in der EBM**

In der EBM wird Evidenz in Zusammensetzungen wie Evidenzbasierte Medizin oder Evidenzbasierte Praxis ausschließlich in der englischen Bedeutung als „Beweis" oder „Beleg" verwendet. Die EBM sucht also nach Belegen für die Wirksamkeit therapeutischer Maßnahmen oder für den Nutzen eines Medikaments.

Zur Ermittlung von Evidenzen stehen verschiedene Studientypen zur Verfügung, die sich in ihrem methodischen Aufwand erheblich voneinander unterscheiden. Ein Teil von ihnen ist in Tabelle 2.1 aufgeführt (vgl. Intercollegiate Working Party for Stroke, 2000). Wie der Tabelle zu entnehmen ist, beeinflussen die Studientypen die **Güte der Evidenz.** Dabei gilt: Je methodisch aufwendiger ein Studientyp ist, desto höher ist die Qualität seiner Evidenz.

TIPP

Empfehlung zur Güte

Die Güte der Evidenz wird in vier Stufen eingeteilt. Von ihr hängt die Konsequenz ab, die sich aus dem Studienergebnis für den (logopädischen) Alltag ergibt (Tab. 2.1).

- Eine qualitativ hochwertige Evidenz ist mit einer **starken Empfehlung** (= Empfehlungsgrad A) verbunden. Dies bedeutet, sie ist in der Therapieplanung unbedingt zu berücksichtigen.

Der Empfehlungsgrad

- B bedeutet eine **Empfehlung:** Die Evidenz sollte beachtet werden.
- C bedeutet eine **schwache Empfehlung:** Es bleibt dem Urteil des Verantwortlichen überlassen, ob er die Evidenz anwenden möchte.

Tab. 2.1: Zusammenhang zwischen Studientypen, Güte der Evidenz und Empfehlungsgrade (nach Intercollegiate Working Party for Stroke, 2000)

Studientyp	Güte der Evidenz	Grad der Empfehlung
Meta-Analyse randomisiert-kontrollierter Therapiestudien (RCTs)	I a	A
Mindestens eine randomisiert-kontrollierte Therapiestudie (RCT)	I b	A
Mindestens eine methodisch gute Therapiestudie ohne Randomisierung	II a	B
Mindestens eine methodisch gute, quasi-experimentelle Therapiestudie	II b	B
Mindestens eine methodisch gute, nicht-experimentelle deskriptive Therapiestudie (z. B. Fallstudien)	III	B
Meinung von Experten-Komitees oder angesehenen Autoritäten	IV	C

Obwohl die vierstufige Skalierung der Güte der Evidenz in der EBM einen sehr hohen und bislang auch unverrückbaren Stellenwert einnimmt, ist sie nicht ohne Kritik geblieben (Borgetto et al., 2007; 2016; Pfingsten et al., 2011; Tomlin & Borgetto, 2011). Die Kritik bezieht sich vor allem darauf, dass die Güte der Evidenz ausschließlich durch die interne Validität eines Studientyps bestimmt wird.

➲ Definition | Interne Validität von Studien

Unter der **internen Validität** wird „der Grad der Standardisierung einer Studie (z. B. in Hinblick auf den Studienablauf und die Intervention) und der Kontrolle anderer Einflussfaktoren als die Intervention [verstanden]. (...) Je stärker eine Studie standardisiert ist und je mehr potenzielle Einflussfaktoren auf die Behandlungsergebnisse kontrolliert werden, desto höher ist ihre interne Validität und somit ihre Eingruppierung in der Evidenzhierarchie" (Borgetto et al., 2016, 25).

Der Vorteil einer zunehmenden Standardisierung ist, dass sich die Zuverlässigkeit der Untersuchungsergebnisse erhöht und dadurch die Aussagekraft der Ergebnisse gestärkt wird. Diesem Vorteil steht jedoch der Nachteil gegenüber, dass durch die Standardisierung (künstliche) Bedingungen geschaffen werden, die in der (sprachtherapeutischen) Praxis entweder kaum oder gar nicht vorkommen (Grötzbach, 2014). Mit der zunehmenden internen Validität nimmt daher die externe Validität ab.

➲ Definition | Externe Validität von Studien

Die **externe Validität** bezeichnet das Ausmaß, mit dem sich die Ergebnisse einer wissenschaftlichen Studie auf die Therapie eines bestimmten Patienten mit all seinen individuellen Gegebenheiten (z. B. Motivation, kognitive Ressourcen, Compliance) übertragen lassen.

Die einseitige Ausrichtung der EBM auf Studien mit einer hohen internen Validität und einem damit verbundenen hohen Grad der Empfehlungen führt Kritikern zufolge einerseits dazu, dass sich die dadurch gewonnenen Evidenzen nicht direkt auf therapeutische Alltagsbedingungen übertragen lassen. Andererseits werden Studien, die über eine hohe externe Validität und eine gute Übertragbarkeit in die Praxis verfügen, aufgrund ihrer fehlenden internen Validität in der Evidenzhierarchie niedrig eingestuft (Borgetto et al., 2016). Für die logopädische Praxis bedeutet dies, dass „sowohl die Vernachlässigung qualitativer Studien als auch die einseitige Bewertung von Studien nach interner Validität (...) zu einem Informationsverlust [führen]" (Borgetto et al., 2016, 25). Um dies zu vermeiden, sollten daher zusätzlich zu den in Tabelle 2.1 aufgeführten Studientypen auch Studien mit einer hohen externen Validität in die Evidenzhierarchie aufgenommen werden. Zu ihnen gehören vor allem qualitativ-beobachtende und qualitativ-experimentelle Studien (s. Borgetto et al., 2016, 27).

Die Frage danach, wie die in Tabelle 2.1 aufgelisteten Studientypen methodisch aufgebaut sind, soll im Folgenden beantwortet werden.

2.2 Forschungsdesigns

Das **Forschungsdesign** (auch Untersuchungsdesign, Untersuchungs- oder Versuchsanordnung, Versuchsplan) ist die Grundlage jeder wissenschaftlichen Untersuchung. Es beschreibt, wie eine empirische Fragestellung untersucht werden soll. Es enthält Antworten auf folgende Fragen: Welche Indikatoren sollen wann, wie oft, wo und wie an welchen Objekten (Grundgesamtheit, Stichprobe) erfasst werden? Das gewählte Forschungsdesign ist entscheidend für die Aussagekraft von Untersuchungsergebnissen.
Man unterscheidet allgemein:

- Experimentelles Design
- Quasi-experimentelles Design
- Nicht-experimentelles Design

2.2.1 Experimentelle Forschungsdesigns

Im Gegensatz zum Alltagsverständnis versteht man im wissenschaftlichen Zusammenhang unter einem Experiment eine Abfolge von Denk- und Handlungsschritten, die der **Überprüfung einer Hypothese über Wirkungszusammenhänge** dient. Die Hypothese wird aus einer Theorie abgeleitet; sie wird „deduziert". Gemessen wird dann unter kontrollierten Umweltbedingungen, um sicherzustellen, dass das Experiment immer unter gleichen Bedingungen stattfindet. Dadurch soll verhindert werden, dass störende Einflüsse (**Störvariablen,** z. B. der natürlich voranschreitende Spracherwerb bei Kindern) ein Ergebnis verzerren. Es soll möglichst nur ein Faktor, die unabhängige Variable (z. B. verschiedene Interventionsmethoden bei Late Talkern), gezielt und kontrolliert verändert werden, um so ihre Auswirkung auf eine abhängige Variable (z. B. den Zeitpunkt des Eintritts in den Wortschatzspurt) zu untersuchen.

> ➲ **Definition | Unabhängige und abhängige Variablen**
>
> - Die **unabhängige Variable** bezieht sich auf das Material oder die Art der Intervention, die in einer Therapie verwendet werden.
> - Die **abhängige Variable** stellt dagegen das Ziel der Intervention dar, das als operationalisierte (messbare) Leistung zu definieren ist.

Gelingt es, die Umweltbedingungen konstant zu halten (also beispielsweise die sprachliche Anregung, die Late Talker zu Hause oder in der Kindertagesstätte erhalten), können Veränderungen der abhängigen Variable auf die Manipulation der unabhängigen Variablen **kausal** zurückgeführt werden. So

kann der frühere oder spätere Eintrittszeitpunkt in den Wortschatzspurt z. B. ursächlich mit einer gewählten Intervention in Verbindung gebracht werden. Besonders mithilfe von **Randomisierung** und **Verblindung** bei der Zuteilung der Probanden kann der Gefahr einer (unwillkürlichen) Verzerrung von Studienergebnissen begegnet werden. Diese beiden Faktoren erhöhen damit die Wahrscheinlichkeit, „wahre" Evidenzen zu ermitteln.
Häufig werden Versuchspersonen hinsichtlich vorhandener Eigenschaften (Alter, Geschlecht usw.) parallelisiert, d. h., den Probanden der Interventionsgruppe wird in einer Kontrollgruppe je eine Versuchsperson mit ähnlichem Profil zugeteilt. **Parallelisierung** oder **Matching** bezeichnet damit Verfahren zur Bildung von Gruppen, die bezüglich eines Störfaktors oder mehrerer Störfaktoren homogen sind. Soll z. B. eine Rechtschreibtherapie evaluiert werden, so können durch Parallelisierung zwei hinsichtlich ihrer Noten oder Fehlerarten möglichst ähnliche Schülergruppen gebildet werden.
Man unterscheidet zwei Typen des Experiments: das Labor- und das Feldexperiment.
Das **Laborexperiment** findet in einem künstlichen Umfeld statt, das es erlaubt, Störvariablen weitgehend zu kontrollieren. Die so gewonnenen Ergebnisse lassen sich jedoch nur schwer in die Realität übertragen, in der Phänomene, z. B. sprachliche, selten isoliert auftreten.
Das **Feldexperiment** findet – anders als das Laborexperiment – nicht in einem speziellen Untersuchungsraum bzw. Labor statt, sondern im natürlichen Umfeld der Probanden. Die Versuchspersonen wissen nicht, dass sie an einem Experiment teilnehmen. Ihr Verhalten ist damit „natürlich".

Beispiel

Feldexperiment
Zur Evaluation von sprachfördernden Maßnahmen wird in Kindertageseinrichtungen häufig das sprachliche Verhalten der an den Maßnahmen beteiligten Kinder beobachtet und nach vorher festgelegten Kriterien analysiert.

Der Vorteil von Laborexperimenten ist, dass die Versuchsbedingungen in hohem Maße kontrolliert werden können. Dies stellt eine hohe interne Validität sicher. Dagegen haben Feldexperimente oft den Vorteil, dass sie aufgrund der natürlichen Umgebung, in der sie durchgeführt werden, eine hohe externe Validität aufweisen.

2.2.2 Quasi-experimentelle Designs

Das Quasi-Experiment entspricht im Grunde einem „echten" Experiment. Es unterscheidet sich von ihm jedoch dadurch, dass die Zuteilung der Versuchspersonen zu den Gruppen nicht randomisiert oder parallelisiert ist. Mit einem

Quasi-Experiment lassen sich nur Zusammenhänge zwischen den Messgrößen feststellen, jedoch keine Kausalzusammenhänge, da eine Kontrolle der Störfaktoren nicht möglich ist. Bei einem echten Experiment wird dieses Problem durch die Randomisierung gelöst. Die Resultate des echten Experiments sind daher nur durch die Manipulation der unabhängigen Variablen erklärbar, da die übrigen Einflüsse nicht verändert wurden. Die Zuteilung der Probanden zu den Versuchsbedingungen in quasi-experimentellen Designs erfolgt häufig aufgrund vorhandener Eigenschaften wie Alter, Geschlecht, Symptomzahl oder Syndromklassifikation oder dem Sprachentwicklungsstand. Quasi-experimentelle Untersuchungen ermöglichen damit keinen Rückschluss auf kausale Zusammenhänge, da nicht feststellbar ist, ob die unabhängige Variable die abhängige bedingt oder umgekehrt oder ob beide Ereignisse mit einer dritten Variablen zusammenhängen.

2.2.3 Nicht-experimentelle Designs

Nicht-experimentelle Versuchsanordnungen kommen zum Einsatz, wenn weder die Anforderungen für experimentelle noch für quasi-experimentelle Untersuchungen erfüllt sind. Sowohl die unabhängige als auch die abhängige Variable werden gemessen, Störvariablen können jedoch nicht kontrolliert werden. Daher ermöglichen diese Designs nur korrelative Aussagen. Der Vorteil besteht darin, dass mit geringem finanziellen und personellen Aufwand sehr viele Daten – meist in einer Befragung – erhoben werden können. Durch entsprechende Auswahlverfahren werden Generalisierungen möglich. Nicht-experimentelle Anordnungen sind weit verbreitet. Sie können in Längsschnitt- und Querschnittstudien unterteilt werden. Bei einer Längsschnittstudie wird dieselbe empirische Studie (gewöhnlich eine Befragung) zu mehreren Zeitpunkten durchgeführt und die Ergebnisse der einzelnen Untersuchungszeitpunkte werden miteinander verglichen. In Querschnittstudien werden zum gleichen Zeitpunkt unterschiedliche Personen untersucht. In der empirischen Forschung spricht man von einem Querschnitt bzw. von einer Querschnitt(s)-studie oder einem Querschnittsdesign, wenn eine empirische Untersuchung (z. B. Befragung, Inhaltsanalyse) einmalig durchgeführt wird.
Je nach Fragestellung der Untersuchung bietet sich die eine oder die andere Untersuchungsform an.

Beispiel

Längsschnittstudie
Um die sprachliche Entwicklung von frühgeborenen Kindern zu analysieren, wird den Eltern einer Untersuchungsgruppe frühgeborener Kinder mit ähnlicher medizinischer Ausgangslage in regelmäßigen Abständen ein Fragebogen zur Einschätzung des Sprachstandes ihres Kindes vorgelegt.

2.3 Studientypen im Einzelnen

Nachfolgend werden Studiendesigns vorgestellt, die in der Therapieforschung häufig angewandt werden.

2.3.1 Meta-Analysen randomisiert-kontrollierter Therapiestudien (RCTs)

Eine Meta-Analyse integriert und analysiert möglichst systematisch, repräsentativ und objektiv in Form quantitativer Größen die Ergebnisse verschiedener Einzelstudien in einem Forschungsbereich. Solche Überblicksarbeiten werden angesichts der zunehmend unübersichtlicher werdenden Publikationsflut und widersprüchlicher Forschungsergebnisse immer wichtiger. In Abgrenzung zum traditionellen Sammelreferat oder narrativen Review werden Fragestellungen schärfer definiert, Primärstudien systematischer erhoben, Ergebnisse quantitativ integriert, die Zuverlässigkeit und Homogenität der Primäreffekte bestimmt und auf ihre Abhängigkeit von spezifischen Studienmerkmalen hin untersucht. Primärstudien und Auswahlkriterien werden ausführlich dokumentiert. Die Ergebnisdarstellung stützt sich auf Effektstärken und deren statistische Absicherung, auf Homogenitäts- und Subgruppenanalysen und auf inhaltliche Interpretationen der Effekte sowie ihrer Unterschiede.

> ➲ **Definition | Randomisiert-kontrollierte Studie (RCT)**
> Unter „randomisiert-kontrolliert" wird eine experimentelle Studie verstanden, bei der die Patienten zufällig (randomisiert) einer von zwei Gruppen zugeordnet werden. Ihre (sprachlichen) Leistungen werden sowohl bei Studienbeginn als auch bei Studienende erhoben (kontrolliert).

Erstellung einer Meta-Analyse

Die Erstellung einer Meta-Analyse randomisiert-kontrollierter Therapiestudien (englisch: „randomized controlled trials" [RCTs]) umfasst vier aufeinanderfolgende Schritte.

1. Präzise Formulierung einer Frage, die mithilfe der Meta-Analyse beantwortet werden soll (z. B.: *„Senken kompensatorische Therapiemaßnahmen bei Patienten mit einer Dysphagie das Aspirationsrisiko?"*).
2. Eine umfassende (Literatur-)Recherche, bei der möglichst alle Informationen gesammelt werden, die einen Bezug zur Ausgangsfrage haben.
3. Bewertung der gefundenen Beiträge. Dabei werden alle Arbeiten von der weiteren Analyse ausgeschlossen, die dem Kriterium einer randomisiert-kontrollierten Studie nicht genügen. Da die Mehrzahl der bislang existierenden Untersuchungen nicht randomisiert-kontrolliert angelegt ist, führt der dritte Schritt oft zu einem Ausschluss sehr vieler Studien.

4. Die verbleibenden Studien werden im letzten Schritt mit statistischen Methoden quantitativ zusammengefasst, um dadurch die Aussagekraft gegenüber den Einzelstudien zu erhöhen.

Wie das folgende Beispiel zeigt, ist der zweite Schritt enorm aufwendig:

Beispiel

Aufbau einer Meta-Analyse
In einer Meta-Analyse von Greener et al. (2002) wurde untersucht, ob eine medikamentöse Behandlung von Aphasien bei Patienten mit einem Schlaganfall effektiver ist als Sprachtherapie. Um diese Frage zu beantworten, durchsuchten die Autoren zunächst die Literatur nach relevanten Informationen. Sie nutzten dazu medizinische Suchmaschinen (Medline und CINAHL), in die sie Suchbegriffe wie z. B. „Aphasie" und „medikamentöse Therapie" eingaben. Die elektronische Abfrage wurde durch eine Recherche ergänzt, bei der die Autoren in allen Ausgaben von zwei renommierten Fachzeitschriften nach geeigneten Artikeln suchten. Sie befragten außerdem universitäre Einrichtungen, Forschungslabors und Kollegen zur Medikamentengabe bei Aphasie. Auf diese Weise sammelten sie Beiträge, die (noch) nicht veröffentlicht waren. Sie wollten damit auch Studienergebnisse berücksichtigen, die eventuell gegen die Wirksamkeit von Medikamenten sprachen und die daher nicht publiziert wurden. Das Ergebnis ihrer Recherchen umfasste schließlich über 300 Beiträge. Bei Greener et al. blieben nach der Bewertung von den über 300 Beiträgen nur noch 10 zur Analyse übrig (Greener et al., 2002, 6).
Die quantitative Zusammenfassung ergab, dass die medikamentöse Behandlung von Aphasien bei Patienten mit einem Schlaganfall nicht effektiver ist als Sprachtherapie. Medikamente alleine können die logopädische Behandlung also nicht ersetzen.

Die Meta-Analyse randomisiert-kontrollierter Studien stellt in der EBM das höchste Evidenzlevel dar (Tab. 2.1). Die Gründe dafür sind, dass

- aufgrund der umfangreichen (Literatur-)Recherche alle verfügbaren Informationen in Bezug auf eine Forschungsfrage berücksichtigt werden,
- durch die Randomisierung der Untersucherbias minimiert wird (Kap. 2.6),
- die quantitative Zusammenfassung der Ergebnisse aus den Einzelstudien (= Meta-Analyse) zu einer neuen, höherwertigen Gesamtaussage führt.

Geht es um Wirksamkeitsbelege für Therapien, so gilt das Studiendesign des randomisierten kontrollierten Versuchs (randomisiert-kontrollierte Studie, RCT) als „Goldstandard" unter allen anderen Studiendesigns. Der Grund dafür ist, dass methodisch hochwertige RCTs zu den aussagekräftigsten bzw. validesten Ergebnissen für die Evidenzbasierung von Therapien führen.

EXKURS

Goldstandard
Bis in die späten 1960er Jahre war der US-Dollar als Weltleitwährung durch die Goldvorräte der US-Notenbank (Federal Reserve) gedeckt. Im Prinzip stand die „Fed" dafür ein, jede Dollarnote auf Wunsch ihres Besitzers gegen die gleichwertige Menge Goldes einzutauschen. Diese Garantie, die Bindung des Dollars an den Goldwert, war der „Goldstandard". Weil man bei einem Goldstandard weiß (oder zu wissen glaubt), was man hat, wurde der Ausdruck auf andere Bereiche übertragen, z. B. auf die evidenzbasierte Medizin (Scherfer, 2006).

2.3.2 Systematische Übersichtsarbeiten („Systematic reviews")

Eine systematische Übersichtsarbeit hat ebenfalls das Ziel, eine präzise gestellte Forschungsfrage zu beantworten. Dazu wird in der Literatur systematisch nach Studien gesucht, die im Zusammenhang zur Frage stehen. Unter „systematisch" ist zu verstehen, dass die Suche nach festgelegten Kriterien erfolgt. Sie umfasst

- die prospektive Planung eines Reviews,
- die Entwicklung einer fokussierten Fragestellung,
- die Transparenz der Recherchewege und -ergebnisse sowie der Ein- und Ausschlusskriterien für berücksichtigte Studien.

Kriterien

Ein systematisches Review ist damit eine Übersichtsarbeit, die Forschungsergebnisse zu einer präzise formulierten (klinischen) Fragestellung nach klar spezifizierten Kriterien recherchiert, analysiert und zusammengefasst darstellt. Konkrete Beispiele für systematische Kriterien können sein, dass z. B. nur Gruppenstudien berücksichtigt werden, dass die untersuchten Gruppen aus mindestens 30 Teilnehmern bestehen müssen oder dass ältere Studien (die z. B. vor dem Jahr 1980 veröffentlicht worden sind) von der Suche ausgeschlossen werden. Selbstverständlich ist eine Kombination mehrerer Kriterien möglich. Die Ergebnisse derjenigen Studien, die den Einschlusskriterien genügen, werden in der Übersichtsarbeit tabellarisch zusammengefasst und anschließend bewertet. Im Gegensatz zur Meta-Analyse wird jedoch keine statistische Analyse durchgeführt.

Vorteile

Systematische Übersichtsarbeiten haben zum einen den Vorteil, dass sie eine wesentliche Arbeitserleichterung für die Leser darstellen. Sie müssen die Literatur nicht mehr selbst nach relevanten Informationen durchsuchen, sondern können darauf vertrauen, in der Übersichtsarbeit alle wichtigen Studienergebnisse zu finden. Zum anderen minimiert die systematische Suche die Gefahr, dass zufällig gefundene Studienergebnisse zu unausgewogenen und damit verzerrten Schlussfolgerungen führen.

Ein systematisches Review ist von einem **narrativen Review** zu unterscheiden. Ein narratives Review fasst den Forschungsstand zu einem selbst gewählten Thema zusammen und bietet dabei auch die Möglichkeit, die angewandte Forschungsmethodik kritisch darzustellen. Seine Aussagekraft ist nur begrenzt, weil keine Kontrolle darüber möglich ist, inwieweit die Ergebnisse von der subjektiven Meinung des Verfassers beeinflusst werden.

2.3.3 (Doppel-)Blind-Studien

Man unterscheidet zunächst die einfache Blindung von der Doppelblindung. In einer Einfach-Blind-Studie wissen die Versuchspersonen (Vpn) nicht, ob sie der Therapiegruppe oder der Kontrollgruppe angehören. Bei einer Doppel-Blind-Studie ist auch dem Versuchsleiter die Zuordnung der Vpn zu den beiden Gruppen nicht bekannt. Die doppelte Verblindung soll verhindern, dass weder die Vpn noch der Versuchsleiter die Ergebnisse durch eine eventuelle Voreingenommenheit (unbewusst) beeinflussen (Kap. 2.6). Das Prinzip der Doppelblindung stammt aus der Medikamentenforschung, in der sie am leichtesten durchzuführen ist. In sprachtherapeutischen Fragestellungen gestalten sich Blindungsvorgänge häufig schwierig oder sind unmöglich. Was jedoch meist machbar ist, ist die „verborgene Allokation" im Rahmen der Randomisierung. Hierbei sind die Studienleiter nicht an der Zuordnung der Studienteilnehmer zu den Gruppen beteiligt. Sie erfolgt durch Personen bzw. Einrichtungen, die die Probanden bzw. ihre Kennnummern nicht kennen. Weiterhin gibt es die Möglichkeit der Blindung der Untersucher, indem diejenigen, die die Eingangs- und Ausgangsmessungen durchführen, nicht wissen, zu welcher Gruppe ein Proband gehört.

Diese Methode ist zu empfehlen, um dem Untersucherbias entgegenzuwirken (Kap. 2.6).

2.3.4 Therapiestudien ohne Randomisierung

Bei einer Therapiestudie ohne Randomisierung werden die Vpn nicht zufällig auf die Vpn-Gruppen aufgeteilt. Dies ist beispielsweise der Fall, wenn die ersten 20 Vpn der Therapiegruppe A und die nächsten 20 Vpn der Gruppe B zugeordnet werden. Damit haben die Vpn nicht die gleiche Chance, einer der beiden Gruppen anzugehören. Dadurch entsteht ein Selektionsbias, der die

Interpretation des Studienergebnisses erschwert. Denn ein (signifikanter) Leistungsunterschied zwischen den beiden Gruppen könnte beispielsweise darauf beruhen, dass die ersten 20 Vpn sehr viel motivierter an der Therapie teilgenommen haben als die folgenden 20 Vpn.
Eine Kontrolle der Motivation oder anderer Persönlichkeitsfaktoren von Vpn ist nur schwer möglich. Mit der Randomisierung wird aber dafür gesorgt, dass sie sich über die beiden Gruppen gleichmäßig verteilen. Voraussetzung dafür ist aber, dass die Gruppen aus ausreichend vielen Vpn bestehen. Therapiestudien mit einer kleinen Stichprobengröße und ohne Randomisierung laufen Gefahr, zu einer verzerrten Evidenz zu führen. Entsprechend geringer ist der Grad der Empfehlung, der aus ihren Evidenzen für die Praxis folgt (Tab. 2.1).

2.3.5 Vorher-Nachher-Studien

Vorher-Nachher-Studien bestehen aus Untersuchungen, bei denen (z.B. sprachliche) Leistungen vor und nach einer Intervention erhoben werden (Abb. 2.2 und 2.3). Durch einen Vergleich der Vorher-Nachher-Leistungen wird geprüft, ob die Intervention eine überzufällige (signifikante) Leistungsveränderung bewirkt. Die Wahrscheinlichkeit dafür hängt von mehreren Faktoren ab. Zu den wichtigsten zählen:

- die Güte der Intervention: Nur wirksame Interventionen führen zu signifikanten Veränderungen;
- die Größe der Stichprobe: Die Wahrscheinlichkeit einer signifikanten Veränderung wächst mit der Anzahl der Vpn, die an der Studie teilnehmen;
- die Leistungshomogenität der Vpn: Je homogener die Vpn in ihren Leistungen sind, desto wahrscheinlicher ist eine signifikante Veränderung;
- das Leistungsniveau vor Durchführung der Intervention: Ist das Leistungsniveau vor der Intervention bereits sehr hoch, lassen sich signifikante Veränderungen nur schwer nachweisen;
- die Qualität des Messinstruments: Ist das Messinstrument nicht sensitiv genug, um (auch kleine) Veränderungen zu erfassen, ergibt sich keine Signifikanz.

Methodik

Vorher-Nachher-Studien können sich in ihrer Methode erheblich voneinander unterscheiden. Möglich ist, dass die Effektivität einer Intervention anhand des Leistungsvergleichs einer einzigen Vp, einer Gruppe von Vpn oder mehrerer Gruppen von Vpn überprüft wird. Möglich ist auch ein **Cross-over-Design** (Kap. 7), das der Überprüfung der Wirksamkeit von Therapieverfahren bzw. dem Vergleich der Wirksamkeit zweier Therapien dient und bei dem zwei Gruppen in unterschiedlicher Reihenfolge mit den Therapien behandelt werden. Den verschiedenen Möglichkeiten im Vorher-Nachher-Studiendesign ist gemeinsam, dass sie auf einem **experimentellen Vorgehen** beruhen. Dabei wird eine Hypothese bestätigt oder verworfen, indem die Reaktionen von Vpn (= abhängige Variable) auf vorgegebenes Material (= unabhängige Variable) erhoben werden. Zur Illustration des Zusammenspiels von Hypothese, unabhängiger und abhängiger Variablen dient das folgende Beispiel.

Beispiel

Experiment
Es soll die Hypothese geprüft werden, dass materielle Belohnungen als Art der Verstärkung den Lernerfolg bei Kindern erhöhen. Dazu wird eine Vorher-Nachher-Studie mit zwei Vpn-Gruppen durchgeführt. Jeder Gruppe werden zufällig zehn Kinder mit einer phonetischen Störung zugewiesen. Vor Beginn der Intervention unterscheiden sich die beiden Gruppen nicht, alle Kinder haben einen Sigmatismus interdentalis, sind gleich alt, der Zahnwechsel der Schneidezähne hat noch nicht eingesetzt. Die abhängige Variable stellt die Anzahl der korrekt artikulierten Laute in einer Prüfwortliste dar. Die Kinder der ersten Gruppe erhalten während der Therapiephase bei jedem korrekt gebildeten Laut nur verbales Lob, die Kinder der zweiten Gruppe bekommen eine materielle Verstärkung in Form eines Stempelabdrucks. Diese Bedingungen stellen die unabhängige Variable dar. Nach Ende der Therapie wird die Lautbildung der Kinder erneut geprüft. Es zeigt sich, dass die Anzahl der korrekt artikulierten Laute der Prüfwörter in der zweiten Gruppe höher ausfällt als in der ersten Gruppe. Da der Unterschied zwischen den beiden Gruppen statistisch aber nicht signifikant ist, wird die Hypothese verworfen. Die Stempel haben somit nicht zu einer Erhöhung des Lernerfolgs beigetragen.

2.3.6 Kohortenstudien

Kohortenstudien sind Längsschnittstudien. Längsschnittstudie bedeutet, dass Studienteilnehmer (Merkmalsträger) über einen längeren Zeitraum (also längs dem Zeitverlauf) beobachtet und dass dabei zu mindestens zwei Messzeitpunkten (zum Anfang und zum Ende der Studie) Daten erhoben werden. Das Design der Kohortenstudien kommt aus der Epidemiologie. Man unterscheidet **prospektive** von **retrospektiven** Kohortenstudien. Die Prospektivität einer Studie sagt etwas über den zeitlichen Ablauf der Hypothesenerstellung und Datenerfassung aus. Die Daten in einer solchen Studie werden nach der Hypothesenaufstellung eigens für die Prüfung der Hypothese gesammelt. Ein Vorteil dieses Vorgehens ist, dass das Datenmaterial genau auf die Anforderungen der Studie zugeschnitten werden kann.
In einer retrospektiven Studie hingegen kann man z. B. nach Aufstellung der Hypothese vorhandene Datenbanken suchen und daraus Daten nehmen – diese passen dann evtl. nicht punktgenau zu den Anforderungen der Studie. Dieses Verfahren ist allerdings oft weniger kosten- und zeitintensiv.

In Kohortenstudien wird nur beobachtet bzw. gemessen, was ohnehin geschieht. Seitens der Forscher findet keine Intervention wie bei experimentellen Studien statt. Man zählt daher Kohortenstudien zu den **Beobachtungs-** oder **beobachtenden Studien.** Ziel der Beobachtung ist es, Behandlungsergebnisse auf einen oder mehrere im Voraus bestimmte Faktoren zurückzuführen. Im Unterschied zu einer experimentellen Studie wird eine Kohorte nicht auf verschiedene Interventionsgruppen aufgeteilt. Vielmehr wird nur eine einzige Gruppe (die Kohorte) hinsichtlich des interessierenden Faktors oder der interessierenden Faktoren betrachtet. Ein Beispiel dafür stellt die folgende Untersuchung dar.

Fallbeispiel

Kohortenstudie

Die Sprachtherapeutin Frau Bielmeier stellt immer wieder fest, dass es einige Patienten mit einer Aphasie gibt, die trotz intensiver Logopädie keine sprachlichen Fortschritte erreichen. Ihr fällt auf, dass es diese Patienten auch nicht schaffen, urinkontinent zu werden. Sie vermutet daher einen Zusammenhang zwischen den beiden Faktoren „sprachliche Fortschritte" und „Kontinenz". Um ihre Vermutung zu prüfen, sucht sie im Archiv alle Unterlagen von Patienten mit einer Aphasie heraus, die sich laut Aachener Aphasie Test (Huber et al., 1983) sprachlich nicht verbessert haben. Dabei beschränkt sie ihre Suche auf die Patienten, die sie in den Jahren 2012 bis 2016 behandelt hat. Frau Bielmeier identifiziert insgesamt 38 Patienten ohne sprachliche Fortschritte. In den Unterlagen fehlen bei fünf Patienten Angaben zur Kontinenz. Zur Analyse verbleiben ihr daher 33 Patienten, von denen es 27 oder 82 % nicht geschafft haben, bis Therapieende urinkontinent zu werden. Aufgrund der Daten sieht sich Frau Bielmeier in ihrer Annahme bestätigt, dass eine anhaltende Urininkontinenz und fehlende sprachliche Fortschritte zusammenhängen[1]. Über die Ursache des Zusammenhangs sagen ihre Daten allerdings nichts aus, und auch ein kausaler Zusammenhang lässt sich nicht ableiten.

Das Beispiel gibt eine retrospektiv angelegte Kohortenstudie wieder: Es wird auf Daten zurückgegriffen, die bei Untersuchungsbeginn bereits vorliegen. Ein Nachteil der Kohortenstudie besteht darin, dass die Qualität der Daten ungewiss ist. Wenn der oder die interessierenden Faktoren nicht bei allen Vpn sorgfältig dokumentiert worden sind, ergibt sich eine relativ hohe Rate von Vpn, die aus der Studie herausfallen (Drop-outs). Ein weiterer Nachteil ist, dass mit

1 Tatsächlich erholen sich Patienten mit einer anhaltenden Urininkontinenz weitaus weniger gut von den Folgen einer Aphasie als Patienten, die urinkontinent sind oder werden (vgl. Schneider et al., 2012).

Kohortenstudien zwar Zusammenhänge zwischen Behandlungsergebnissen und vermuteten Faktoren aufgedeckt werden können, über die Gründe der Zusammenhänge sagen sie jedoch nichts aus. In der Regel sind daher weitere Studien nötig, um mögliche Erklärungen für gefundene Zusammenhänge zu prüfen.

2.3.7 Katamnestische Untersuchungen

Unter Katamnese versteht man einen Bericht, den ein Arzt oder Therapeut nach einer Behandlung erstellt. Sie dient dazu, den Behandlungserfolg zu überprüfen und zu dokumentieren. **Katamnestische Studien** erheben **mittel- und langfristige Effekte** mithilfe von objektiven Messverfahren und statistischen Methoden. Es steht dabei die Frage im Vordergrund, ob erreichte Therapieerfolge im Zeitverlauf stabil bleiben oder wieder verloren gehen. Dazu werden die (sprachlichen) Leistungen der Vpn zu Therapiebeginn (t_1), zu Therapieende (t_2) und nach einer therapiefreien Zeit (t_3) erhoben (Abb. 2.1). Das therapiefreie Intervall umfasst üblicherweise einen Zeitraum von sechs oder zwölf Monaten. Um die Stabilität der Therapieerfolge zu prüfen, werden die Leistungen der Zeitpunkte t_2 und t_3 miteinander verglichen. Sind sie

- zum Zeitpunkt t_3 signifikant schlechter als zum Zeitpunkt t_2, liegt für die durchgeführte Therapie kein Langzeiteffekt vor; sie hat damit nur zu einer kurzfristigen Verbesserung geführt;
- zwischen den beiden Zeitpunkten t_2 und t_3 annähernd gleich, so liegt ein Langzeiteffekt vor: Der Therapieerfolg lässt sich damit auch dann noch nachweisen, wenn seit sechs oder zwölf Monaten keine Therapie mehr durchgeführt worden ist.

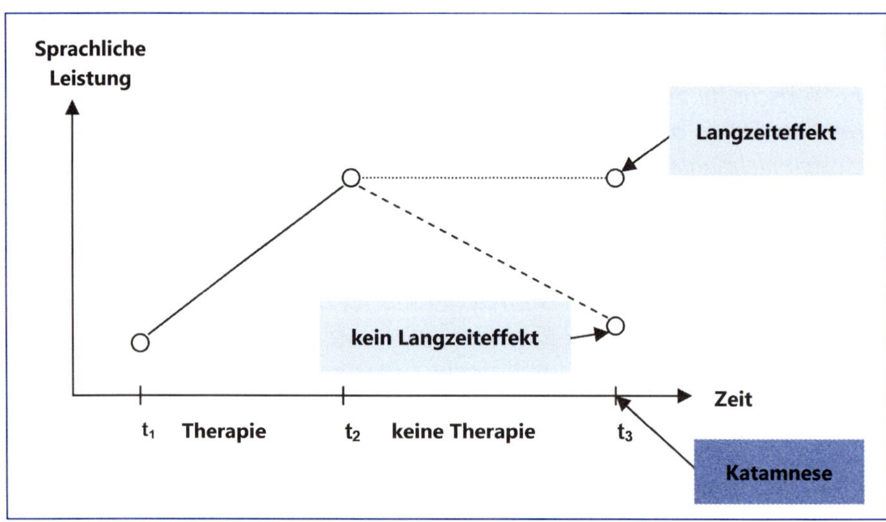

Abb. 2.1: Design einer katamnestischen Untersuchung

Leider umfassen katamnestische Untersuchungen nur selten Zeiträume, die über ein Jahr hinausgehen. Dies liegt zum einen daran, dass Forschungsgelder nur für kurze Zeit (zwischen einem Jahr und drei Jahren) bewilligt werden. Zum anderen wird es mit zunehmendem Zeitabstand zwischen t_2 und t_3 immer schwieriger, Vpn für eine Nachuntersuchung zu gewinnen. Aus diesen Gründen ist über die langfristige Stabilität von Therapieerfolgen nur wenig bekannt.

Noch viel weniger ist allerdings darüber bekannt, wie sich (sprachliche) Fortschritte langfristig auf die Lebensqualität der Patienten auswirken. Beeinflussen sie beispielsweise nachhaltig die schulischen Leistungen von Kindern oder die berufliche Wiedereingliederung von Erwachsenen? Führen sie zu einer (signifikanten) Verbesserung der psychosozialen Situation von sprach- oder sprechgestörten Patienten? Um diese oder ähnliche Fragen zu klären, ist in der Sprachtherapie sicherlich noch eine Reihe von katamnestischen Untersuchungen notwendig.

2.3.8 Einzelfallforschung im Single Subject-Design

Unter einer (kontrollierten) Einzelfallstudie (syn. Einzelfallanalyse) versteht man ein Studiendesign, das einerseits in einer experimentell-quantitativen Tradition bzw. Denkweise steht, sich aber andererseits auf den Verlauf und die qualitative Evaluation von Therapien stützt.

Während experimentelle Studien in der medizinischen bzw. therapeutischen Forschung Gruppenstudien sind, werden – wie der Name schon sagt – bei Einzelfallstudien die Baseline und Outcome-Messungen lediglich an einer Versuchsperson vorgenommen (bzw. im Falle von Einzelfallserien auch an mehreren, wobei die Werte jedoch nicht zu Gruppenwerten aggregiert [zusammengefasst] werden). Die Grundidee hinter Einzelfallanalysen, die nicht mit Fallberichten oder -studien (Kasuistiken) verwechselt werden dürfen, besteht darin, dass während der Baseline-Phase „A" eine Reihe von Messungen der interessierenden Parameter durchgeführt werden, z. B. bzgl. der Stimmqualität oder der maximalen Stottersymptome von Patienten, um sichere Basisdaten zu erhalten. Nun folgt eine Interventionsphase „B", während der die zu evaluierende Therapie erfolgt. Nach einer Interventionsphase folgt meist eine zweite Basis- bzw. interventionsfreie Phase.

Von diesem Grundmuster, bei dem die Versuchsperson in den Basisphasen als ihre eigene Kontrolle fungiert (d. h. die Messwerte während der Basisphasen kontrollieren den Effekt, der während der Interventionsphasen gemessen wurde), sind zahlreiche Varianten denkbar (vgl. Einzelfallforschung Kap. 7). Zu Einzelfallstudien gehören eigene statistische Auswertungsverfahren. Der experimentelle Charakter von Einzelfallstudien ist jedoch nicht unumstritten: Dem Vorteil der individuelleren Gestaltbarkeit des Studienprotokolls und der klaren Nachvollziehbarkeit der Ergebnisse im Hinblick auf die Charakteristika der Versuchsperson stehen Probleme bei der Sicherstellung der internen und externen Validität gegenüber.

2.3.9 Fallstudie/Fallbericht

Während Begriffe wie „randomisierte kontrollierte Studie", „Kohortenstudie" oder „Querschnittstudie" für ein Studiendesign stehen und jeweils eine bestimmte methodische Vorgehensweise bezeichnen, gilt dies für die Begriffe des Fallberichtes oder der Fallstudie nicht. Vielmehr handelt es sich um die Betrachtung eines „Gegenstands" oder der Entwicklung eines Falles, wobei „Fall" sehr allgemein zu verstehen ist. Es kann sich um die Beschreibung des Krankheits-, Genesungs- bzw. Rehabilitationsverlaufs eines Patienten handeln – als Fallstudie kann aber auch eine Studie bezeichnet werden, die z. B. die Einführung von DRGs in einem Krankenhaus beschreibt und analysiert.

Methodik

In Fallstudien kann eine Vielzahl von Methoden zum Einsatz kommen. Fallstudien können qualitativ oder quantitativ angelegt sein. Es kann aber auch ein Methodenmix verwendet werden. Wenn es bei einer Fallstudie um einen Patienten geht, können z. B. sowohl objektive, quantitative Messungen als auch qualitative Methoden, wie z. B. Tiefeninterviews oder die Analyse von Tagebuchaufzeichnungen, eingesetzt werden. In qualitativen Analysen soll während des gesamten Analyseprozesses der Rückgriff auf den Fall in seiner Ganzheit und Komplexität erhalten bleiben, um so zu genauen und tiefgreifenden Ergebnissen zu gelangen. Es können z. B. zur Darstellung des Therapieerfolges bei einer Person mit einem Stottern die Familienangehörigen zu ihrer Einschätzung befragt werden. Ebenso kann eine Fallstudie über die Einführung von Diagnostic Related Groups (DRGs) in einem Krankenhaus z. B. qualitativ mit Gruppendiskussionen und gleichzeitig quantitativ arbeiten, indem z. B. die Anzahl der durchgeführten Behandlungen oder ihre Dauer ausgewertet werden.

Fallstudien können sehr intensive, langfristig angelegte Untersuchungen sein, die sich über Jahre erstrecken, als Fallstudien werden aber auch oft kurze illustrierende Fallbeispiele bezeichnet. Fallstudien sind in der Regel prospektiv, indem sie ausgehend vom Beginn der Studie den „Fall" im Zeitverlauf begleiten. In der Sprachtherapie dienen Fallstudien oder Kasuistiken dazu, einzelne Patienten hinsichtlich interessierender Symptome ausführlich zu untersuchen und darzustellen. Sie haben in der Medizin eine lange Tradition, und die „Entdeckung" einer Reihe von Syndromen geht auf detaillierte Patientenbeschreibungen zurück. Dabei wird häufig der Autor, der als Erster eine Symptomkonstellation beschrieben hat, zum Namensgeber für das resultierende Syndrom. So kennen wir heute ein Parkinson-Syndrom, ein Korsakow-Syndrom, eine Alzheimer-Erkrankung oder auch eine Wernicke-Aphasie (vgl. Draaisma, 2008).

Fallstudien und medizinischer Fortschritt hängen also eng zusammen. Dies zeigt auch die Studie des französischen Chirurgen Pierre Paul Broca (1824–1880), der mit seiner Fallbeschreibung die Lokalisation der Sprache im Gehirn mitbegründete (vgl. Tesak, 2001).

Fallbeispiel

Die Fallstudie von Broca (1861)
Im April 1861 wird der 51-jährige Schuhmacher Leborgne dem Chirurgen Broca zur Durchführung einer Operation vorgestellt. Die Sprache von Leborgne ist auf die Verwendung der Silbe „tan" reduziert, sein Sprachverständnis ist erhalten. Als Leborgne wenige Tage nach der Operation stirbt, nimmt Broca eine Autopsie des Gehirns vor. Er stellt dabei fest, dass am Fuße der dritten Stirnwindung links eine ausgedehnte Läsion vorliegt. Daraus zieht Broca den Schluss, dass die Artikulationsfähigkeit des Menschen im Frontallappen lokalisiert ist (vgl. Wehmeyer & Grötzbach, 2010, 59).

Die Untersuchung von Broca (1861) demonstriert einerseits, wie eine Fallstudie zu neuen Einsichten führt. Sie zeigt andererseits aber auch ihre Grenzen: Da Broca (1861) nur einen einzigen Patienten untersucht hat, hält er die linkshemisphärische Läsion zunächst für einen reinen Zufall. Erst nach weiteren Autopsien wird er vier Jahre später feststellen, dass die linke Hirnhälfte sprachdominant ist (Broca, 1865). Fallstudien haben somit den Nachteil, dass sie aufgrund der begrenzten Daten eher zu Irrtümern führen als experimentelle Studien. Ihr Grad der Empfehlung ist daher geringer (Tab. 2.1).

2.3.10 Qualitativ-beobachtende Studien

In qualitativ-beobachtenden Studien wird ein im Voraus festgelegtes Verhalten mit dem Ziel beobachtet, es auf eine oder mehrere zugrunde liegende Ursachen zurückzuführen. Dabei wird es in der Regel nicht genügen, das Verhalten nur ein einziges Mal zu beobachten, um es erklären zu können. Qualitativ-beobachtende Studien sind daher meist zeitaufwendig und arbeitsintensiv. Sie werden deshalb oft als Studien mit einer sehr kleinen Stichprobe oder sogar nur als Fallstudien durchgeführt. Die Übertragbarkeit ihrer Ergebnisse auf den (sprachtherapeutischen) Alltag ergibt sich dadurch, dass Phänomene beschrieben werden, die in der Praxis leicht wiederzufinden sind. Dazu ein Beispiel:

Beispiel für eine qualitativ-beobachtende Studie

Frau Berghoff arbeitet seit vielen Jahren als Logopädin in einer neurologischen Rehabilitationsklinik, in der sie vor allem Personen mit einer Aphasie behandelt. Ihr fällt auf, dass die sprachlichen Leistungen ihrer Patienten häufig variieren. So erlebt sie beispielsweise, dass die Patienten in Wort-Bild-Zuordnungsaufgaben nicht in der Lage sind, hochfrequente Gegenstände zu benennen. Im Gegensatz dazu können sie jedoch in emotional bedeutsamen Situationen durchaus ihre Absichten ohne Wortfindungsstörungen ausdrücken (Goldstein, 1927; Grötzbach & Spitzer, 2015). Indem sich Frau Berghoff über diese Variabilität wundert, beginnt sie, die Situationen, in denen schlechte sprachliche Leistungen erbracht werden, mit denjenigen zu vergleichen, in denen gute Leistungen auftreten. Nachdem sie eine Reihe von Patienten in einer Vielzahl von Situationen beobachtet hat, kommt sie zu dem Schluss, dass konkrete Situationen, die es den Patienten erlauben, unmittelbar, situativ und intuitiv zu handeln, gute sprachliche Leistungen stimulieren. Umgekehrt treten in abstrakten Situationen, in denen die Patienten eine Distanz zu ihrer momentanen Umwelt aufbauen müssen, schlechte sprachliche Leistungen auf (Gelb, 1937; Goldstein & Scheerer, 1941).

2.3.11 Qualitativ-experimentelle Studien

Der Unterschied zwischen qualitativ-beobachtenden und qualitativ-experimentellen Studien liegt darin, dass in den qualitativ-experimentellen Studien Standardisierungen genutzt werden, um eine Ursache-Wirkung-Beziehung zu überprüfen. Mit der Standardisierung nimmt jedoch die interne Validität der Studie zu und ihre externe Validität entsprechend ab. Zur Illustration einer experimentell-beobachtenden Studie dient das weitere Vorgehen von Frau Berghoff:

Beispiel für eine qualitativ-experimentelle Studie

Um ihre Annahme des Einflusses von abstrakten und konkreten Situationen auf die sprachlichen Leistungen von Personen mit einer Aphasie zu überprüfen, schafft Frau Berghoff zwei Situationen: In der ersten Situation, die sie als abstrakt bezeichnet, legt sie ihren Patienten einen Stadtplan vor, in dem ein Weg vom Bahnhof zum Rathaus eingezeichnet ist. Frau Berghoff bittet die Patienten, sich den Weg einzuprägen, damit sie ihn anschließend in einem Rollenspiel einem Ortsunkundigen beschreiben können. In der zweiten Situation, die Frau Berghoff als konkret einstuft, lädt sie ihre Patienten zu einem gemeinsamen Frühstück ein. Während sie den Tisch deckt, bittet sie die Patienten, Cappuccino zuzubereiten. Um die Patienten dabei zu unterstützen, fragt sie, welche Dinge dafür benötigt werden. Frau Berghoff notiert, wie häufig in den beiden Situationen Wortfindungsstörungen, semantische oder phonematische Paraphasien auftreten. Wie sich zeigt, kommt es bei den Wegbeschreibungen zu erheblich mehr aphasisch bedingten Symptomen als bei dem Gespräch über die Zubereitung des Cappuccinos. Frau Berghoff schließt daraus, dass ihre Annahme richtig ist.

2.4 Ethische Probleme bei Effektivitätsprüfungen

Um die Effektivität einer Therapiemethode experimentell zu überprüfen, bietet sich folgender Versuchsaufbau an (Abb. 2.2): Eine Gruppe von Patienten erhält Sprachtherapie mit der zu prüfenden Therapiemethode (Therapie-Gruppe). Eine andere Gruppe, deren Patientinnen mit der Therapie-Gruppe vergleichbar sind, erhält dagegen keine Therapie (Placebo-Gruppe). Stattdessen werden die Patientinnen z.B. in soziale Aktivitäten eingebunden, die aus einem Spaziergang, Kartenspielen, Kinobesuch oder dergleichen bestehen können. Mit den sozialen Aktivitäten ist sichergestellt, dass die Patienten der Placebo-Gruppe das gleiche Maß an therapeutischer Aufmerksamkeit und Betreuung erhalten wie die Patientinnen der Therapie-Gruppe.

Experimentelle Prüfung der Effektivität

Bei beiden Gruppen wird zu Therapiebeginn (t_1) ein sprachlicher Leistungsstand erhoben, der idealerweise gleich ist. Der Leistungsstand wird bei Therapieende (t_2) nochmals gemessen. Die Erwartung ist, dass sich die Therapie-Gruppe signifikant sprachlich verbessert, die Placebo-Gruppe dagegen nicht. Je größer der Leistungsunterschied zwischen der Therapie-Gruppe und der Placebo-Gruppe ausfällt, desto effektiver ist die untersuchte Therapiemethode (Abb. 2.2).

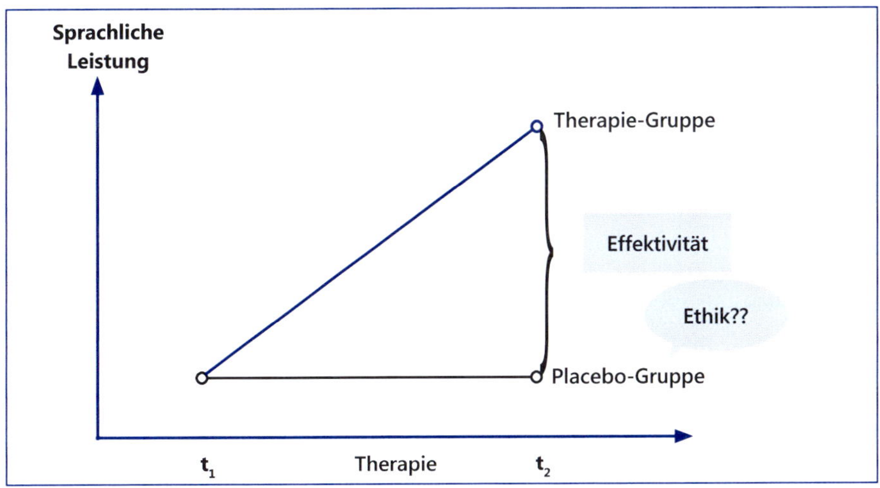

Abb. 2.2: Ethisches Problem bei der Effektivitätsprüfung

Der Vorteil des Versuchsaufbaus ist, dass die beiden Faktoren Spontanremission und therapeutische Zuwendung kontrolliert werden. Wären sie für den Therapieerfolg allein ausschlaggebend, gäbe es keinen Leistungsunterschied zwischen der Therapie-Gruppe und der Placebo-Gruppe. Ein Unterschied kann somit nur auf die therapeutische Intervention zurückgeführt werden.

Ein möglicher Nachteil des Versuchsaufbaus ist, dass den Patientinnen in der Placebo-Gruppe eine Therapie vorenthalten wird. Dies ist ethisch nicht vertretbar, da erkrankte Personen einen (gesetzlichen) Anspruch darauf haben, nach dem zurzeit besten medizinischen Wissen behandelt zu werden.

Ethikkommission

Über die ethischen Aspekte von Untersuchungen an Patienten wachen Ethikkommissionen, die an Hochschulen oder Universitätskliniken angesiedelt sind. Sie achten darauf, dass ethische Standards nicht verletzt werden. Sollte dies, wie in Abbildung 2.2, der Fall sein, würde die Ethikkommission die Zustimmung zur Durchführung einer Untersuchung verweigern.

Alle Wissenschaftlerinnen sind vor Beginn einer Untersuchung verpflichtet, ihr Vorhaben der jeweils zuständigen Ethikkommission zu melden und prüfen zu lassen. Das Votum der Ethikkommission ist bei einer Veröffentlichung der Untersuchungsergebnisse anzugeben. Wäre es nicht vorhanden, würden sich die Herausgeber von Fachzeitschriften weigern, die Veröffentlichung zu akzeptieren.

Eine Alternative zur Effektivitätsprüfung mittels einer Therapie- und einer Placebo-Gruppe ist in Abbildung 2.3 dargestellt, bei der die erste Patienten-Gruppe Therapiemethode 1 und die zweite Patienten-Gruppe Therapiemethode 2 erhält. Damit wird keinem der betroffenen Patienten eine Therapie verweigert. Werden die Ergebnisse der beiden Gruppen bei Therapieende (t_2) mit den Leistungen bei Therapiebeginn (t_1) verglichen, kann festgestellt werden, ob sie zu signifikanten Verbesserungen führen. Ein Vergleich zwischen den beiden Gruppenergebnissen zeigt außerdem, ob eine Methode der anderen überlegen ist.

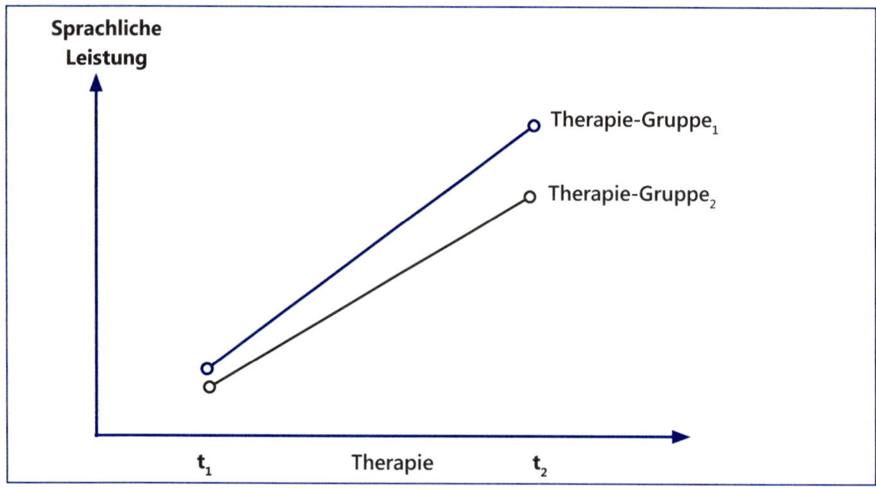

Abb. 2.3: Ethisch vertretbare Effektivitätsprüfung

Aufgrund des Versuchsaufbaus lässt sich allerdings nur schlecht beurteilen, worauf die eventuellen sprachlichen Verbesserungen zurückzuführen sind. Denkbar sind mehrere Faktoren: Zum Erfolg könnte die gewählte Methode, die Spontanremission oder eine Kombination aus gewählter Methode und Spontanremission beigetragen haben. Um den Einfluss der Faktoren zu kontrollieren, müssten weitere Untersuchungen durchgeführt werden.

2.5 Interessenkonflikte

Beispiel

Firma Voicelab
Die Firma Voicelab hat ein Gerät zur Behandlung von Stimmstörungen entwickelt. Es arbeitet mit niederpotenten Stromstößen, die für eine Eutonie der beiden Stimmlippen sorgen sollen. In ganzseitigen Anzeigen wirbt die Firma für ihr Produkt. Dabei wird eine wissenschaftliche Studie präsentiert, die die Wirksamkeit des Geräts mit beeindruckenden Daten bestätigt. Es werden außerdem Zitate von Patienten wiedergegeben, die von der Wirkung des Geräts begeistert sind.

Das Beispiel der fiktiven Firma Voicelab zeigt, wie eng der Zusammenhang zwischen Effektivitätsnachweisen und kommerziellem Nutzen sein kann. Für die Firma wäre es eine Katastrophe gewesen, hätte die Studie ein negatives Ergebnis erbracht oder hätten sich die Patienten kritisch über das Gerät geäußert. Selbstverständlich können sowohl die Studie als auch die Patientenaussagen seriös und authentisch sein. Möglich ist jedoch auch, dass die Firma nur diejenigen Daten und Aussagen veröffentlicht, die ihren finanziellen Interessen dienen. In diesem Fall könnte allerdings nicht von einem objektiven Wirksamkeitsnachweis die Rede sein.

Effektivitätsprüfungen und persönliche Vorteile

Der Zusammenhang zwischen finanziellen Interessen einerseits und Wirksamkeitsnachweisen andererseits ist nicht immer so offensichtlich wie in den ganzseitigen Anzeigen der Firma Voicelab. Sind Wissenschaftler als stille Teilhaber am Verkauf eines Produktes beteiligt oder erhalten sie für ihre Forschung von Firmen Geld, so ist dies für Außenstehende nur schwer zu erkennen. Sie haben damit keine Möglichkeit, die Objektivität der Forschungsergebnisse adäquat einzuschätzen. Um der Gefahr manipulierter Ergebnisse zu entgehen, sind Wissenschaftler daher verpflichtet, in Fachzeitschriften mögliche Interessenkonflikte anzugeben. Typischerweise erklären sie am Ende eines Beitrags, ob Interessenkonflikte vorliegen und woraus sie eventuell bestehen. Dadurch wird es den Lesern ermöglicht, die Seriosität der Ergebnisse zu beurteilen.

Die Fachzeitschriften verlangen damit vor der Veröffentlichung eines Artikels zwei Informationen: erstens einen Nachweis darüber, dass die vorgelegte Untersuchung ethisch unbedenklich ist, zweitens eine Erklärung der beteiligten Autoren über mögliche Interessenkonflikte. Fehlen diese Informationen, ist eine Veröffentlichung ausgeschlossen. Im Falle falscher Angaben würden die Autoren nicht nur aus der wissenschaftlichen Gemeinschaft ausgeschlossen, sondern hätten auch mit juristischen Folgen zu rechnen.

2.6 Auswirkungen von Bias

Die Manipulation von Wirksamkeitsnachweisen aufgrund persönlicher Vorteile ist nicht die einzige Möglichkeit, wie es zu zweifelhaften Forschungsergebnissen kommen kann. Vermutlich sehr viel häufiger ist der Fall, dass verzerrte Untersuchungsergebnisse auf die Voreingenommenheit oder einen „Bias" der Untersucher zurückzuführen sind.

➲ Definition | Bias

Der Begriff „Bias" (Voreingenommenheit) beschreibt jede Abweichung der Studienergebnisse von der wissenschaftlichen Wahrheit. Es handelt sich um einen systematischen absichtlichen oder unabsichtlichen Fehler bei der Beobachtung, Wiedergabe, Berechnung und Berichterstattung einer Untersuchung, der zu einer wesentlichen Verfälschung oder Veränderung der Ergebnisse führt.

Untersuchungsbias: Versuchsleiter- und Probandenbias

Persönliche Erwartungen des Untersuchers, aber auch der Probanden einer Untersuchung können einen Bias begünstigen und zu verfälschten Ergebnissen führen.

Selektionsbias

Der Selektionsbias ist eine systematische Verzerrung (Über-, Unterschätzung) des interessierenden Effekts einer Studie infolge unterschiedlicher Mechanismen, mit denen Probanden den zu vergleichenden Gruppen zugeordnet werden.

Publikationsbias

Der Publikationsbias ist die statistisch verzerrte Darstellung der Datenlage in wissenschaftlichen Zeitschriften infolge einer bevorzugten Veröffentlichung von Studien mit „positiven" bzw. signifikanten Ergebnissen. Positive Befunde sind leichter zu publizieren als solche mit „negativen", also nichtsignifikanten Ergebnissen, und werden häufiger in Fachzeitschriften mit einem hohen Renommee veröffentlicht. In der medizinischen Arzneimittelforschung ist eine weitere Ursache für den Publikationsbias die Vorselektion negativer Ergebnisse durch Pharmafirmen, von denen viele Studien gesponsert werden. Aufgrund der erhöhten Häufigkeit positiver Ergebnisse kann in der Medizin etwa die Wirksamkeit von Therapien überschätzt werden, da Studien mit nachgewiesener Wirksamkeit leichter zu publizieren sind als Studien ohne nachgewiesene Wirksamkeit. Dies ist besonders relevant, wenn aufgrund der bereits publizierten Datenlage anhand einer Meta-Analyse Therapieempfehlungen generiert werden sollen.

Unter einem Untersuchungsbias gewonnene Daten spiegeln nicht die wahren Daten wider, sondern bestätigen lediglich die Erwartungshaltung der Versuchsleiter. Dazu ein Beispiel:

Fallbeispiel

Versuchsleiterbias
Frau Meisberger setzt in ihrer logopädischen Praxis oft die Methode A ein, um phonetische Störungen bei Kindern zu behandeln. Sie beobachtet, dass die Methode sehr viel häufiger und auch schneller zu Erfolgen führt als andere Methoden. Sie ist daher fest davon überzeugt, dass „ihre" Methode die beste ist. Da für die Methode A jedoch kein Wirksamkeitsnachweis vorliegt, nimmt sie sich vor, die Effektivität der Methode im Rahmen ihrer Bachelor-Arbeit nachzuweisen. Sie geht folgendermaßen vor:
Sie ermittelt das Leistungsniveau aller Kinder, die mit einer phonetischen Störung in ihre Praxis kommen, mittels eines psychometrisch abgesicherten Messinstruments. Von diesen Kindern wählt sie zehn aus und behandelt sie nach der von ihr präferierten Methode A. Weitere zehn Kinder weist sie ihrer Praxismitarbeiterin zu, die sie nach der konkurrierenden Methode B behandelt. Bei Therapieende prüft Frau Meisberger das Leistungsniveau der 20 Kinder erneut. Es zeigt sich, dass beide Methoden im Vergleich zur Aufnahme zu signifikanten Verbesserungen führen. Zur Freude von Frau Meisberger fallen die Verbesserungen der Methode A jedoch weitaus höher aus als für die Methode B. Sie schließt daraus, dass „ihre" Methode effektiver ist.

In diesem Beispiel besteht der „Bias" aus der Überzeugung von Frau Meisberger, dass Methode A jeder anderen Methode überlegen ist. Welche Folgen hat das? Frau Meisberger wird bewusst oder unbewusst alles dafür tun, die Richtigkeit ihrer Überzeugung nachzuweisen. So legt sie fest, welche Kinder nach der Methode A oder nach der Methode B behandelt werden. Möglicherweise erfolgt die Zuordnung der Kinder zu den beiden Methoden nicht zufällig, sondern wird (unbewusst) durch die Überlegung bestimmt, welche Kinder mehr und welche Kinder weniger von der Methode A profitieren. Diejenigen Kinder, die weniger profitieren, weist sie der Methode B zu. Sie ist es auch, die mit

Enthusiasmus die Methode A durchführt. Unklar ist, ob ihre Mitarbeiterin die Methode B mit der gleichen Begeisterung anwendet. Schließlich ist es ebenfalls Frau Meisberger, die den Leistungsstand der Kinder bei Therapieende bestimmt. Dabei könnte sie den Kindern, die nach der Methode A therapiert wurden, (unbewusst) Hilfen gegeben haben. Sie würden dadurch bessere Testergebnisse erzielen als die Kinder, die nach der Methode B behandelt wurden.

Neutralisierung des Untersuchungsbias

Sollten diese Bedenken auf die Untersuchung von Frau Meisberger zutreffen, dann handelt es sich bei ihrem Ergebnis möglicherweise um ein Artefakt oder um eine Verzerrung der Realität. Ihre Schlussfolgerung, dass Methode A die effektivere ist, wäre damit fraglich. Um die Überlegenheit der Methode A dennoch zu demonstrieren, müsste der „Untersucherbias" so gering wie möglich gehalten werden. Dies ist möglich, indem

- die Kinder zufällig (randomisiert) einer der beiden Therapiemethoden zugewiesen werden,
- die beiden Therapiemethoden mit dem gleichen Ausmaß an Engagement durchgeführt werden,
- die Abschlussuntersuchung von einer Person vorgenommen wird, der nicht bekannt ist, ob ein Kind nach der Methode A oder B behandelt worden ist (= Verblindung des Untersuchers).

2.7 Limitationen von Evidenzstufen

Im Folgenden soll auf einige wichtige Limitationen von Evidenzstufen als alleiniger Beurteilungsmaßstab in der Sprachtherapie hingewiesen werden, wie sie Perleth und Raspe (2000) für die EBM bereits dargestellt haben.

Evidenzhierarchien sagen lediglich etwas über die **interne Validität** einer Studie aus, eine umfassende Bewertung therapeutischer Maßnahmen ist dadurch jedoch nicht möglich. Neuere Ansätze der Ableitung von Empfehlungsstärken berücksichtigen neben der Validität noch mindestens zwei weitere Beurteilungsaspekte: die **Größe des Therapieeffekts** in Zusammenhang mit der Anzahl der zum Erreichen des Therapieziels nötigen Behandlungen bzw. die **Präzision des Effektschätzers** – ausgedrückt im Konfidenzintervall –, um die Wirksamkeit einer Maßnahme einschätzen zu können. Schließlich ist es nicht plausibel, klinisch irrelevante Ergebnisse aus Level-1-Studien höher zu gewichten als dramatische Ergebnisse aus Studien mit niedrigerem Evidenzgrad.

➲ Definition | Konfidenzintervall

Mit dem Konfidenzintervall (Vertrauensintervall) wird versucht, aus den Kennwerten (z.B. dem Mittelwert) einer Stichprobe auf den tatsächlichen Parameter (den wahren Wert) in der Grundgesamtheit zu schließen. Es wird ein Wertebereich angegeben, innerhalb dessen man den wahren Wert vermutet (Intervallschätzung). Das Konfidenzintervall wird unter Rückgriff auf Modelle der Wahrscheinlichkeitsrechnung mit Formeln berechnet. Die Größe eines Konfidenzintervalls hängt von der Streuung der Messwerte und von der Größe der Stichprobe ab. Größere Stichproben können daher kleinere Konfidenzintervalle erzeugen. Konfidenzintervalle werden mit %-Angaben versehen. Üblich sind 95 %- oder 99 %-Konfidenzintervalle.

Ein Konfidenzintervall auf dem 95 %-Niveau besagt, dass – würde die Stichprobe 100 Mal gezogen – sie nur fünf Mal den Parameter der Grundgesamtheit nicht einschließen würde.

- Evidenzstufen berücksichtigen nicht das **Verhältnis von Studiendesign und Fragestellung**: So wird der unkritische Umgang mit Evidenzstufen problematisch, wenn man in Betracht zieht, dass in den gängigen Hierarchiemodellen verschiedene Studiendesigns eingeordnet sind, die nur für jeweils bestimmte Fragestellungen geeignet sind. Die verschiedenen Studientypen in der Evidenzhierarchie sind nur sehr bedingt vergleichbar. Jedes Design bietet Vor- und Nachteile für eine Fragestellung. Die Anwendung der Evidenzhierarchie auf therapeutische Fragestellungen sollte sich strenggenommen auch nur auf die für therapeutische Fragestellungen relevanten Studiendesigns beziehen. Es macht also wenig Sinn, experimentelle und beobachtende Designs bezogen auf eine konkrete Fragestellung direkt miteinander zu vergleichen.
- Evidenzstufen lassen keine Aussage über die **klinische Angemessenheit** einer Studie in einer konkreten klinischen Situation zu. Eine Studie auf methodisch hohem Niveau kann klinisch unangemessen sein, etwa wenn für den Patienten völlig irrelevante Outcomes untersucht worden sind. Kriterien der klinischen Angemessenheit sind u.a. die Bedeutung des Behandlungsziels und -verfahrens im Alltag komplexer Patientenprobleme, die Übertragbarkeit der Studienbedingungen auf die Bedingungen des klinischen Alltags, die Auswahl der Endpunkte der Datenerhebung, die Akzeptanz durch Therapeutinnen und Patienten sowie die technische und finanzielle Umsetzbarkeit.

Der ausschließliche Verlass auf Evidenzstufen führt zu verzerrten Aussagen, denn Faktoren wie die **externe Validität**, die **Konsistenz der Studienergebnisse** oder die **klinische Relevanz der Effekte** werden so nicht berücksichtigt.

Unter externer Validität versteht man die Frage, ob und wie in Studien gewonnene Ergebnisse auch außerhalb der Studienpopulation Anwendung finden können, d.h. auf andere Patienten übertragbar sind. Die Konsistenz der Studienergebnisse, die strenggenommen nur dann beurteilt werden kann, wenn alle verfügbaren Studien zu einer Fragestellung vorliegen, stellt dann ein Problem dar, wenn mehrere methodisch gute Studien zur gleichen Fragestellung vorliegen, aber entgegengesetzte Ergebnisse liefern. In die meisten veröffentlichten Evidenzhierarchien geht die Qualität der zugrunde liegenden Studien nicht ein. In der Beurteilungsskala des Centre for Evidence-based Medicine in Oxford kann die Studienqualität (Tab. 2.2) zumindest ansatzweise mitbeurteilt werden. Das systematische Review – und nicht die Meta-Analyse – wurde hier an die Spitze der Evidenzhierarchie gesetzt.

Tab. 2.2: Beurteilungsskala in Anlehnung an Jüni et al., 2001

Level	Therapie/Prävention, Ätiologie
1a	Systematisches Review (SR) (mit Homogenität*) von randomisiert-kontrollierten Studien (RCTs)
1b	Einzelner RCT (mit engem Konfidenzintervall)
2a	SR (mit Homogenität*) der Kohortenstudien
2b	Einzelne Kohortenstudie (eingeschlossen RCT mit schlechter Qualität; z.B. < 80% Nachbeobachtungsrate)
2c	Ergebnisforschung; ökologische Studien
3a	SR (mit Homogenität*) von Fall-Kontrollstudien
3b	Einzelne Fall-Kontrollstudie
4	Fall-Serie (und qualitativ schlechte Kohorten- und Fall-Kontrollstudien)
5	Expertenmeinung ohne kritische Analyse oder basiert auf physiologischer oder experimenteller Forschung oder „Grundprinzipien"

* Mit Homogenität ist ein systematisches Review ohne bedeutende Varianz (Heterogenität) in Bezug auf die Richtung und die Varianz der Ergebnisse zwischen einzelnen Studien gemeint.

Die bisher dargestellten Studientypen werden in der EBM nicht nur dazu verwendet, die Effektivität einer diagnostischen oder therapeutischen Methode zu prüfen. Vielmehr gehen die Studienergebnisse auch in die Entwicklung medizinischer **Leitlinien** ein, die im folgenden Kapitel vorgestellt werden.

Fazit

Evidenzhierarchien

Die vorangegangenen Betrachtungen führen zu einer modifizierten Sicht der Evidenzstufen in zweierlei Hinsicht. Zum einen sollten die derzeit gebräuchlichen Evidenzskalen den unterschiedlichen Erfordernissen in der EBP angepasst werden. Zum anderen sollten Evidenzstufen nur im Rahmen ihrer Aussagekraft benutzt werden, nämlich um die Wahrscheinlichkeit von Bias in therapeutischen Empfehlungen zu skalieren.

Übungsaufgabe

- Definieren Sie den Begriff der Evidenz, wie er in der EBM Anwendung findet.
- Erläutern Sie den Zusammenhang zwischen Studientypen, Güte der Evidenz und Empfehlungsgrad.
- Beschreiben Sie, welche Methode einer katamnestischen Untersuchung zugrunde liegt.

3 Leitlinien

Nachfolgend wird beschrieben,

- *was Leitlinien sind,*
- *wie sie entstehen und*
- *welchen Nutzen sie für die therapeutischen Berufe haben können.*

3

Der Gedanke, Leitlinien für die Medizin zu entwickeln, geht auf politische Diskussionen im Jahre 1993 zurück (Wieck et al., 2005). Sechs Jahre später werden sie als ein Element der Qualitätssicherung in das SGB V aufgenommen. Im Gesetz dazu heißt es, dass Leitlinien *„(...) den Behandlungsablauf und die Qualität der medizinischen Versorgung chronisch Kranker verbessern [sollen]"* (§ 137f Abs. 1 SGB V).

> ➲ **Definition | Leitlinien**
> Von der Arbeitsgemeinschaft der Wissenschaftlichen Medizinischen Fachgesellschaften (AWMF) werden Leitlinien als *„(...) systematisch entwickelte Hilfen (...) zur Entscheidungsfindung in spezifischen Situationen [definiert]. Sie beruhen auf aktuellen wissenschaftlichen Erkenntnissen und in der Praxis bewährten Verfahren und sorgen für mehr Sicherheit in der Medizin, sollen aber auch ökonomische Aspekte berücksichtigen"* (www.awmf.org).

Nach dieser Definition bieten Leitlinien Hilfen an, indem sie Empfehlungen für die Behandlung einer bestimmten Störung aussprechen. Die Vorteile von Leitlinien sind, dass sie

- für mehr Sicherheit bei der Wahl des (richtigen) diagnostischen und therapeutischen Vorgehens sorgen,
- Angaben zur Effektivität und Intensität von Therapien enthalten,
- das Spektrum (sprach-)therapeutischer Möglichkeiten abbilden und
- als Referenz gegenüber Kostenträgern und verordnenden Ärzten genutzt werden können (vgl. Wehmeyer & Grötzbach, 2010, 230; Wieck et al., 2005).

Verbindlichkeit von Leitlinien

Leitlinien sollen/können eingehalten werden, ein Abweichen ist jedoch unter Rechtfertigung möglich. Richtlinien hingegen *„sind Handlungsregeln einer gesetzlich, berufsrechtlich, standesrechtlich oder satzungsrechtlich legitimierten Institution, die für den Rechtsraum dieser Institution verbindlich sind und* *deren Nichtbeachtung definierte Sanktionen nach sich ziehen kann"* (Wieck et al., 2005, 6). **Richtlinien** unterscheiden sich also im Hinblick auf die Verbindlichkeit deutlich von Leitlinien (AWMF-Leitlinien-Manual). **Standards** beziehen sich dagegen auf ein übliches medizinisches Handeln und verweisen damit auf Handlungen, die bei einem bestimmten Problem akzeptabel oder inakzeptabel sind. Sie sind im Vergleich zu Leitlinien nicht „operationalisiert", d. h., sie erklären und begründen nicht wie Leitlinien eine Abfolge sinnvoller Behandlungsschritte innerhalb eines Handlungskorridors, der Variationen zulässt und Schnittstellen markiert, an denen von der Leitlinie abgewichen werden kann. Leitlinien sind als Hilfen *„(...) rechtlich nicht bindend und haben daher weder haftungsbegründende noch haftungsbefreiende Wirkung"* (www.awmf.org). Von den Vorgaben medizinischer Leitlinien kann also ohne Gefahr von Sanktionen abgewichen werden. Abweichungen sollten allerdings gut begründet sein, da Leitlinien das aktuelle medizinische Wissen widerspiegeln (s. Definition Leitlinien). Eine nicht akzeptable Begründung ist sicherlich, dass sie nicht bekannt sind.

▶ TIPP

In Abständen von ein bis zwei Jahren sollte sich jeder Therapeut über diejenigen Leitlinien informieren, die für seinen Bereich relevant sind.

Entwicklung von Leitlinien

Leitlinien werden in einem dreistufigen Verfahren entwickelt (Becker, 2006; Wehmeyer & Grötzbach, 2010; Wieck et al., 2005). Dabei nimmt die Qualität der Leitlinie von Stufe zu Stufe zu (Tab. 3.1).

- **Stufe 1-Leitlinien.** Bei der ersten Stufe (= Entwicklungsstufe 1) setzt sich eine Gruppe von Experten einer medizinischen Fachgesellschaft (z. B. der Deutschen Gesellschaft für Neurologie oder der Deutschen Gesellschaft für Phoniatrie und Pädaudiologie) zusammen und erarbeitet eine Empfehlung für eine Leitlinie. Sobald in der Gruppe ein Konsens über die Empfehlung besteht, wird sie an den Vorstand der jeweiligen Fachgesellschaft weitergeleitet, der die Empfehlung verabschiedet (Tab. 3.1).
- **Stufe 2-Leitlinien.** Die zweite Stufe (= Entwicklungsstufe 2) besteht aus zwei Möglichkeiten: Bei der ersten Möglichkeit (Stufe S2e) wird die Leitlinie aus publizierten und (noch) nicht publizierten Untersuchungsergebnissen abgeleitet. Die zweite Möglichkeit (Stufe S2k) umfasst ein formales Konsensverfahren, an dem sich eine repräsentative Auswahl von Experten aller betroffenen Fachgebiete (z. B. Deutsche Gesellschaft für Neurologie, Deutscher Bundesverband für Logopädie, Gesellschaft für Aphasieforschung und -behandlung) beteiligt (Tab. 3.1).

- **Stufe 3-Leitlinien.** In der dritten Stufe (= Entwicklungsstufe 3), die zugleich die aufwendigste ist, werden die Ergebnisse der Literatur-Recherche und des formalen Konsensverfahrens miteinander kombiniert (Tab. 3.1). Dadurch erfüllt diese Stufe höchste wissenschaftliche Ansprüche. Entsprechend hoch ist die Qualität der resultierenden Leitlinien.

Tab. 3.1: Dreistufige Entwicklung von Leitlinien (eigene Darstellung)

Stufe	Methode	Qualität
Stufe 1 (S1)	Informeller Konsens in einer Expertengruppe	+
Stufe 2 (S2e)	Ableitung der Leitlinie aus evidenzbasierter Literatur	++
Stufe 2 (S2k)	Formaler Konsens mit repräsentativer Beteiligung aller betroffenen Fachgebiete	++
Stufe 3 (S3)	Ableitung aus evidenzbasierter Literatur plus formaler Konsens aller betroffenen Fachgebiete	+++

+ = geringe Qualität; ++ = mittlere Qualität; +++ = hohe Qualität

Die meisten Leitlinien befinden sich zurzeit auf der Entwicklungsstufe 1. Bisher existieren Stufe 2- und Stufe 3-Leitlinien zwar noch nicht so häufig, ihre Anzahl nimmt jedoch kontinuierlich zu. Der Grund für die langsame Zunahme ist der enorme Arbeitsaufwand, der mit der Entwicklung der Stufen 2 und 3 verbunden ist. Trotz des Aufwands hat die AWMF ein Interesse daran, Stufe 1-Leitlinien weiterzuentwickeln. Dazu sind in erster Linie die medizinisch-therapeutischen Fachgesellschaften aufgerufen, die über das notwendige Wissen zur Entwicklung einer Leitlinie verfügen.

In Übereinstimmung mit den Prinzipien der EBM (Kap. 1) gibt es Leitlinien sowohl für Experten als auch für Laien. Sie sind in Registern zu finden, die entweder nach medizinischen Fachgebieten oder alphabetisch geordnet sind.

3.1 Leitlinienregister der AWMF

Das Leitlinienregister der AWMF (www.awmf.org) enthält nahezu vollständig alle bislang veröffentlichten Leitlinien. Ein Blick in das Register für die Experten zeigt, dass sich aktuell dreizehn Leitlinien auf die Sprachtherapie beziehen. Sie sind in den Tabellen 3.2 und 3.3 wiedergegeben. Laienverständliche, d. h. für Patienten geeignete Leitlinien für Sprach-, Sprech-, Stimm- und Schluckstörungen existieren (noch) nicht. Allerdings stellt die AWMF auf ihrer Internetseite laienverständliche Leitlinien für andere Erkrankungen kostenlos zur Verfügung.

Tab. 3.2: Leitlinien für den Kinderbereich (eigene Darstellung)

Beeinträchtigung	Entwickelt von	Stufe	Stand	AWMF Register Nr.
Sprachentwicklungsstörungen	DGPP und DGKJP	S 2k	11/2011	049/006
Auditive Verarbeitungs- und Wahrnehmungsstörungen	DGPP	S 1	09/2015	049/012
Periphere Hörstörungen im Kindesalter	DGPP	S 2k	09/2013	049/010
Pathogenese, Diagnostik und Behandlung von Redeflussstörungen	DGPP	S 3	09/2016	049/013

DGPP = Deutsche Gesellschaft für Phoniatrie und Pädaudiologie
DGKJPP = Deutsche Gesellschaft für Kinder- und Jugendpsychiatrie und -psychotherapie

Tab. 3.3: Leitlinien für den Erwachsenenbereich (eigene Darstellung)

Beeinträchtigung	Entwickelt von	Stufe	Stand	AWMF Register Nr.
Neurogene Dysphagie	DGN	S 1	09/2011	030/111
Idiopathische Fazialisparese	DGN	S 2k	09/2011	030/013
Aphasie	DGN	S 1	09/2012	030/090
Dysarthrie	DGN	S 1	09/2012	030/103
Morbus Parkinson	DGN	S 2k	09/2012	030/010
Multiple Sklerose	DGN	S 2e	08/2014	030/050
Neurogene Sprech- und Stimmstörungen	DGPP	S 1	08/2014	049/014
Lese- und/oder Rechtschreibstörung bei Kindern und Jugendlichen, Diagnostik und Behandlung	DGKJP	S 3	04/2005	028/044
Pathogenese, Diagnostik und Behandlung von Redeflussstörungen	DGPP	S 3	09/2016	049/013

DGN = Deutsche Gesellschaft für Neurologie
DGPP = Deutsche Gesellschaft für Phoniatrie und Pädaudiologie
DGKJP = Deutsche Gesellschaft für Kinder- und Jugendpsychiatrie, Psychosomatik und Psychotherapie

3.2 Therapeutische Leitlinien

Die sprachtherapeutische Intervention ist gekennzeichnet durch eine enge Therapeut-Patienten-Beziehung, die, im Gegensatz zur Konsultierung eines Arztes, über einen längeren Zeitraum hinweg besteht. Innerhalb der Therapie wird nicht nur auf die Symptome eingegangen, sondern es werden die Patienten in ihrer persönlichen Gesamtheit einschließlich ihres Umfeldes erfasst. Aufgrund der Komplexität ist es notwendig, eine sprachtherapeutische Leitlinie spezifisch aufzubauen. Ihre Struktur könnte wie folgt aussehen.

Beispiel

Möglicher Aufbau einer sprachtherapeutischen Leitlinie

1. *Definition*
2. *Ätiologie*
3. *Angaben über die Beeinflussung der Lebensqualität*
    a. *Auswirkung auf die Aktivität*
    b. *Auswirkung auf die Partizipation*
4. *Therapieindikation*
5. *Angaben über die Verordnungsmenge (Zeitrahmen der Therapie)*
6. *Therapiedauer der einzelnen Sitzungen*
7. *Therapiefrequenz*
8. *Indikationen für Einzel- oder Gruppentherapie*
9. *Angaben über interdisziplinäre Zusammenarbeit*
10. *Kriterien für Therapiebeendigung*
11. *Logopädische Diagnostikverfahren*
    a. *Differenzialdiagnostik*
    b. *Anamnesegespräch*
12. *Formulierung von Therapiezielen*
13. *Logopädische Therapiemethoden*
    a. *Aussagen zur Wirkungsweise*
    b. *Angaben zum Nutzen*
    c. *Aussagen über eventuelle Risiken*
    d. *Outcome*
14. *Aussagen über die Folgen einer Nicht-Behandlung*
15. *Beratung*
16. *Angehörigenberatung*
17. *Outcome*
18. *Literatur*
19. *Anhang*

3.2.1 *Aufbau und Inhalt einer Leitlinie*

1. **Definition.** Eine Definition zu dem jeweiligen klinischen oder logopädischen Krankheitsbild ist aus Gründen des Verständnisses anzuführen. Es soll mit einfachen und leicht verständlichen Begriffen beschrieben werden, was unter dem Krankheitsbild zu verstehen ist.
2. **Ätiologie.** Die Ätiologie eines Krankheitsbildes ist anzuführen, um die Kausalität darzustellen. Auf ihrer Basis lässt sich eine Diagnostik und Beratung durchführen. Außerdem wird für die Patienten verständlicher, welche Ursache ihre Symptomatik haben kann.
3. **Angaben über die Beeinflussung der Lebensqualität.** Dieser Aspekt ist im Kriterienkatalog für den Bereich Logopädie, aber auch für die anderen Angehörigen der Gesundheitsberufe, von großer Bedeutung. Die therapeutische Behandlung strebt im weitesten Sinne die Wiederherstellung der gestörten Körperfunktion und die damit einhergehende Einschränkung der Aktivität und Partizipation (Teilhabe) von Patienten an. Daher ist es unumgänglich, die Internationale Klassifikation der Funktionsfähigkeit, Behinderung und Gesundheit (ICF) in den Kriterienkatalog mit einzubeziehen.
4. **Therapieindikation.** Mit der Formulierung der Therapieindikation soll dargelegt werden, ab welchen kritischen Anzeichen oder Symptomen eine Therapie notwendig ist. Sie gibt Patienten, aber auch Ärzten, Anhaltspunkte für die Verordnung von Logopädie.
5. **Angaben über die Verordnungsmenge.** Die Angaben der Verordnungsmenge sollen einen Überblick über den zeitlichen Rahmen verschaffen, in dem sich eine logopädische Therapie bewegen soll. Mit diesem Kriterium ist allerdings sensibel umzugehen, und es wäre zu diskutieren, ob dieses Kriterium in eine Leitlinie aufzunehmen ist. Eine explizite Angabe über die zeitliche Dauer der Therapie würde das logopädische Handeln temporär einschränken. Wenn dennoch eine Aussage über den Therapiezeitrahmen gemacht werden soll, so sind in einer Konsensfindung Erfahrungswerte zu sammeln und aus ihnen Durchschnittswerte zu ermitteln. Dabei sollte auch die Variable Patient hinsichtlich Motivation und Lernfortschritten berücksichtigt werden.
6. **und 7. Therapiedauer und Therapiefrequenz.** Mit der Therapiedauer ist in diesem Fall die Zeit der einzelnen Sitzungen gemeint. Die Therapiefrequenz beschreibt die Häufigkeit der Therapiesitzungen pro Woche.
8. **Indikationen für Einzel- oder Gruppentherapie.** Mit der Beschreibung von Aspekten, die für eine Einzel- oder Gruppentherapie sprechen, wird verdeutlicht, wann bei welchem Störungsbild eine Einzel- oder Gruppentherapie notwendig ist und ab welchem Lernstadium von einer Einzeltherapie in die Gruppe gewechselt werden kann.

9. **Angaben über interdisziplinäre Zusammenarbeit.** Bedingt durch die Symptomvielfalt ist es bei manchen klinischen Störungsbildern notwendig, mit anderen medizinischen und therapeutischen Disziplinen zusammenzuarbeiten. Mit den Angaben in den Leitlinien, bei welchem Störungsbild weitere therapeutische Maßnahmen angezeigt sind, kann eine optimale Patientenversorgung gewährleistet und Stagnationen in der Genesung können aufgefangen werden.
10. **Kriterien für Therapiebeendigung.** Neben den Kriterien für die Indikation einer Therapie ist es ebenso wichtig, Merkmale zu formulieren, die beschreiben, ab welchem Stadium bzw. ab welchen Lernfortschritten das Ende einer Therapie sinnvoll und zu verantworten ist.
11. **Sprachtherapeutische Diagnostikverfahren.** Hier sollen alle Diagnostik- bzw. Assessmentverfahren aufgeführt werden, die für die Diagnostik eines spezifischen Störungsbildes notwendig sind. Dabei ist auch der Unterpunkt Differenzialdiagnostik nicht zu vergessen, um andere logopädische Krankheitsbilder auszuschließen. Zu jedem Verfahren sollte das individuelle Ziel der Testdurchführung genannt werden. Weiterhin sollten Aussagen zu den Testgütekriterien angegeben werden, insbesondere ob es sich um standardisierte oder informelle Testverfahren handelt. Erweitert und ergänzt werden die Diagnostikverfahren durch das Anamnesegespräch. Die wesentlichen Inhalte des Anamnesegesprächs sollten für ein bestimmtes Störungsbild in den Leitlinien festgeschrieben werden.
12. **Formulierung von Therapiezielen.** Nachdem eine ausführliche Diagnostik und ein Anamnesegespräch durchgeführt wurden, ist es wichtig, Ziele zu formulieren, die durch eine Therapie erreicht werden sollen. Für eine Leitlinie bedeutet dies erstmals, allgemeingültige Therapieziele zu definieren, die in der Praxis mit dem Patienten gemeinsam modifiziert werden müssen, indem seine individuellen Bedürfnisse berücksichtigt werden.
13. **Logopädische Therapiemethoden.** Dieser Bereich sollte in den Leitlinien sehr ausführlich dargestellt werden. Die Methoden sollten genau beschrieben werden, wie sie wirken, welchen Nutzen sie bringen und ob sie mit Risiken verbunden sind. Des Weiteren sollte zu den einzelnen Methoden das Outcome geschildert werden. Dadurch entsteht eine größere Transparenz für die Patienten und Kostenträger.
14. **Aussagen über die Folgen einer Nicht-Behandlung.** Dieser Punkt fasst nochmals das Wissen von Punkt 3 zusammen, in dem Angaben zur Beeinflussung der Lebensqualität gemacht werden. Häufige Folgen einer Nicht-Behandlung können weitere Veränderungen der Körperstruktur oder -funktionen sein, und damit einhergehend schränken sich die Aktivitäten ein, die zu einer ungenügenden Partizipation führen können. Diese Aspekte sind vor allem im Rehabilitationsprozess zu berücksichtigen.

15. **und 16. Beratung und Angehörigenberatung.** Sowohl die Beratung der Patienten als auch die Beratung der Angehörigen ist ein wesentliches Medium in der Logopädie. Sie dient zum einen dazu, präventive Maßnahmen anzuleiten. Zum anderen trägt die Einbindung der Angehörigen dazu bei, den Patienten die Partizipation zu erleichtern, ein Verständnis für ihre Probleme zu erzeugen und Hilfestellungen zu erarbeiten. In der Leitlinie müssen daher Angaben gemacht werden, die in einem Beratungsgespräch, sei es für Angehörige oder Patienten, zu thematisieren sind.

17. **Outcome.** Das beabsichtigte Ergebnis (Outcome) von Leitlinien sollte unbedingt am Ende beschrieben werden. Je nach Zielsetzung der Leitlinie sollten z.B. Aussagen über ein „(...) verbessertes Patientenüberleben, eine geringere Komplikationsrate, mehr Zufriedenheit beim Patienten oder die Einsparung direkter oder indirekter Kosten (...)" (Greenhalgh, 2003, 179f) getroffen werden. Für die Logopädie wären beispielsweise Angaben über die Patientenzufriedenheit, die Rezidivrate (Rückfallrate) und den Therapieerfolg anzuführen.

18. **Literatur.** Hier soll die verwendete Literatur angeführt werden, die bei der Zusammenstellung der Leitlinien genutzt wurde. Dadurch werden die Aussagen belegt und Hinweise darauf gegeben, welche Literatur für weitere Informationen hilfreich ist.

19. **Anhang.** Im Anhang sollten der Suchalgorithmus für die Datenbankrecherche und die Namen der Datenbanken gelistet werden sowie eine Übersicht der ein- und ausgeschlossenen Studien und die Bewertung der Studienqualität.

3.3 Konsensfindung

Ein weiteres Prinzip, das bei der Leitlinienentwicklung einzuhalten ist, ist die Konsensfindung der Expertengruppen. Für die Konsentierung stehen verschiedene formalisierte Verfahren zur Verfügung, beispielhaft sei hier die Delphi-Konferenz herausgegriffen. Die **Delphi-Methode** wurde 1948 mit dem Ziel entwickelt, Expertenmeinungen systematisch zu erfassen (vgl. Wieck et al., 2005). So könnte man z.B. damit herausfinden, ob die stimmtherapeutisch tätigen Logopädinnen der Leitlinie „Stimmstörungen" zustimmen. Die Methode beruht auf sieben Grundprinzipien, die die einzelnen Schritte des Vorgehens beschreiben:

- Befragung der Experten (z.B. Befragung der Logopädinnen, welche Therapiemethoden am häufigsten angewandt werden),
- mehrfache Befragung mit Rückkopplung der Ergebnisse der Vorrunde an die Experten,
- Einschätzung der Relevanz bestimmter Ergebnisse oder Aussagen,

- Versuch einer Standardisierung von Expertenvoten mit dem Ziel einer Pointierung (Konsens oder Dissens von Experteneinschätzungen),
- Anonymität der Befragung, z.B. per Fragebogen,
- statistische Auswertung.

Dieses aufwendige Vorgehen wird selten in seiner Reinkultur durchgeführt, vielmehr wird es den Bedürfnissen der aktuellen Anforderungen angepasst. Für die Entwicklung von sprachtherapeutischen Leitlinien würde das bedeuten, dass erste Leitlinien auf dem Entwicklungsstand S1 und S2 herausgegeben werden können. Für sprachtherapeutische Leitlinien auf S3-Ebene besteht hinsichtlich der Evidenzbasierung noch ein großer Nachholbedarf, da es noch zu wenig wissenschaftliche Studien oder Meta-Analysen zu den in der Logopädie verwendeten Behandlungsmethoden gibt. 90% der medizinischen Leitlinien befinden sich aber noch nicht auf S3-Niveau. Ein erster Schritt wäre die Formulierung therapeutischer Standards für einzelne Störungsbilder der Sprachtherapie.

Standards

Sprachtherapeutische Standards für einzelne Störungsbilder und Patientengruppen hat z.B. die **American Speech and Hearing Association (ASHA)** seit 1987 veröffentlicht und ständig aktualisiert. Sie sind unter www.asha.com frei zugänglich. Ähnliches wurde auch vom **Royal College of Speech & Language Therapists** in London unter dem Titel „Clinical guidelines" als Buch zusammengestellt (Taylor-Goh, 2005).

Vorteile von Leitlinien für die Sprachtherapie

Ein Vorteil sprachtherapeutischer Leitlinien liegt darin, dass die logopädische Behandlung von spezifischen Störungsbildern transparent gemacht werden kann. Leitlinien enthalten gebündelte Informationen über das therapeutische Agieren und basieren auf dem aktuellen Stand der Wissenschaft. Sie informieren die Patienten und ihre Angehörigen über Therapieabläufe und bieten dadurch die Möglichkeit, den Therapieprozess aktiv mitzugestalten.

Leitlinien bilden außerdem eine gute Argumentationsbasis für die ständig wiederkehrende Überarbeitung der **Heilmittel-Richtlinien**, in denen festgelegt wird, bei welchem Störungsbild wie oft und wie viele Therapieeinheiten verordnet werden können. Aus ökonomischer Perspektive stellt die Entwicklung von Leitlinien ein wichtiges Instrument zur **Gegensteuerung der Ressourcenverknappung** im Gesundheitswesen dar. Denn mit ihrer Entwicklung wird festgelegt, welche medizinischen (logopädischen) Leistungen notwendig sind und eine gute Kosten-Nutzen-Relation aufweisen. Damit wird Überflüssiges vermieden und notwendige Maßnahmen bleiben weiter bezahlbar. Leitlinien können dadurch für die Wirtschaftlichkeit der Versorgung bürgen, da sie die effektivsten und effizientesten Interventionen für eine bestimmte Störung enthalten. Mit dem Instrument prozessbezogener Leitlinien zu logopädischen Störungsbildern wird ein erster Grundstock gelegt, die vielfältig eingesetzten logopädisch-therapeutischen Methoden wissenschaftlich zu evaluieren. Dadurch zeigt die Logopädie auf, dass ihr Handeln nicht aus Intuition, Trial and Error und unwirksamen Methoden besteht. Durch die Outcome-Analyse würde die Wirksamkeit bestehender Therapieprogramme nachgewiesen und ihre Anwendung gerechtfertigt.

Interdisziplinäre Zusammenarbeit

In den letzten Jahren werden immer mehr Sprachtherapeuten an der Entwicklung interdisziplinärer Leitlinien und Empfehlungen beteiligt. So z.B. bei den Empfehlungen zu kindlichen Dysphonien, die von Phoniatern, Psychologen und Angehörigen verschiedener sprachtherapeutischer Berufe gemeinsam erarbeitet wurden (Voigt-Zimmermann, 2015a, b). Auch in den Bereichen Kindersprache, Stottern, Aphasie und Dysarthrie existieren interdisziplinäre Entwicklungsgremien. Dies ist eine erfreuliche Entwicklung. Schließlich sind es die Therapeuten, die über ein enormes Erfahrungswissen verfügen, das ohne ihre Mitarbeit in den meisten existierenden Leitlinien fehlen würde. Außerdem sind sie es, die für die Umsetzung einer Leitlinie sorgen. Die Ziele der Zukunft wären deshalb die forcierte Entwicklung interdisziplinärer Leitlinien unter Einbindung aller betroffenen Disziplinen sowie die Erarbeitung sprachtherapeutischer Standards.

3.4 Reha-Therapiestandards

Neben den Leitlinien sind für die Sprachtherapie auch Reha-Therapiestandards relevant, die von der Deutschen Rentenversicherung Bund im Rahmen der Qualitätssicherung erarbeitet und publiziert werden (Deutsche Rentenversicherung Bund, 2016; Grötzbach, 2012; Schönle & Lorek, 2011). In den Standards werden zum einen Therapiefrequenzen zur Behandlung einer bestimmten Störung und zum anderen diejenigen Professionen definiert, die zur Durchführung einer bestimmten therapeutischen Maßnahme berechtigt sind. Für die Sprachtherapie ist bislang nur der Reha-Therapiestandard „Schlaganfall Phase D" von Interesse, da er Angaben über die Durchführung von Therapie bei kommunikativen Störungen und Schluckstörungen als Folge eines Schlaganfalls enthält (Grötzbach, 2012; Grötzbach & Beushausen, 2017).
Die Vorgaben in den Reha-Therapiestandards sind ebenso wie die Angaben medizinischer Richtlinien verbindlich. Von ihnen kann daher nicht ohne die Gefahr von Sanktionen abgewichen werden. Die dabei maximal mögliche Sanktion ist es, dass die Deutsche Rentenversicherung eine Klinik nicht mehr belegen würde, die sich den Vorgaben des Reha-Therapiestandards (auf Dauer) entzöge.

Anhand des Beispiels „Therapiefrequenz" soll im Folgenden illustriert werden, in welcher Form die Reha-Therapiestandards und die Leitlinien Eingang in die logopädische Praxis finden.

Beispiel

Therapiefrequenz

Wer in den Leitlinien und im Reha-Therapiestandard „Schlaganfall Phase D" nach Angaben zur Therapiefrequenz bei der Behandlung von Aphasien sucht, sieht sich mit der Forderung nach einer hohen Therapiefrequenz konfrontiert. Die Angaben zur Höhe der Frequenz schwanken zwar zwischen den verschiedenen Quellen, es besteht jedoch Einigkeit darüber, dass eine niederfrequente Behandlung mit einer Frequenz von zwei Therapien pro Woche oder weniger unwirksam ist. Tabelle 3.4 fasst die Angaben zur Therapiefrequenz zusammen.

Tab. 3.4: Angaben zur Therapiefrequenz bei Aphasie (nach Grötzbach, 2015)

Quelle	Autoren	Frequenz
Aphasieleitlinie	Bauer et al., 2002	Für die stationäre Behandlung 6–12 Monate nach Beginn der Erkrankung 1–2 Mal täglich zu je 60 Minuten für 6–8 Wochen. Für die ambulante Behandlung 6–12 Monate nach Beginn der Erkrankung täglich für 4 Wochen, danach eine Pause von mindestens 3 Monaten.
Meta-Analyse	Bhogal et al., 2003	9 Stunden pro Woche für 10 Wochen
Leitlinie der Deutschen Gesellschaft für Neurologie	Diener, 2012	5–10 Stunden pro Woche
Rehabilitation der Aphasie	Huber et al., 2006	8 Stunden pro Woche bei chronischer Aphasie
Reha-Therapie-standard 2011	Schönle & Lorek, 2011	Mindestens 5 Stunden pro Woche bei Patienten mit einem hohen Bedarf. Mindestens 2,5 Stunden pro Woche bei Patienten mit einem normalen Bedarf.
Reha-Therapie-standard 2016	Deutsche Renten-versicherung Bund, 2016	Mindestens 5 Stunden pro Woche für alle Patienten mit Kommunikations- und Schluckstörungen unabhängig vom Schweregrad der Erkrankung

Die hohe Therapiefrequenz erhält ihre Rechtfertigung durch die Ergebnisse von Meta-Analysen (Bhogal et al., 2003; Brady et al., 2012), eines systematischen Reviews (Baumgärtner, 2017) und einer jüngst durchgeführten randomisiert-kontrollierten Studie (Breitenstein et al., 2017). Außerdem deuten die Resultate weiterer Therapiestudien darauf hin, dass sich mithilfe der hohen Frequenz auch dann noch Fortschritte erreichen lassen, wenn die Aphasie schon seit Jahren besteht (Meinzer et al., 2005; Pulvermüller et al., 2001; Schlenck & Perleth, 2004; Schomacher et al., 2006). Damit kann eine Aphasietherapie nicht (mehr) mit dem Argument verweigert werden, dass aufgrund einer langen Erkrankungsdauer keine Verbesserungen möglich seien.

Ebenso wenig ist ein therapeutischer Nihilismus gerechtfertigt, der denjenigen Patienten keine Chancen einräumt, die schon seit Jahren unter ihrer Aphasie leiden. Schließlich stellt auch ein höheres Lebensalter kein Hindernis dar, um sich von einer Aphasie sprachlich zu erholen (Berthier, 2005). Herrn Meuerle, dem 76-jährigen Patienten aus Kapitel 1, ist damit zu Unrecht die Verlegung in eine Rehabilitationsklinik verweigert worden.

Weiterführende Internetquellen

Leitlinienregister der AWMF für Professionelle:
http://www.awmf.org/leitlinien/leitlinien-suche.html [Stand: 01.11.2017]

Leitlinienregister der AWMF für Laien:
http://www.awmf.org/leitlinien/patienteninformation.html [Stand: 01.11.2017]

Zugriff auf die Reha-Therapiestandards:
http:// www.deutsche-rentenversicherung.de [Stand: 01.11.2017]

Leitlinien-Informationssystem des ärztlichen Zentrums für Qualität:
http://www.leitlinien.de [Stand: 01.11.2017]

Leitlinien-Informationsdienst der Kassenärztlichen Bundesvereinigung und der Bundesärztekammer:
http://www.arztbibliothek.de [Stand: 01.11.2017]

Nationale Versorgungs-Leitlinien:
http://www.versorgungsleitlinien.de [Stand: 01.11.2017]

Guidelines International Network G-I-N, Träger der International Guideline Library (englisch): ,
http://www.g-i-n.net [Stand: 01.11.2017]

Leitlinien des medizinischen Wissensnetzwerks evidence.de der Universität Witten/Herdecke:
http://www.evidence.de [Stand: 01.11.2017]

3.5 Qualität von Leitlinien

3.5.1 Institut für Qualität und Wirtschaftlichkeit im Gesundheitswesen (IQWiG)

Das Institut für Qualität und Wirtschaftlichkeit im Gesundheitswesen (IQWiG) mit Sitz in Köln hat die Aufgabe, *„(...) die Vor- und Nachteile medizinischer Leistungen für Patienten und Patientinnen objektiv zu überprüfen"* (www.iqwig.de). Dazu erstellt es u.a. Gutachten für Behandlungsleitlinien. Für die neurologisch bedingten Störungen liegen zwar (noch) keine Gutachten vor. Es gibt jedoch ein Gutachten zum Nutzen von frühen Untersuchungen des Sprachentwicklungsstands von Kindern mit einer umschriebenen Entwicklungsstörung des Sprechens und der Sprache (UESS). Das Gutachten beruht auf einer Meta-Analyse randomisiert-kontrollierter Studien. Es erfüllt damit die höchste Evidenzstufe (Kap. 2).

Die Autoren kommen in ihrem Gutachten zu drei Schlüssen: Erstens kann der Nutzen früher Sprachuntersuchungen bei Kindern mit einer UESS nicht beurteilt werden, da methodisch gute Studien zu diesem Thema fehlen. Zweitens ist die Güte der 17 deutschsprachigen Tests zur Untersuchung einer UESS nicht ausreichend belegt. Drittens ist jedoch gesichert, dass Kinder mit einer UESS kurzfristig von einer logopädischen Behandlung profitieren. So führt die Behandlung zu einer komplexeren Satzbildung, zu einer präziseren Artikulation und zu einem erweiterten Wortschatz. Allerdings bleibt aufgrund fehlender Daten offen, ob die Verbesserungen auch langfristig bestehen bleiben und ob sie sich positiv auf die Lebensqualität der Kinder auswirken.

Das Gutachten zeigt zusammenfassend, dass

- der Nutzen von Früherkennungsuntersuchungen auf UESS wegen fehlender Studien nicht zu belegen ist,
- die psychometrische Qualität der verwendeten Messinstrumente unklar ist und
- die Langzeiteffekte von Sprachtherapie bei Kindern mit einer UESS zu prüfen sind.

Damit weist das Gutachten auf einen **Forschungsbedarf** hin, der von den jeweils zuständigen Fachgesellschaften aufgegriffen werden sollte. Wird der Hinweis umgesetzt, hat das Gutachten nicht nur über einen Sachverhalt informiert, sondern auch eine weiterführende Forschung angestoßen.

3.5.2 Leitlinien in Fachzeitschriften und Büchern

Leitlinien sind nicht nur im Internet zu finden, sondern auch in Büchern. Zurzeit liegen zwei Leitlinien-Bücher vor, die auch logopädisch relevante Themen berühren. Dabei handelt es sich um:

- Leitlinien für Diagnostik und Therapie in der Neurologie (Diener, 2012);
- Leitlinien zur Diagnostik und Therapie von psychischen Störungen im Säuglings-, Kinder- und Jugendalter (Bundesarbeitsgemeinschaft leitender Klinikärzte für Kinder- und Jugendpsychiatrie und -psychotherapie, 2007).

In Fachzeitschriften, wie z. B. Neurologie & Rehabilitation (Prosiegel et al., 2003) oder Aktuelle Neurologie (Bauer et al., 2002), werden ebenfalls Leitlinien veröffentlicht. Es lohnt sich daher, in regelmäßigen Abständen die Abstracts von Fachzeitschriften nach dem Stichwort „Leitlinie" zu durchsuchen. Dies bedeutet zur täglichen Arbeit zwar zusätzlichen Aufwand, Logopädinnen und Logopäden haben sich jedoch dazu verpflichtet, *„(...) den Stand ihres Fachwissens und die Ergebnisse ihrer beruflichen Tätigkeit [kontinuierlich zu reflektieren]"* (Berufsleitlinien Logopädie [dbl, 2010, 4]). Zur Einlösung der Selbstverpflichtung gehört neben der Teilnahme an Kongressen sowie an Fort- und Weiterbildungen auch eine Beschäftigung mit den Ergebnissen der EBM und EBP.

3.5.3 Deutsches Instrument zur methodischen Leitlinien-Bewertung (DELBI)

Das Deutsche Instrument zur methodischen Leitlinien-Bewertung (DELBI), das von der AWMF und dem Ärztlichen Zentrum für Qualität (ÄZQ) gemeinsam entwickelt wurde, soll die Bewertung der methodischen Qualität medizinischer Leitlinien ermöglichen.

Das Instrument ist in Domänen aufgebaut, denen Fragen zu bestimmten Anforderungskriterien thematisch untergeordnet sind. Die Domänen 1–7 wurden zwischen 2003 und 2005 erstellt und in einem Pilotversuch getestet. Da zunehmend bereits existierende Leitlinien als Evidenzquelle bei der Leitlinienentwicklung verwendet werden, ist in den Jahren 2007 und 2008 die Domäne 8 als Addendum entwickelt worden. Die Domänen decken folgende Qualitätsbereiche ab:

- Domäne 1: Geltungsbereich und Zweck
- Domäne 2: Beteiligung von Interessengruppen
- Domäne 3: Methodologische Exaktheit der Leitlinienentwicklung
- Domäne 4: Klarheit und Gestaltung
- Domäne 5: Generelle Anwendbarkeit
- Domäne 6: Redaktionelle Unabhängigkeit
- Domäne 7: Anwendbarkeit im deutschen Gesundheitssystem
- Domäne 8: Methodologische Exaktheit der Leitlinienentwicklung bei Verwendung existierender Leitlinien

Fazit

Nutzen von Leitlinien

Leitlinien dienen

- der Sicherung und Verbesserung der gesundheitlichen Versorgung der Bevölkerung,
- der Berücksichtigung systematisch entwickelter Entscheidungshilfen in der ärztlichen Berufspraxis,
- der Motivation zu wissenschaftlich begründeten und ökonomisch angemessenen ärztlichen Vorgehensweisen unter Berücksichtigung der Bedürfnisse und Einstellung der Patienten,
- der Vermeidung unnötiger und überholter medizinischer Maßnahmen und unnötiger Kosten,
- der Vermeidung unerwünschter Qualitätsschwankungen im Bereich der ärztlichen Versorgung,
- der Information der Öffentlichkeit (Patienten, Kostenträger, Verordnungsgeber, Fachöffentlichkeit u. a.) über notwendige und allgemein übliche ärztliche Maßnahmen bei speziellen Gesundheitsrisiken und Gesundheitsstörungen.

Übungsaufgabe

- Nennen Sie drei Vorteile, die die Anwendung von Leitlinien bietet.
- Sie übernehmen die logopädische Behandlung eines Kindes, bei dem die überweisende Ärztin eine Poltersymptomatik vermutet. Sie entscheiden sich, Ihr Vorgehen an eventuell vorhandenen Leitlinien auszurichten. Nennen Sie drei Bezugsquellen, in denen Sie eine solche Leitlinie vorfinden könnten.

4 Umsetzung der E$_3$BP-Prinzipien im therapeutischen Alltag

In diesem Kapitel wird

- *die evidenzbasierte Praxis in der Sprachtherapie beschrieben,*
- *erläutert, wie die Ergebnisse der EBP in die Therapieplanung einfließen können*
- *und anhand eines Beispiels die konkrete Umsetzung evidenzbasierter Prinzipien dargestellt.*

Mit Recht haben Wissenschaftler wie Archibald Leman Cochrane oder David Sackett darauf gedrängt, dass medizinisch-therapeutische Entscheidungen auf Daten und nicht auf Überzeugungen oder Meinungen von Experten beruhen sollten. Dadurch wurde eine Entwicklung in Gang gesetzt, die nach Sackett mit dem Begriff „EBM" bezeichnet wird (Kap. 1). Das Konzept der EBM besteht jedoch nicht, wie häufig fälschlich angenommen wird, allein aus Studienergebnissen. Vielmehr umfasst es die

- Präferenzen der Patienten,
- klinische Expertise der medizinischen Fachkräfte,
- Belege aus wissenschaftlicher Forschung

(Beushausen, 2005).

Die beiden ersten Bereiche stehen nicht im Gegensatz zur EBM, sondern ergänzen die datenbasierte Medizin. Doch was bedeutet es, von **Präferenzen der Patienten** oder von der **klinischen Expertise** zu sprechen? Und wie lassen sich diese Bereiche im Alltag umsetzen? Auf diese Fragen soll im Folgenden eine Antwort gegeben werden.

4.1 Präferenzen der Patienten

Die Erfahrungen, Werte und Präferenzen der Patienten sind wichtige Faktoren in der therapeutischen Entscheidungsfindung. Die Patientenpräferenzen und der geforderte Miteinbezug des Patienten in die Entscheidungsfindung werden in der vorhandenen EBM- und EBP-Literatur jedoch nicht klar beschrieben. Wichtig ist, dass sich Therapeutinnen Zeit für die Erfassung der Patientenpräferenzen als Teil der Anamnese nehmen. Außerdem sollten sie aufmerksam auf die Präferenzen und Werte hören, ohne zu vergessen, dass die Patienten wählen sollen, ob sie aktiv oder passiv an der Entscheidungsfindung teilnehmen möchten. In der Interaktion zwischen Therapeut und Patient dokumentieren sich damit komplexe Ansprüche an die Kommunikations- und Interpretationsleistungen auf beiden Seiten.

Die Therapeutin muss im Aushandlungsprozess der Leistungserbringung verschiedene Perspektiven zur Verständigung vermitteln. Zum Beispiel müssen Gesundheits- und Gesundungsvorstellungen aus der Sicht des betroffenen Patienten und aus der professionellen Sicht der Therapeutin möglichst offengelegt und in eine kooperative Konzeption überführt werden. In spezifischen Therapiesituationen müssen therapeutisch angeleitete Aktivitäten und Aktionen vermittelt und gemeinsame Zieldefinitionen erreicht werden, um einen Transfer der gewonnenen Kompetenzen aus der Therapiesituation in den Alltag zu gewährleisten.

4.1.1 Kommunikation im Therapieprozess

Der Kommunikation zwischen Therapeuten des Gesundheitswesens und Patienten wird ein hoher Stellenwert im Rehabilitations- und Heilungsprozess zugeschrieben. In allen Studien zu Patientenbedürfnissen fanden sich kommunikative Dimensionen entsprechend der fünf **„Key Driver"** der Patientenzufriedenheit (Dehn-Hindenberg, 2008). Patienten präferieren – neben der Lösung des klinischen Problems:

- Kommunikation, Information, Instruktion,
- emotionale Unterstützung,
- Koordination,
- Rücksicht, Respekt,
- leibliches Wohlbefinden.

Dehn-Hindenberg (2008; 2010) beschreibt als zentrale Patientenbedürfnisse in der Sprachtherapie ein empathisches Eingehen auf persönliche Bedürfnisse, eine gemeinsame Therapieplanung mit der Erarbeitung adäquater Therapieziele sowie verständliche Erklärungen und klare Anweisungen bei der Übungsdurchführung. Der Stellenwert der Kommunikation ist im Behandlungsprozess deshalb gar nicht hoch genug anzusetzen und stellt einen maßgeblichen Faktor im Behandlungsverlauf dar.

4.1.2 Evidenzbasierte Patienteninformationen

Damit sich Patienten für oder gegen eine bestimmte Therapiemethode entscheiden können, müssen sie *„Zugang zu allen notwendigen Informationen [erhalten], die [ihnen] eine aktive Teilnahme an medizinischen Entscheidungsprozessen ermöglichen. Dies beinhaltet auch das Recht auf freie Auswahl der Behandlung. Den inhaltlichen Aspekten von Patienteninformationen kommt hierbei eine zentrale Bedeutung zu. Die Informationen sollen evidenzbasiert sein. Tatsächlich erfreut sich das Label ‚evidenzbasierte Patienteninformation' (EBPI) zunehmend an Popularität"* (Steckelberg et al., 2005, 343).

Obwohl (noch) unklar ist, woraus die EBPI genau besteht, ist dennoch eine Reihe von Inhalten erarbeitet worden, aus denen sich die EBPI zusammensetzen sollte. Dazu gehört u. a., dass

- die Vor- und Nachteile einer Therapiemaßnahme erläutert werden,
- darauf hingewiesen wird, wenn für eine Methode keine Evidenzen vorliegen,
- Zahlen und Ergebnisse sprachlich und grafisch dargestellt werden,
- leicht verständliche Erläuterungen gegeben werden,
- auf kulturelle Besonderheiten Rücksicht genommen wird (vgl. Steckelberg et al., 2005, 344 ff.).

Wie das folgende Beispiel zeigt, ist es nicht allein die Aufgabe von Ärztinnen, EBPI zu vermitteln. Vielmehr sind auch Therapeutinnen und sogar Laien daran beteiligt (vgl. Mühlhauser & Steckelberg, 2009).

Beispiel

Patienteninformation
Im städtischen Krankenhaus einer mittelgroßen Kreisstadt werden jedes Jahr 20 bis 25 Laryngektomien durchgeführt. Vor der Operation werden die betroffenen Patienten von den behandelnden Ärzten über die Gründe und Risiken des geplanten Eingriffs aufgeklärt. Im Anschluss daran gehört es zur Routine des Krankenhauses, dass eine Logopädin ein weiteres Aufklärungsgespräch führt. Das Ziel des Gesprächs ist es, den Patienten die Möglichkeiten und Grenzen einer logopädischen Behandlung nach Laryngektomie zu erklären. Dabei erhalten sie vor allem Informationen über die verschiedenen Therapiemethoden sowie über deren Vor- und Nachteile (vgl. Glunz et al., 2004). Damit endet die Aufklärung jedoch noch nicht: Ein Mitglied des Verbands der Kehlkopflosen schildert den Betroffenen seine positiven und negativen Erfahrungen mit der Operation und ihren Folgen. Nach diesen Gesprächen wird den Patienten in der Regel zwei Wochen Zeit gegeben, um sich für oder gegen den geplanten Eingriff zu entscheiden.

Die EBPI gibt es nicht zum Nulltarif. Sie ist vielmehr mit einem personellen und zeitlichen Aufwand verbunden, der aufgrund knapper Ressourcen gern gemieden wird. Dies ist jedoch nicht akzeptabel, da die EBPI *„in den europäischen Patientenrechten als ethische Norm verankert ist"* (Steckelberg et al., 2005, 343). Die EBM setzt diese Norm um, indem sie für Patienten aufbereitete Informationen (sogenannte Laieninformationen) im Internet zur Verfügung stellt.

Weiterführende Internetquellen

Deutsches Cochrane Zentrum (http://www.cochrane.de [Stand: 10.1.2018])

DIPEx-Projekt (http://www.dipexinternational.org, deutsche Seite: http://www.krankheitserfahrungen.de/ [Stand: 10.1.2018])

Institut für Qualität und Wirtschaftlichkeit im Gesundheitswesen (IQWiG) (http://www.iqwig.de [Stand: 10.1.2018])

Ärztliches Zentrum für Qualität in der Medizin (http://www.aezq.de/ [Stand: 10.1.2018])

Im medizinischen Kontext der EBM existieren Praxistools zum systematischen Einbezug von Patientenpräferenzen in die ärztliche Tätigkeit. Einen frühen Ansatz stellt die von Sänger et al. (2007) vorgenommene Patiententypensystematik dar, die dem Arzt das notwendige kommunikative Verhalten signalisieren soll (Tab. 4.1).

Tab. 4.1: Patiententypen und deren Informationsbedarf (in Anlehnung an Sänger et al., 2007)

Patiententyp	Charakteristik	Konsequenz
Der Vereinfacher	„Pflegeleicht“, kein Bedarf an Eigenaktivität, befolgt Vorgaben	(Kurze) Erläuterungen, Gesprächsbereitschaft signalisieren
Der zuhörende Versteher	Möchte mündlich beraten werden und Zusammenhänge verstehen	Ausführliches Gespräch
Der nachlesende Versteher	Möchte zusätzlich nachlesen und sich vergewissern, dass er richtig beraten wurde	Literaturhinweise
Der Selbstbewerter	Möchte die Wirkung einer Behandlung selbst bewerten	Patiententagebuch, Ratingskalen
Der Erfahrung Einholende	Möchte sich bei anderen Patienten nach deren Erfahrungen erkundigen	Empfehlung einer Selbsthilfegruppe
Der Zweifler	Hinterfragt Erläuterungen und Empfehlungen	Ursachsensuche für Zweifel

Online-Trainingstools zur Verbesserung der Arzt-Patienten-Kommunikation finden sich z.B. unter http://www.imed-komm.eu/node/632. Schäfer untersuchte 2017 die aktive Mitarbeit und Therapietreue (Adhärenz) von Blutdruckpatienten und beschrieb in Bezug auf die Compliance vier Patiententypen in Anhängigkeit von Selbstbewusstsein und Motivation der Patienten:

- den selbstbewusst complianten Patienten
- den engagiert partiell-complianten Patienten
- den unmotiviert partiell-complianten Patienten
- den unsicher non-complianten Patienten

➲ **Definition | Adhärenz**

Adhärenz (engl. adherence für Befolgen, Festhalten) steht in der Medizin für die Einhaltung der vom Patienten und dem medizinischen Fachpersonal gemeinsam gesetzten Therapieziele und betont die gemeinsame Verantwortung für den Therapieerfolg.

➲ **Definition | Compliance**

Der ältere Begriff Compliance (engl. für Einhaltung, Folgsamkeit) steht für die Therapietreue des Patienten allein, also für seine Mitarbeit bei der Therapie und seine Bereitschaft, ärztliche Verordnungen und Empfehlungen zu befolgen.

Die Begriffe Compliance und Adhärenz werden häufig noch synonym gebraucht.

Sprachtherapeutische Kommunikationsprozesse

Im Therapieprozess lassen sich konkrete kommunikative Aufgabenstellungen beschreiben, mit denen Patientenpräferenzen systematisch herausgearbeitet werden können. Bereits im Erstgespräch über die Anamnese und Diagnostik erfolgt die Analyse des Gesundheitsproblems auf der fachlichen und der personenbezogenen Ebene im ständigen Abgleich der Patienten- und Therapeutenperspektive. Erst danach kann eine gemeinsame Zielsetzung erfolgen und ein Vorgehen vom Therapeuten vorgeschlagen werden. Beide entscheiden gemeinsam über Ablauf und Strategie der Therapie. In der Behandlung unterstützt und motiviert der Therapeut und reflektiert die Ergebnisse (Tab. 4.2).

Tabelle 4.2 zeigt kommunikative Patientenpräferenzen im sprachtherapeutischen Prozess und den möglichen Umgang damit.

Tab. 4.2: Patientenpräferenzen im therapeutischen Prozess

Gesprächsphasen im therapeutischen Prozess	Mögliche Patientenpräferenzen	Umsetzung	Beispielfragen
Erstkontakt	Empathie, Vertrauen, Respekt	Gespräch, Problemanalyse	Welchen Leidensdruck hat der Patient? Kann ich Verständnis äußern?
Anamnese	Abgleich der Sinnzusammenhänge aus Patienten- und Therapeutensicht	Narrationen initiieren, Anamnesebögen	Wie sehe ich Symptome und den Ursache-/Wirkungszusammenhang? Wie der Patient?
Diagnostik	Transparenz, Information über Ergebnis, evtl. Wahlmöglichkeit	Information	Welchen Test führe ich mit welcher Zielsetzung wann durch? Was spricht aus Patientensicht dagegen?
Arbeitsbündnis/ Zielsetzung	Lösung des klinischen Problems: Partizipativ oder paternalistisch?	Konsens finden über gemeinsame Sicht auf folgende Punkte: Ursache, Symptome, Art und Weise, wie Aktivität und Partizipation durch das klinische Problem beeinflusst sind	Haben wir ein Arbeitsbündnis erreicht? Wurden die Ziele gemeinsam festgelegt? Wo sind sie dokumentiert?
Therapie	Wahlmöglichkeit über verschiedene Methoden, Selbstbestimmung über den Grad der Mitarbeit, Information	Abklärung	Gibt es Alternativmethoden? Wünscht der Patient Mitbestimmung? Wie viel Erklärung/ Information benötigt der Patient in der Therapie?
Beratung	Information	Information über Kosten, Nutzen, Risiken, Dauer, Inhalt, Arbeitsaufwand etc.	Alle Eckdaten der Therapie angesprochen?
Therapieabschluss	Transparenz	Information über Art der Dokumentation, Abklärung der Einsichtnahme	Einsicht in Therapieberichte gewünscht? Kenntnis über die Ergebnisse der Evaluation gewünscht?

Fallbeispiel

Grad der Mitbestimmung

Herr Lutz und Frau Siebert: Eine Stimmtherapeutin behandelt nacheinander zwei Stimmpatienten mit altersbedingten Stimmproblemen (Presbyphonie). Beiden bietet sie zwei stimmtherapeutische Methoden zur Auswahl an. Frau Siebert reagiert mit dem Statement: „Da gebe ich mich ganz in Ihre Hände", Herr Lutz fragt immer wieder interessiert nach und sagt schließlich: „Entschuldigen Sie, dass ich so viel frage, aber ich muss verstehen, wie das alles funktioniert." In den folgenden Stunden laufen die Behandlungen trotz gleicher Diagnose sehr verschieden ab: Herr Lutz erhält ausführliche Informationen zur Wirkungsweise, bevor er eine neue Übung durchführt und regelmäßig zwischen verschiedenen Übungen wählt. Die Diskussion der von Herrn Lutz subjektiv empfundenen Wirksamkeit einzelner Übungen nimmt dementsprechend breiten Raum ein. Frau Siebert erhält dagegen eine von der Therapeutin nach klinischer Expertise für sie ausgewählte Methode. Theoretische Erklärungen erhält sie nur, wenn sie nachfragt, was selten geschieht.

4.1.3 Narrationen

Wenn Patienten gebeten werden, über Ursache und Verlauf ihrer Erkrankung zu berichten, beginnen sie, Geschichten zu erzählen (Frommelt & Grötzbach, 2008). Dabei werden sie häufig schon nach kurzer Zeit unterbrochen (Heath, 2005), da die Geschichten langatmig, unstrukturiert oder sogar chaotisch erscheinen können. Oft bestehen sie eher aus assoziativ verknüpften Gedankensprüngen als aus einer chronologischen Schilderung von Ereignissen. Manchmal werden auch absurde Theorien über die Ursache oder die Therapie einer Erkrankung entwickelt. Dennoch verraten diese **Narrationen,** so merkwürdig sie auch sein mögen, sehr viel über die Patienten. Denn sie enthalten die Personen, die einem Patienten geholfen oder geschadet haben, und die Dinge, die ihm Freude machen, aber auch diejenigen, die seinem Glück im Wege stehen (Grötzbach, 2008a). In den Erzählungen oder im Narrativen sind damit die wichtigen Ereignisse des Lebens verpackt. Häufig enden sie mit den Hoffnungen, mit denen die Patienten in die (logopädische) Therapie kommen. Auf diese Hoffnungen bezieht sich der Begriff der **Präferenz.** Denn zu ihnen gehören die (manchmal unrealistischen) Erwartungen der Patienten an ihre Rehabilitation.

➲ **Definition | Patientenpräferenzen**

Die Präferenzen der Patienten lassen sich somit als die Vorstellungen und Erwartungen definieren, mit denen Betroffene eine (logopädische) Therapie beginnen.

4

Um sie zu erfahren, sind Aufnahmegespräche unerlässlich. Häufig handelt es sich bei ihnen jedoch nicht um ein Gespräch, sondern um ein Abfragen von Symptomen *(„Wie ist das Sprachverständnis? Und wie geht's mit dem Lesen?")*. Es scheint, als seien die Fachkräfte mehr an den gestörten Funktionen und weniger an den Präferenzen der Patienten interessiert. Daher gilt:

▶ **TIPP**

Patientenpräferenzen
Die Präferenzen der Patienten lassen sich nur mithilfe der Narration in Erfahrung bringen. Standardisierte Fragebögen, Checklisten (Junde et al., 2007), Therapieziellisten (Netz, 2005) oder ICF-Core Sets (Ewert et al., 2005) können die Narration nicht ersetzen (Grötzbach & Iven, 2009; Iven & Grötzbach, 2009), sondern nur ergänzen.

Die Patientenpräferenzen spielen nicht nur in der EBM, sondern auch in der **Internationalen Klassifikation der Funktionsfähigkeit, Behinderung und Gesundheit (ICF)** (DIMDI, 2005) eine bedeutende Rolle. Sie stellen dadurch ein verbindendes Element zwischen den beiden Konzepten dar. In der ICF geht es vor allem um die teilhabeorientierte Rehabilitation, die das Ziel hat, Patientinnen eine Teilnahme an gewünschten sozialen Rollen zu ermöglichen (vgl. Fries et al., 2005; Fries, 2007; Frommelt & Grötzbach, 2007b; Moriz et al., 2009; Rentsch, 2005b). Zu den Rollen kann die Ausübung eines Berufs, eines Ehrenamts, einer Freizeitaktivität oder eines Hobbys gehören. Welche Rollen für einen Betroffenen von Bedeutung sind, lässt sich nur mithilfe eines Gesprächs in Erfahrung bringen (vgl. Frommelt & Grötzbach, 2008; Grötzbach, 2008a). Dabei ist insbesondere auf zwei Dinge zu achten:

- Für das Gespräch sollte ausreichend Zeit zur Verfügung stehen. Wenn eine Patientin über ihre Ziele und Präferenzen im Mittel nicht länger als 28 Sekunden berichten darf und dabei bereits nach durchschnittlich 18 Sekunden unterbrochen wird (vgl. Heath, 2005), so ist das völlig unzureichend. Diese kurz gehaltenen Interviews dienen eher einem Abfragen von Symptomen als dem Kennenlernen einer Patientin.
- Ein Gespräch ist nur dann sinnvoll, wenn ein Interesse daran besteht, die Patienten als Experten für ihre Präferenzen und Ziele zu akzeptieren. In der Praxis kommt es durchaus vor, dass diese Akzeptanz nicht vorhanden ist: Wie eine Untersuchung aus der Physiotherapie zeigt, wurden von 74 analysierten Therapien 66 ohne und nur acht mit einem Ziel durchgeführt (vgl. Parry, 2004). Von den acht Therapien mit einem Ziel wurde lediglich ein einziges mit der betroffenen Person abgesprochen. Ebenso wenig wie die Patienten werden auch die Angehörigen als Mitbetroffene in den Therapie-

prozess eingebunden. Sie beklagen z.B. in einer Befragung, nur mangelhaft über die Ziele und Inhalte logopädischer Therapien informiert worden zu sein (vgl. Hönig & Steiner, 2002).

Aus den Gesprächen ergeben sich jedoch nicht nur die sozialen Rollen, die den Patienten am Herzen liegen, sondern auch die bedeutenden Ereignisse ihres Lebens. So erscheinen die Personen, die einem Patienten wichtig sind, die Dinge, die ihm Freude machen, aber auch diejenigen Personen und Umstände, die seinem Glück im Wege stehen. Die Gespräche stellen somit das Material dar, das Einblicke in die (persönlichen) Kontextfaktoren ermöglicht.

Stellenwert der Narration

Der erzählende oder narrative Zugang zu den Patienten wird zwar durch die aktuelle Entwicklung hin zu einer „sprechenden Medizin" gefördert (vgl. Charon, 2006; Greenhalgh & Hurwitz, 2005), er wird jedoch häufig als esoterische Kuschelecke der Medizin und damit als überflüssig betrachtet. Dies ist u.a. auf den geringen Stellenwert zurückzuführen, den **Einzelfälle** (engl. single cases) in der EBM einnehmen (vgl. Intercollegiate Working Party for Stroke, 2000). Zwischen der EBM und der narrativen Medizin besteht jedoch kein Widerspruch, da es in beiden Konzepten um die Ziele und Präferenzen der Patienten geht. Mehr noch: Die EBM benötigt die narrative Medizin, da es ohne die ausführliche Darstellung von Einzelfällen viele medizinische Erkenntnisse nicht geben würde, so z.B. zur Alzheimer-Demenz, zum Asperger-Syndrom, zur Broca-Aphasie oder zur Jackson-Epilepsie (vgl. Draaisma, 2008).

Rolle der ICF

In der ICF werden die Ergebnisse der EBM und die Narration miteinander verbunden (vgl. Frommelt & Grötzbach, 2008). Während die evidenzbasierten Ergebnisse zur Verbesserung von (sprachlichen) Funktionen und Aktivitäten eingesetzt werden können, trägt die Narration zur Definition von Therapiezielen in den Komponenten der Teilhabe und der Kontextfaktoren bei. Die ICF lässt sich jedoch nicht nur für die Rehabilitation von Erwachsenen, sondern auch von Kindern nutzen (Gumpert & Vogt, 2009; Kölliker-Funk, 2009; Schauß-Golecki, 2009). Denn es gilt: Ebenso wie die Erwachsenen nehmen auch Kinder soziale Rollen in Familie, Kindergarten, Schule, Verein oder Freizeit ein. Gelingt ihnen dies aufgrund einer Erkrankung nicht (mehr), liegt eine Beeinträchtigung der Teilhabe vor. Sie sollte mithilfe der Narration bestimmt werden, an der vor allem die Eltern zu beteiligen sind. Anschließend ist zu klären, welche Aktivitäts- und Funktionsstörungen ein Kind daran hindern, an einer gewünschten Rolle teilzunehmen. Die Therapie der identifizierten Störungen sollte sich dann nach den Ergebnissen der EBM richten.

Zusammenfassend stellt die ICF einen international akzeptierten Rahmen für evidenzbasiertes Arbeiten dar. Darüber hinaus fördert sie die **Autonomie der Patienten**, indem deren Ziele und Präferenzen berücksichtigt werden. Dies geschieht mithilfe der Narration, bei der sich Patienten und medizinische Professionelle als gleichberechtigte Gesprächspartner gegenüberstehen. Zur **Gleichberechtigung** gehört auch, den Patienten diejenigen (evidenzbasierten) Informationen zur Verfügung zu stellen, die ihnen fundierte Entscheidungen über ihren Behandlungsverlauf ermöglichen. Gehen ihre Entscheidungen auf einen Informationsaustausch mit den medizinischen Professionellen zurück, liegt eine **gemeinsame Entscheidungsfindung** (engl. shared decision making) vor. Diese Form der Entscheidungsfindung bedeutet zwar zusätzlichen Aufwand, sie ist als ethisch verankerte Norm jedoch obligatorisch.

Dem Narrativen einen Raum zu geben, bedeutet aber nicht, jeder Geschichte endlos zuzuhören. Vielmehr geht es darum, die Patientenangaben so zu strukturieren, dass aus ihnen therapeutische Konsequenzen ableitbar sind. Dafür bieten sich die im Modell der International Classification of Functioning (ICF, DIMDI, 2005) beschriebenen vier Komponenten **Partizipation, Aktivität, Funktion** und **Kontext** an. Mit ihrer Hilfe können die subjektiven Angaben der Patienten geordnet und in Therapieziele überführt werden (Tab. 4.3).

Tab. 4.3: Zuordnung der Angaben eines Patienten zu den ICF-Komponenten (nach Grötzbach, 2010)

ICF-Komponente	Definition	Patientenangaben
Partizipation	Bezieht sich auf die Teilhabe an Lebenssituationen oder Lebensbereichen	– Patient möchte wieder als Kraftfahrer arbeiten können
Aktivität	Bezieht sich auf die Durchführung von Aufgaben oder Handlungen	– Traut sich nicht, sich mit Fremden zu unterhalten – Kann die Zeitung nicht mehr lesen
Funktion	Bezieht sich auf physiologische oder psychologische Funktionen	– Hat Wortfindungsstörungen – Das rechte Sehfeld ist eingeschränkt
Kontext	Bezieht sich auf den Lebenshintergrund oder die Umwelt	– Erfährt Unterstützung von der Familie, vor allem von der Ehefrau

Im Narrativen wird die (Kranken-)Geschichte eines Patienten in seinen Berichten, Mitteilungen und Erzählungen deutlich. Damit kann die Therapeutin die Bedeutung der Beeinträchtigung für die Patientin auf verschiedenen Ebenen erfassen und verstehen. Auf der Grundlage dieses Verständnisses überlegt sie die zukünftige Entwicklung der Patientin. Das Eingehen auf die Patientengeschichte ermöglicht es, die Behandlung sinnvoll und patientengerecht zu planen. Zusätzlich spielt die Art und Weise, wie die Patientengeschichte in die Behandlung miteinbezogen und umgesetzt wird, eine Rolle (Beushausen, 2009b).

Der Einbezug von Narrationen macht eine alltagsorientierte Therapie erst möglich. Dies ist immer dann der Fall, wenn Therapeuten konkrete Ereignisse verstehen wollen, die nicht nachvollziehbar sind, wenn die Wünsche und Motive eines Patienten nicht bekannt sind. Die Geschichten eines Patienten bestehen innerhalb des sprachtherapeutischen Kontextes aus typischen Abläufen von Ereignissen mit vertrauten Charakteren und Motiven. Jane Hinckley (2008, 5) spricht von narrative-based practice in der Sprachtherapie.

Narrationen ziehen sich durch die gesamte Therapie von der Anamnese über die Behandlung bis zum Therapieende und sind in unterschiedlicher Form zu nutzen:

- Zum allgemeinen Verständnis von Krankheit und Gesundheit vor einem kulturellen Hintergrund,
- zur Definition und Rollenerwartung von Patient/Therapeut im jeweiligen soziokulturellen Setting,
- zur individuellen Bedeutung der Kommunikationsstörung für den Patienten,
- zum individuellen Krankheitserleben und dessen inneren Verarbeitungsprozessen,
- zur Vorgeschichte aus Sicht des Patienten und dessen Hypothesen zu Ursache-Wirkungszusammenhängen,
- zur Zielsetzung für die Therapie (Dauer, Endpunkt, mögliche Feinziele),
- zu den Aktivitäten und Funktionen im Alltag,
- zu möglichen Barrieren bei der Umsetzung therapeutischer Inhalte,
- zur Persönlichkeitsstruktur des Patienten.

4.1.4 Der Zielsetzungsprozess

Der zentrale Bereich für die Berücksichtigung von Patientenpräferenzen im therapeutischen Prozess vom Erstkontakt über die Diagnostik, Therapieplanung und -umsetzung, der Dokumentation und Evaluation ist der Zielsetzungsprozess. Die Definition von Therapiezielen beruht traditionell auf einem paternalistischen Vorgehen (Grötzbach, 2010). Dabei werden die Ziele ausschließlich von den Fachkräften bestimmt (Tab. 4.4). Nur in Ausnahmefällen werden die Patienten über die definierten Ziele informiert und um ihre Zustimmung gebeten (Parry, 2004). Obwohl die paternalistische Zielsetzung unstreitig Vorteile hat (Tab. 4.4), ist sie mit dem Nachteil verbunden, dass die Patientenpräferenzen nur unzureichend berücksichtigt werden (Grötzbach, 2010). Daher wird in der E_3BP statt der paternalistischen Zielsetzung die partizipative Zielvereinbarung bevorzugt (Beushausen, 2009b; Grötzbach, 2010; Hibbeler, 2009; Körner, 2009).

Partizipative Zielvereinbarung

Bei der partizipativen Zielvereinbarung arbeiten die Patienten aktiv und gleichberechtigt an der Definition ihrer Therapieziele mit (Beushausen, 2009b; Körner, 2009). Dies führt zu zwei Vorteilen: Zum einen identifizieren sich die Patienten mit den selbst bestimmten Zielen mehr als mit Zielen, die ihnen von den Fachkräften vorgegeben werden (Tab. 4.4). Dadurch steigt die Wahrscheinlichkeit, dass Ziele auch erreicht werden. Zum anderen stellt die partizipative Zielvereinbarung sicher, dass die Präferenzen der Patienten von Anfang an in ihre Rehabilitation eingehen.

Tab. 4.4: Merkmale des paternalistischen und partizipativen Zielsetzungsprozesses (nach Grötzbach, 2010)

	Paternalistische Zielsetzung	**Partizipative Zielvereinbarung**
Definition der Therapieziele durch	Fachkräfte	Patienten und Fachkräfte gemeinsam
Grundlage der Definitionen	Klinische Expertise der Fachkräfte	Geteiltes Wissen von Patienten und Fachkräften
Aufwand	Gering, zeitökonomisch	Hoch, da Zielsetzungsgespräche notwendig
Vorteil	Für alle Patienten in jeder Krankheitsphase durchführbar	Hohe Identifikation aller Beteiligten mit den Therapiezielen
Nachteil	In der Regel nur gering ausgeprägte Akzeptanz der Patienten für die Ziele	Setzt eine aktive Teilnahme der Patienten am Zielsetzungsprozess voraus

Top-down Zielsetzungsprozess

Die partizipative Zielvereinbarung besteht aus einem „top-down"-Vorgehen (Fries et al., 2005; Frommelt & Grötzbach, 2007a; Grötzbach, 2008a; Grötzbach & Iven, 2009) in drei Schritten:

1. Zunächst ist danach zu fragen, an welchen Lebensbereichen eine Patientin oder ein Patient nach Therapieende (wieder) teilnehmen möchte (z. B. Teilnahme am Kirchenchor).
2. Dann ist zu bestimmen, welche Aktivitäten für einen gewünschten Lebensbereich benötigt werden (z. B. freies Stehen für mindestens eine Stunde, Lesen des Notenblatts, Singen von hohen und tiefen Tönen).
3. Im letzten Schritt sind schließlich diejenigen Funktionen zu identifizieren, die jemanden daran hindern, benötigte Aktivitäten durchzuführen (z. B. Standataxie, Doppelbilder, Recurrensparese; vgl. Grötzbach, 2004a; Grötzbach & Iven, 2009).

Mit dem „top-down"-Vorgehen werden von den Teilhabezielen die Aktivitäts- und Funktionsziele abgeleitet. Die Teilhabeziele stellen langfristig zu erreichende Ziele dar, die nicht operationalisiert werden müssen (Grötzbach, 2010). Die Aktivitätsziele stellen dagegen mittelfristig zu erreichende Therapieziele dar. Ebenfalls mittelfristig zu erreichende Ziele sind die Kontextziele, die sich auf die Veränderung der Umwelt eines Patienten beziehen. Das „top-down"-Vorgehen endet mit der Bestimmung der kurzfristig zu erreichenden Funktionsziele. Die Zieldefinitionen basieren auf einer gemeinsamen Absprache zwischen Patienten und Therapeuten. Die Evaluation der Ziele sollte den „top-down"-Prozess widerspiegeln: Es muss klar sein, in welchem Ausmaß funktionelle Fortschritte zu einer Verbesserung der Aktivitäten und der Teilhabe beitragen. Ein Beispiel für die partizipative Zielvereinbarung enthält Tabelle 4.5.

Tab. 4.5: Beispiel für die partizipative Zielvereinbarung auf der Basis der ICF (nach Grötzbach, 2010)

Zielkomponente	Beispiel	Zeitachse
Teilhabeziel	Patient möchte seinen Beruf als Kraftfahrer wieder ausführen können	Langfristig: in Monaten oder Jahren zu erreichen
Aktivitätsziel	Patient möchte den Fahrtenschreiber ausfüllen können	Mittelfristig: innerhalb des nächsten Monats zu erreichen
Kontextziel	Patient benötigt einen Gehstock für weitere Strecken	Mittelfristig: innerhalb des nächsten Monats zu erreichen
Funktionsziel	Patient möchte seinen Namen und Zahlen schreiben können	Kurzfristig: innerhalb der nächsten Woche zu erreichen

Fazit

Die Präferenzen der Patienten werden mithilfe der Narration erhoben und mit der partizipativen Zielvereinbarung in die Rehabilitation übernommen. Dadurch wird die Autonomie der Patienten gestärkt, da sie ihren Rehabilitationsverlauf von Anfang an verantwortlich mitbestimmen. Die ICF bietet eine geeignete Struktur, um alltagsrelevante Ziele zu formulieren.

Die partizipative Entscheidungsfindung ist ein Interaktionsprozess mit dem Ziel, unter gleichberechtigter aktiver Beteiligung von Patient und Therapeut auf der Basis geteilter Information zu einer gemeinsam verantworteten Übereinkunft zu kommen (Beushausen, 2009b). Die Patientenwünsche nach Aufklärung, Information und Entscheidungsteilhabe sind aber sehr individuell ausgeprägt. Die Erwartungen und Bedürfnisse beginnen mit selbstständigen Patienten, die sich als Nutzer von Gesundheitsleistungen verstehen und mit

Unterstützung von Ärzten und Therapeuten eigenständige Entscheidungen treffen möchten. Sie enden bei Patienten, die auf die Fachkompetenz der Professionellen vertrauen und deren Entscheidungen über Behandlungsmaßnahmen Folge leisten wollen unter der Voraussetzung, dass diese ihren individuellen Bedürfnissen angepasst sind. Therapeuten müssen deshalb in jedem Einzelfall die jeweiligen Patientenbedürfnisse hinterfragen. Wie partizipativ eine Zielvereinbarung mit dem Patienten im Einzelnen ausfallen kann, variiert also in Abhängigkeit von Variablen wie dem Grad der Veränderungsmotivation und der Ausprägung oder dem Vorhandensein einer Störungswahrnehmung (Awareness) sowie der Ausprägung des Bedürfnisses, aktiv in die Therapie miteinbezogen zu werden. Letzteres scheint vom Alter des Patienten beeinflusst zu sein (Dehn-Hindenberg, 2008). Daher ist es notwendig, die Zielvereinbarungsinstrumente individuell anzupassen.

▶ **TIPP**

Die partizipative Zielsetzung variiert in Abhängigkeit von:
- Motivation des Patienten,
- Awareness des Patienten,
- dem individuellen Bedürfnis zur partizipativen Entscheidungsfindung.

4.2 Klinische Expertise

Die klinische Expertise umfasst zum einen das Wissen, das im Studium, in der therapeutischen Ausbildung und in Fort- und Weiterbildungen vermittelt wird. Zum anderen besteht sie aus den Erfahrungen, die während der Berufsausübung gesammelt werden. Mit zunehmendem Wissen und den anwachsenden Erfahrungen entwickelt sich eine Expertise, die sich im Einzelnen aus
- Fachkenntnissen in der Diagnose und Therapie,
- einer wissenschaftlichen Grundhaltung
- analytischen Fähigkeiten zur Lösung (klinischer) Probleme und
- geschulten Persönlichkeitsmerkmalen zum adäquaten Umgang mit (chronisch) erkrankten Personen

zusammensetzt (vgl. Beushausen, 2009b, 34; Kamhi, 1995; 1994, Abb. 4.1).

4.2.1 Fachwissen

Beim Therapeuten findet sich ein fachspezifischer Informationsstand, der durch den vor ihm sitzenden Patienten aktiviert wird. Jeder Sprachtherapeut hat seinen individuellen Wissensstand, seine Fähigkeiten und Fertigkeiten. Der Wissenskorpus eines Faches speist sich jedoch nicht nur aus der eigenen Disziplin, sondern integriert auch Erkenntnisse aus verschiedenen **Bezugswissen-**

schaften. Therapeutenwissen basiert auf Wissen der Psychologie, der Medizin, der Soziologie und der Gesundheitswissenschaften, um nur einige zu nennen. Bewusst oder auch unbewusst werden Theorien und wissenschaftliche Erkenntnisse in den einzelnen Handlungsfeldern bereits eingesetzt. Anteile aus den Bezugswissenschaften gehören damit fast selbstverständlich zum Fachwissen von Sprachtherapeuten. Sinnvoll ist es jedoch, diese Wissensanteile für die Sprachtherapie und ihre spezifischen Fragen gezielt zu fokussieren und dadurch aus einer anderen Perspektive zu betrachten und nutzbar zu machen. Inwieweit darüber hinaus eine eigene Theoriebildung betrieben wird, bleibt noch abzuwarten. Durch die Beobachtung und Behandlung von Patienten mit ähnlichen Störungsbildern entwickelt sich eine eigene **Wissensbasis**. Diese Basis ist eine Kombination von theoretischem Wissen mit auf Erfahrung beruhendem praktischem Wissen der Profession allgemein und aus konkret erlebten Fällen. Durch die Interaktion von Theorie und Praxis ergibt sich ein ständiger Wissenszuwachs. Das Wissen wird zunächst in Form von Einzelinformationen aufgenommen und in Netzwerken gespeichert. Mit zunehmender Wissensmenge differenzieren sich diese Netzwerke mehr und mehr aus; schließlich kommt es zu einer Verdichtung von Wissen in Form von **Krankheitsskripten.** Diese Skripte bestehen aus umfassenden und ganzheitlichen Bildern, die ein direktes und schnelles Erkennen komplexer Zusammenhänge ermöglichen.
Im ständigen Lernprozess kann die künstliche Dichotomie theoretisches Wissen und praktische Erfahrung aufgelöst werden, wenn es einer Therapeutin gelingt, beide Aspekte zu integrieren. Dies ist der Fall, wenn – bei gleichzeitig wachsender Praxiserfahrung – das theoretische Wissen permanent aktualisiert wird. Deshalb ist eine solide Wissensbasis für die Entwicklung zum Experten sowohl durch Ausbildung als auch durch Berufserfahrung unerlässlich. Theorien können dadurch anhand von Fällen aus der Praxis verifiziert werden – umgekehrt trägt die Summe aller erfahrenen Praxisfälle dazu bei, eine Theorie zu prüfen und ggf. auch zu modifizieren. Expertinnen zeichnen sich durch hohe Integrationsleistungen von Theorie und Praxis aus.

Teilbereiche einer professionellen Haltung zu analysieren, hilft dem einzelnen Therapeuten, seine berufliche Entwicklung innerhalb der Disziplin und im Gegensatz zu anderen Angehörigen der Berufsgruppe wahrzunehmen und auszubauen (Beushausen, 2009b).

4.2.2 Wissenschaftliche Grundhaltung

Professionell handelnde Sprachtherapeutinnen, die ihre pädagogisch-therapeutischen Entscheidungen in einer wissenschaftlich fundierten und evidenzbasierten Berufspraxis treffen wollen, brauchen Skeptizismus („Unglaube" im philosophischen Sinne) als wissenschaftliche Grundhaltung. Therapeutische Entscheidungen sollten auf einem kritisch hinterfragenden Berufsethos beruhen und sich in der Qualität des Herangehens in der therapeutischen Entscheidungsbegründung äußern. Lof (2011) nennt als Ansatzpunkte des kritischen Hinterfragens sowohl neue Therapiemethoden und Diagnostikverfahren als auch die Gemengelage ökonomischer und institutioneller Interessen (z.B. auf dem Therapiematerialienmarkt) sowie Therapiemethoden, deren Wirksamkeit sich auf bloße Anekdoten oder die Tradition einer Berufsgruppe stützt. Die Unterscheidung von wissenschaftlich und pseudowissenschaftlich leitet er in Anlehnung an Finn et al. (2005) von folgenden Kriterien ab: Pseudowissenschaftlich ist es, wenn (ebd. S.192, übersetzt durch die Verfasser)

- ein Verfahren/eine Methode weiterhin in der Praxis angewendet wird, obwohl deren Wirksamkeit durch Evidenzen widerlegt wurde,
- ein Verfahren/eine Methode nicht im Einklang mit etablierten wissenschaftlichen Modellen, Theorien und Paradigmen steht,
- neue Begriffe eingeführt oder bestehende Begriffe in unüblicher Weise neu definiert werden,
- die verfügbare Evidenz zu den Verfahren/Methoden auf Anekdoten und persönlichen Erfahrungen der Entwicklerinnen basiert,
- eine unzureichende Evidenzlage einfach akzeptiert wird und ein Verfahren/eine Methode trotzdem eingesetzt wird und/oder
- überdurchschnittlich große Therapieerfolge versprochen werden oder ein Verfahren/eine Methode in vielen Bereichen wirksam sein soll (Beushausen, 2014b).

Der auf diese kritische Auseinandersetzung folgende Impuls der Therapeutin sollte nicht die Nachahmung einer neuen Methode/eines Verfahrens sein, sondern der Wunsch, das Verfahren mit geeigneten Methoden der Datenerhebung und -auswertung zu überprüfen (Beushausen, 2016a).

4.2.3 Problemlösende Fähigkeiten

Problemlösende Fähigkeiten stellen die kognitive Befähigung dar, ähnliche Situationen zu erkennen und effiziente und effektive Lösungen zu finden. Um den Patienten mit seinem Problem im Therapieprozess adäquat zu erfassen, verfügt eine Therapeutin über:

Modifizierungstechniken: Hierunter versteht man die aufgabenbezogene Variation von erlernten Strategien, Techniken und Vorgehensweisen.

Therapiemanagement: Dazu zählt das Berücksichtigen von zeitlichen, ergebnisrelevanten und Planungsaspekten.

Zeitmanagement: Damit bezeichnet man die effektive und effiziente Nutzung der zur Verfügung stehenden Zeit im Therapieprozess.

Beurteilungsvermögen für Behandlungseffekte: Die Beurteilung ausgewählter Techniken auf ihre Umsetzbarkeit im Hinblick auf das anvisierte Therapieziel zählt zu den problemlösenden Fähigkeiten.

Entscheidungsvermögen: Therapeutinnen verfügen über eine rational-emotive Balance beim Schlussfolgern im Rahmen der Patientenversorgung.
Ethische Grundprinzipien: Entscheidungen werden im Bewusstsein für den ethischen Rahmen sprachtherapeutischen Handelns in einer konkreten Therapiesituation gefällt.

4.2.4 Interpersonelle Fähigkeiten

Individuelle Charaktereigenschaften, das persönliche Interaktionsverhalten des Therapeuten sowie seine sozialen und kommunikativen Fähigkeiten – Letztere auf verbaler, nonverbaler und vokaler Ebene – werden als **interpersonelle Fähigkeiten** bezeichnet und beeinflussen die Effektivität der Therapie. Dies wird auch von den Patienten wahrgenommen und in der Therapie eingefordert: So fand Dehn-Hindenberg (2008) heraus, dass erwachsene Patienten von ihren Therapeutinnen Einfühlungsvermögen, gutes Zuhören, strukturiertes Informationsverhalten und nicht zuletzt Humor erwarten, wenn sie diese als kompetent bewerten sollen.

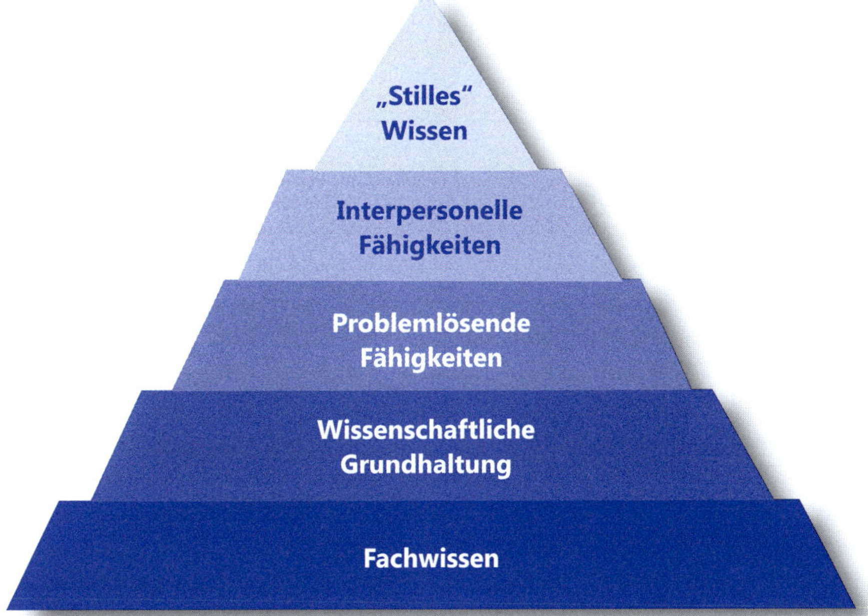

Abb. 4.1: Klinische Expertise in der Sprachtherapie (modifiziert nach Guilford et al., 2007).

Abbildung 4.1 zeigt die Vielschichtigkeit klinischer Expertise, die häufig als implizites Wissen oder als **stilles Wissen** (tacit knowledge) im Therapeuten verankert ist. Das meint ein formalisiertes Wissen – Kenntnisse oder Fähigkeiten, die nicht explizit formuliert sind und sich möglicherweise auch nicht erklären lassen. Ein Therapeut kann in der Regel praktisch zeigen, was er weiß, das Gezeigte aber ggf. nicht verbalisieren. „Stilles Wissen" kann durch die Analyse des therapeutischen Denk- und Entscheidungsprozesses explizit und damit verbalisierbar werden. Das „stille Wissen" ist eng mit der Berufsbiografie – mit dem Stand der Entwicklung vom Anfänger zum Experten – verbunden (Beushausen & Walther, 2010).

Problemlösefähigkeiten versus Fachkenntnisse

Die Problemlösefähigkeiten und das Fachwissen ermöglichen es, therapeutische Entscheidungen auch in schwierigen Situationen und bei plötzlich auftretenden Problemen sicher zu treffen. Dabei kommt den analytischen Fähigkeiten eine größere Bedeutung zu als den Fachkenntnissen. Psychometrisch abgesicherte Testverfahren und standardisierte Therapiemethoden sind z. B. immer mit einer Fehlerrate verbunden, die es im Zweifelsfall durch eigene Erfahrungen zu korrigieren gilt (Kap. 1). Dies soll am Beispiel des Token-Tests illustriert werden. Obwohl er alle psychometrischen Gütekriterien erfüllt (Orgass, 1976a; 1976b), sind seine Ergebnisse mithilfe der klinischen Expertise zu kontrollieren.

Fallbeispiel

Token-Test

Der Token-Test wird in der Aphasiediagnostik verwendet, um Personen mit einer Aphasie von Personen ohne Aphasie zu unterscheiden (Auslesetest). Dabei hängt die Vergabe der Diagnose „Aphasie" allein von der alterskorrigierten Fehlerzahl ab: Bei Patienten mit vier oder mehr Fehlern im Token-Test wird eine Aphasie diagnostiziert. Demgegenüber liegt keine Aphasie (mehr) vor, wenn die Fehlerzahl drei oder weniger beträgt. Der Token-Test hat allerdings eine ***Irrtumswahrscheinlichkeit*** *von 10 %. Dies bedeutet, dass mit dem 4-Fehler-Kriterium von 100 Patienten 90 richtig, 10 jedoch falsch diagnostiziert werden (vgl. Wehmeyer & Grötzbach, 2010, 76). Um eine falsche Diagnose zu vermeiden, ist daher das Ergebnis des Token-Tests mit der klinischen Symptomatik zu vergleichen. Widerspricht die Beurteilung der Symptomatik dem Token-Test-Ergebnis, dann ist sie aufgrund der analytischen Fähigkeiten des Therapeuten höher einzuschätzen als die Anzahl der Fehler.*

Kontrolle von Testergebnissen durch Analyse

Die klinische Expertise führt in ihrer Umsetzung also dazu, dass sprachtherapeutische Tests und abstrakte diagnostische Situationen durch die Erfahrung der Fachkraft kontrolliert werden. Mit ihrer Hilfe beurteilt die Fachkraft auch, ob ein bestimmter Therapieansatz oder die Vorgaben einer Leitlinie mit den Präferenzen eines Patienten übereinstimmen. Damit ist sichergestellt, dass diejenige Behandlungsoption gewählt wird, die den Wünschen und Ressourcen eines Patienten entspricht.

4.2.5 Nutzen der klinischen Expertise

Indem die klinische Expertise durch Weiterbildungen und durch die berufliche Tätigkeit zunimmt, wird ein Berufsanfänger (Novize) zunächst zum Spezialisten und später zum Experten oder sogar zum Master seines Fachs. Gleichzeitig steigt damit die Qualität der Arbeit an (Tab. 4.6).

Tab. 4.6: Stadien der beruflichen Weiterentwicklung (Jacobs, 2003; zitiert nach Beushausen, 2009b, 35)

Novize	Er ist neu in der beruflichen Situation, ist noch nicht belastungsfähig und hat Lücken sowohl im klinischen Wissen als auch in den therapeutischen Fähigkeiten. Den gestellten Anforderungen wird er nur bedingt gerecht.
Spezialist	Er reagiert verlässlich und sicher in Routinesituationen, auch ohne Supervision. Bei neuen Aufgabenmodi ist Unterstützung notwendig.
Erfahrener Spezialist	Er kommt mit den Anforderungen des Berufsalltags zurecht, reagiert sicher und schnell, zeigt eine hohe Berufszufriedenheit. Er verbleibt in der Regel längere Zeit auf dieser Stufe.
Experte	Er hat das Wissen und die Erfahrung, gestellten Anforderungen zu begegnen und in ihn gesetzte Erwartungen zu übertreffen. Sein Expertenwissen wird von den Kollegen respektiert, er kann Wissen und Erfahrungen neuen Situationen schnell anpassen.
Master	Er wird als Koryphäe angesehen und setzt Standards für andere.

Die klinische Expertise sorgt schließlich auch dafür, dass Patienten weiterhin als Personen und nicht nur als Erkrankte mit einem Gesundheitsproblem wahrgenommen werden. Als Individuen besitzen die Personen einzigartige Biografien, haben Vorlieben und Abneigungen, Wünsche und Hoffnungen. Die Individualität einer Person wird sich niemals in Testwerten, Syndromzuordnungen oder Symptombeschreibungen widerspiegeln. Sie ergibt sich nur, indem sich die Fachkräfte Zeit zum Zuhören und zum Beobachten nehmen.

Prädiktoren für Therapieerfolg

Neben der Wirksamkeit einer Therapiemethode kennt die Psychologie drei allgemeine Bereiche, die die Wirksamkeit therapeutischer Maßnahmen erhöhen und somit als Prädiktoren für die Effektivität einer Therapie gelten (Asay & Lambert, 1999):

- **Unterstützungsfaktoren** durch die Therapie, wie z. B. eine positive Beziehungserfahrung, das Schaffen von Struktur durch eine Behandlungsrationale, das Eingehen eines Arbeitsbündnisses und das Ermöglichen der Iden-

tifikation mit dem Therapeuten sowie Therapeutenvariablen wie Wärme, Respekt, Empathie, Akzeptanz, Echtheit.
- **Lernfaktoren,** wie die Assimilation problematischer Erfahrungen, kognitives Lernen, Ratschläge, korrektive emotionale Erfahrungen, Feedback, Einsicht und die Reattributionen eigener Effektivität.
- **Handlungsfaktoren,** wie Verhaltensregulation, kognitive Bewältigung, das Bewältigen von Risiken, Modelllernen sowie Übungen/Hausaufgaben als Unterstützung.

Neben diesen allgemeinen Faktoren lassen sich zusätzlich Prädiktoren in Form von spezifischen **Therapeuten- und Patientenvariablen** beschreiben. Solche Prädiktoren wurden bisher für die Sprachtherapie nicht empirisch untersucht, das Wissen darüber gehört jedoch zur klinischen Expertise einer Therapeutin.

Beispiel

Klinische Expertise der Therapeutin Sedlmaier
Frau Sedlmaier, eine erfahrene Stottertherapeutin, wird befragt, welche Faktoren in der Stottertherapie die wirksamsten sind. Sie nennt drei:
*Wirkfaktor **Ressourcenaktivierung:** Sie nutzt die Eigenarten des Patienten als positive Ressourcen.*
*Wirkfaktor **Problembewältigung:** Sie sucht problemspezifische Maßnahmen aus und vermittelt positive Bewältigungserfahrungen.*
*Wirkfaktor **positive Therapiebeziehung:** Sie arbeitet gezielt am Aufbau eines Arbeitsbündnisses und zeigt ein empathisches Verhalten.*

Eine positive Erwartungshaltung des Patienten an die Therapie geht mit einer geringeren Therapiedauer und/oder mit mehr Erfolg einher. Patienten mit negativer Erwartungshaltung (aber nicht mit schwereren Symptomen) werden von Therapeuten als schwieriger zu behandeln eingeschätzt. Die Veränderungsmotivation des Patienten ist ein stärkerer Prädiktor des Therapieerfolgs als die Art und Schwere der Probleme (Asay & Lambert, 1999).

 **TIPP**

Wirkfaktor Arbeitsbündnis
Ein gelungenes Arbeitsbündnis zwischen Patient und Therapeut zeigt sich in:
- einer höheren Motivation des Patienten zur Mitarbeit,
- der Übereinstimmung der Wichtigkeit von Inhalten,
- der Übereinstimmung im Hinblick auf Ziele der Therapie.

Patientenmerkmale

Patientenmerkmale haben sich in der Psychotherapieforschung als der beste Prädiktor für Therapieerfolg erwiesen, sogar als bessere Prädiktoren als die Anwendung spezieller Techniken: Etwa 40 % der Varianz des Therapieerfolgs werden in der Psychotherapie durch Patientenmerkmale bzw. deren Interaktion mit Therapeuten- und Therapieprozessmerkmalen erklärt (Lambert, 1992). Allerdings existiert eine quasi unendlich lange Liste von Patientenmerkmalen: genetische, biochemische, demografische, umweltbezogene, persönlichkeitsbezogene und diagnostische Merkmale. Eine ähnliche Typologie für Patienten in der Sprachtherapie steht noch aus.

4.3 Externe Evidenz

Der Auftrag des Gesetzgebers, effiziente und effektive Therapiemethoden zu verwenden (vgl. § 12 Abs. 1 SGB V), spiegelt sich in dem Wunsch der Patienten wider, möglichst rasch ein optimales Behandlungsergebnis zu erreichen. Sowohl der Auftrag als auch der Wunsch lassen sich durch eine Umsetzung der Ergebnisse der EBM realisieren, die Hinweise auf wirtschaftliche und wirksame Therapien geben. Die Ergebnisse können Therapeutinnen außerdem dabei helfen, Entscheidungen zwischen alternativen Behandlungsmethoden zu treffen. Die Umsetzung der EBM-Ergebnisse stimmt letztlich mit dem Anspruch der Therapeutinnen überein, den Patienten eine erfolgversprechende Therapie anzubieten.

Die Berücksichtigung externer Evidenz aus Studien und Forschung in der klinischen Entscheidungsfindung sollte in einem Fünf-Schritte-Vorgehen durchgeführt werden (Abb. 4.2):

1. Eine klinisch relevante und beantwortbare Frage stellen.
2. Die Evidenz dazu finden (Suchbegriffe, Literatur-Recherche).
3. Die vorhandene Evidenz kritisch bewerten.
4. Prüfen, ob die Evidenz auf den jeweiligen Patienten anwendbar ist und ggf. in die therapeutische Entscheidungsfindung integrieren.
5. Evaluation des Erfolgs bzw. der eigenen Vorgehensweise.

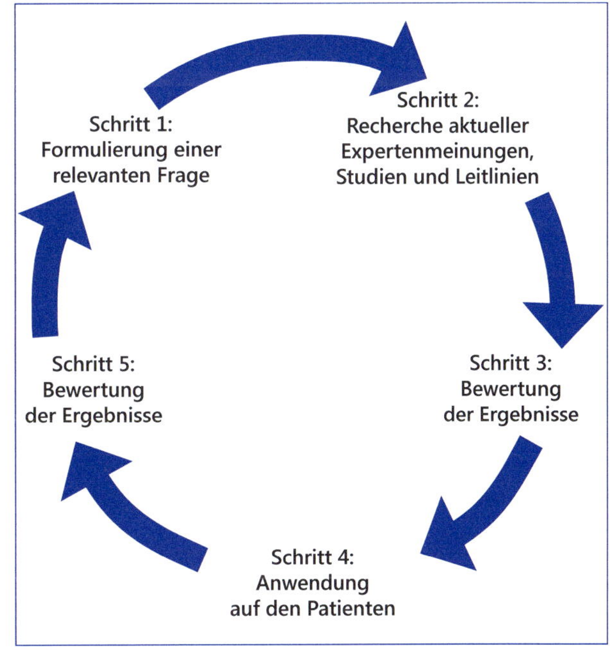

Abb. 4.2: Fünf Schritte der E_3BP

4.3.1 Schritt 1: Eine relevante Frage stellen

Was sind relevante Fragen zur Suche nach externer Evidenz? Eine relevante Frage soll zum einen das Patientenproblem widerspiegeln, zum anderen sollen sich daraus klare Suchstrategien ergeben, die zu entsprechend präzisen Antworten führen. Es lohnt sich, die Frage möglichst genau zu formulieren, da zu vielen klinischen Fragestellungen sehr viel Literatur vorhanden ist und die Suche nach dem besten verfügbaren Wissen sonst sehr mühsam sein kann.

Eine relevante Frage sollte folgende Elemente enthalten:

P das Problem des Patienten/der Patientin
I die Intervention (kann nicht nur eine Behandlung, sondern auch Ursachen und prognostische Faktoren sowie Diagnostikverfahren umfassen)
C Vergleichsbehandlung (Placebo oder Standard- oder Alternativtherapie)
O Zielgröße, Endpunkt („outcome“: z. B. Mortalität, Lebensqualität, Effektivität)

Diese Vorgehensweise ist auch als Pico-Strategie bekannt (vgl. Sackett, 1999).

Beispiel

Pico bei Late Talkern
*Führt Inputspezifizierung (**I**ntervention) bei Kindern mit verzögertem expressiven Wortschatz (**P**roblem des Patienten) zu signifikant größerem Wortschatzanstieg (**O**utcome) im Vergleich zu keiner Therapie (**C**omparison/Vergleich)? (vgl. Beushausen, 2009a).*

Dabei sind Vordergrundfragen von Hintergrundfragen zu unterscheiden (Dollaghan, 2007). Hintergrundfragen sind allgemeiner Art und beziehen sich nicht auf konkrete Patienten. Sie sollten zur Recherche in konkrete, differenzierte Vordergrundfragen überführt werden (Tab. 4.7)

Beispiel

Beispiele für Hintergrundfragen:

- *Welche klinischen Symptome sind typisch für Poltern?*
- *Welche Prävalenzrate liegt beim Poltern vor?*
- *Ist Poltern eine Sprachstörung oder eine Sprechstörung?*
- *Ab wann sind Stottersymptome ein Indikator für die Diagnose Stottern?*
- *Welche ist die bestverfügbare Stotterdiagnostik?*

Beispiele für Vordergrundfragen (vgl. auch Tab. 4.7):

- *Welches sind reliable und valide Messverfahren für Sprachtherapeuten, um das Vorliegen eines Polterns bei einem 11-jährigen Jungen zu diagnostizieren oder zu provozieren?*
- *Welches ist die effektivste Behandlungsmethode für stotternde Kinder?*
- *Ist die Akzentmethode bei einem Lehrer mit hyperfunktioneller Dysphonie der funktionalen Stimmtherapie überlegen?*

Tab. 4.7: Konkretisierung von Vordergrundfragen

Element	Hilfe	Beispiel
P = Das Problem des Patienten	„Wie generalisiert man das Problem zu einer Gruppenbeschreibung?"	Bei einem 22 Monate alten Jungen mit einem Wortschatz unter 50 Wörtern
I = Die infrage kommende Intervention oder der zur Debatte stehende Test etc.	„Welche Handlung erwäge ich vornehmlich?"	... würde die Maßnahme X (z. B. zu warten)
C = Der Vergleich oder die Alternative	„Was ist die andere Möglichkeit?"	... im Vergleich zum Beibehalten der Maßnahme Y (z. B. Inputspezifizierung) oder Maßnahme Z (Ansatz nach Zollinger)
O = Das gewünschte Ziel	„Was möchte ich/der Patient erreichen?"	... zu einer Verbesserung seiner Situation, hier: Erreichen des Wortschatzspurtes führen?

4.3.2 Schritt 2: Recherche von Quellen für externe Evidenz

Im zweiten Schritt der Umsetzung der EBM-Ergebnisse in die klinische Praxis steht die Literatur-Recherche im Mittelpunkt. Sie dient dazu, in Büchern, Fachzeitschriften, Datenbanken, Leitlinienregistern, Master- oder Doktorarbeiten nach einer Antwort auf eine möglichst konkret gestellte Frage zu suchen (z. B. *„Kann mit einer Eisstimulation der beiden Gaumenbögen ein fehlender Schluckreflex bei Patienten mit Dysphagie wiederhergestellt werden?"*). Zur Erleichterung der Suche eignen sich medizinische Suchmaschinen, die es

- als internationale Versionen und
- als deutsche Versionen gibt (vgl. Korff, 2001, 88 ff).

Wo suche ich?

Häufig genutzte medizinische Datenbanken sind **MEDLINE/PUBMED, EMBASE** oder die **Cochrane Library.** Die wohl bekannteste medizinische Datenbank ist MEDLINE bzw. PUBMED, die von der National Library of Medicine in den USA unterhalten wird. Sie enthält Referenzen und Abstracts von Millionen von medizinischen Artikeln und ist frei zugänglich. MEDLINE enthält jedoch nur einen Teil der medizinischen Literatur. Eine weitere wichtige Datenbank ist EMBASE, die im Vergleich zu MEDLINE mehr die im europäischen Raum publizierte Literatur mit Schwerpunkt Medikamente und Pharmakologie repräsentiert. CINAHL ist eine Datenbank für Pflege- und Gesundheitsberufe. PsycINFO listet Studien aus der Psychologie sowie Testverfahren auf. SpeechBITE ist eine in Australien entstandene spezielle Zusammenstellung sprachtherapeutischer Studien. Die Datenbank ERIC listet pädagogische Literatur.

Datenbanken

PubMed: https://www.ncbi.nlm.nih.gov/pubmed/
medpilot: http://www.medpilot.de
medline: http://www.medline.de
CINAHL: http://www.cinahl.com/
EMBASE: http://www.embase.com/
COCHRANE Datenbanken, insb. DARE: http://www.cochrane.de
speechBITE™ Best Interventions and Treatment Efficacy:
http://www.speechbite.com
PsycINFO: resource for abstracts and citations of behavioral and social science research. http://www.apa.org/pubs/databases/psycinfo/index.aspx
ERIC: http://www.eric.ed.gov/

In die Suchmaschinen werden Suchbegriffe eingegeben (z.B. Dysphagie, Eisstimulation, Schluckreflex), um eine Auflistung derjenigen Arbeiten zu erhalten, in denen die Suchbegriffe vorkommen. Den Vorteilen einer schnellen und häufig auch umfangreichen Suche stehen die Nachteile gegenüber, dass

- nicht alle Suchmaschinen kostenlos sind,
- zum Teil eine Vielzahl an Arbeiten aufgelistet wird,
- sich die Suche meist auf Fachzeitschriften beschränkt,
- gefundene Arbeiten in der Regel nicht nach Qualität bzw. nach der Güte der Evidenz geordnet sind.

Ein weiterer Nachteil mag sein, dass die Nutzung der internationalen Suchmaschinen gute englische Sprachkenntnisse voraussetzt. Trotz dieser Nachteile sind Suchmaschinen jedoch hilfreich, da sie eine Vielzahl von nationalen und internationalen Fachzeitschriften nach den jeweiligen Suchbegriffen durchsuchen. Gute Suchmaschinen geben außerdem an, ob gefundene Arbeiten kostenlos oder gebührenpflichtig einzusehen sind.

Wie suche ich?

Das Entwickeln einer geeigneten Suchstrategie ist der wichtigste Schritt, um ein überschaubares Maß und die wirklich geeignete Evidenz zu finden. Die Suche wird anhand von **Schlüsselwörtern** durchgeführt, die durch sinnvolle Kombinationen und Variationen zu den relevanten Referenzen führen sollen. Der erste Schritt besteht meistens darin, aus dem Index (bzw. „Thesaurus") der ausgewählten Datenbank geeignete Begriffe für die Suche auszuwählen. Diese Schlüsselwörter (bei Medline sogenannte **Medical Subject Headings, MeSH**) werden durch **Verbindungswörter** (v. a. „and, or") und Ausschlusswörter (v. a. „not") kombiniert. Suchwörter müssen vor der Eingabe in die Datenbanken auf Englisch generiert werden. Die Suchwörter werden aus der PICO-Fragestellung abgeleitet und um mögliche Synonyme erweitert. Hinweise hierzu lassen sich aus den Schlagwörtern unter den Zusammenfassungen anderer Artikel zum selben Thema entnehmen oder aus den Thesauri, Schlag- und Stichwortverzeichnissen der einzelnen Datenbanken.

Beispiel

PICO-Frage: *Führt die Akzentmethode (I) im Vergleich zur Nasalierungsmethode (C) bei Kindern mit funktioneller Dysphonie (P) zu einem besseren Therapieergebnis (O)?*

Suchbegriffe: *Accend method (I), Nasalierungsmethode (C), Voice disorders (P) (Synonym: dysphonia), children (P), Outcome (Synonym: effectiveness, efficiency [O])*

Zur Nasalierungsmethode gibt es nur wenige Studien, deshalb kann hier auch nur dieser Begriff eingegeben werden. Zu beachten ist, dass die Begriffe „Nasalierungsmethode" und „funktionell" nicht einfach ins Englische übersetzt werden können. Im angloamerikanischen Raum sind sie unbekannt oder werden dort anders definiert.

TIPP

Wie man externe Evidenz findet: drei Tipps von Christine Dollaghan (2007)

1. *Suche an den richtigen Orten!* Meide Quellen, die nicht auf subjektiven Bias und Interessenkonflikte hin untersucht werden. Internetseiten von Reviewgruppen versprechen explizite Kriterien, Transparenz und eine Minimierung des subjektiven Bias.
2. *Suche elektronisch!* Evidenz muss stets aktuell sein. Quellen, die nicht aktuell erscheinen, wie Unterlagen von Seminaren und Workshops, Präsentationen etc., sind als Informationsquelle ungeeignet. Fachbücher sind zwar hilfreich, aber oft veraltet.

3. *Suche in der richtigen Reihenfolge!* Darstellungen durch transparente, glaubwürdige Quellen, z.B. Review-Institutionen sind höherwertiger als Zusammenfassungen durch individuelle Autoren. Generell gilt: von der Meta-Analyse zum Fallbericht – nicht umgekehrt recherchieren.

Eingabeprinzipien, die die Suche erleichtern

- **Trunkierung:** Bei der Eingabe des Wortes wird nur der Wortanfang eingeben. Ein anschließendes Sternchen (*) ersetzt beliebig viele Zeichen, das Fragezeichen (?) genau ein Zeichen. „Child*" sucht also alle Wörter, die mit dieser Zeichenfolge beginnen, also auch „children".
- **Suchbegriffe kombinieren:** Das Wort „and", das Pluszeichen oder einfach das Leerzeichen zwischen den einzelnen Wörtern führen zu Treffern, in denen alle Suchbegriffe vorkommen.
- **Einen oder mehrere Begriffe finden:** Das Wort „or" oder die Klammern (...) führen zu Treffern entweder mit dem einem oder dem anderen (oder beiden Suchbegriffen).

Recherche-Beispiel Stottern

Bei einer Recherche, z.B. zum Thema Stottern, sucht man nach Schlüsselwörtern für „Stottern" („stuttering"). Bei Medline können als weitere Schlagwörter für „stuttering" auch „cluttering" oder „stammering" eingegeben werden. Ein möglicher Suchalgorithmus für die Fragestellung nach der Effektivität logopädischer Therapie des Stotterns könnte wie folgt lauten: ([stuttering] OR [stammering]) AND (speech and language therapy) AND (effectiveness). Anhand der Überschriften der gelisteten Publikationen kann die interessante Literatur ausgewählt, die Zusammenfassung (abstracts) gelesen und die Literatur gegebenenfalls über eine Bibliothek bestellt werden.

Wer sich nur eine Übersicht über therapeutische Methoden verschaffen will und ohne den Zusatz „effectiveness" sucht, erhält weitaus mehr Referenzen. Eine weitere Möglichkeit der Eingrenzung besteht deshalb in der gezielten Suche durch Ergänzungen der Schlüsselwörter (z.B. mit [au] für Autor, [py] für das Publikationsjahr oder [pt] für den Publikationstyp). Dies kann auch durch die gezielte Suche nach systematischen Reviews oder klinischen Studien (engl.: clinical trial) geschehen. Man könnte dazu dem Suchalgorithmus noch „review [pt] OR clinical trial [pt]" hinzufügen. Der vollständige Suchalgorithmus lautet dann: ([stuttering] OR [stammering]) AND (speech and language therapy) AND ((review [pt]) OR (clinical trial [pt])). Mit dieser Strategie erhält man eine Anzahl von Literaturhinweisen.
Über die spezifischen Suchmodalitäten wird in den einzelnen Datenbanken eine Reihe von Informationen ausgegeben.

▶ TIPP

Beispiel einer Literatursuche in Medline mittels eines vom Zentrum für evidenzbasierte Medizin in Oxford publizierten Suchalgorithmus für randomisiert-kontrollierte Studien und systematische Reviews:

1. RANDOMIZED-CONTROLLED-TRIAL in PT (use LIMIT)
2. META-ANALYSIS in PT (use LIMIT)
3. CONTROLLED-CLINICAL-TRIAL in PT (use LIMIT)
4. CLINICAL-TRIAL in PT (use LIMIT)
5. random* in ti,ab,mesh
6. (meta?anal* or meta analy*) in ti,ab,mesh
7. (doubl* or singl*) and blind* in ti,ab,mesh
8. explode CLINICAL-TRIALS (use THESAURUS)
9. crossover in ti,ab,mesh
10. 1 or 2 or 3 or 4 or 5 or 6 or 7 or 8 or 9

Hat man nun Studien gefunden, so sind die Zusammenfassungen (abstracts) in den jeweiligen Fachzeitschriften immer frei zugänglich. Wenn Autor(en) und Titel eines Artikels bekannt sind, lohnt es sich, diese in Suchmaschinen wie „Google“, „Google Scholar“ o. a. einzugeben. Oft finden sich hier kostenlose Zugangsmöglichkeiten zu den Volltexten. Auch die Autoren selbst über wissenschaftliche oder akademische Netzwerke (z. B. researchgate.net, academia.edu) zu kontaktieren, hat sich bewährt. Zudem gibt es kostenpflichtige Lieferdienste wie Subito u. a., die die Artikel zumailen oder zusenden.

4.3.3 Schritt 3: Bewertung der Rechercheergebnisse

Auf die Literatur-Recherche folgt eine Beurteilung der aufgelisteten Arbeiten. Dabei geht es zum einen um die Frage, ob die Ergebnisse einer Arbeit für eine bestimmte Fragestellung relevant sind. Trifft dies zu, dann geht es zum anderen darum, die Qualität der Ergebnisse zu bewerten. Sie hängt wesentlich von der Methode ab, mit der ein Ergebnis erbracht worden ist. Systematische Übersichtsarbeiten oder Meta-Analysen randomisiert-kontrollierter Studien führen beispielsweise zu qualitativ hochwertigen Ergebnissen, die in der Praxis daher unbedingt beachtet werden sollten (vgl. Intercollegiate Working Party for Stroke, 2000). Im Gegensatz dazu werden Ergebnisse aus Falldarstellungen oder Expertenmeinungen als qualitativ gering eingestuft. Sie können daher bei der Beantwortung einer Frage vernachlässigt werden.

Die bei der Literatur-Recherche gefundene Evidenz muss daher kritisch überprüft werden. Die Methode und die Aussagekraft der Untersuchungen, die zu einer Erkenntnis geführt haben, müssen kritisch hinterfragt werden. Ein besonderes Augenmerk ist dabei auf die Validität, Reliabilität und Relevanz der Untersuchung zu richten.

Bei der kritischen Beurteilung sollten folgende Fragen gestellt werden:
1. Ist die Information **valide**?
2. Ist die Information **wichtig**?
3. Ist die Information für meinen Patienten/meine Patientin **anwendbar**?

Vor allem bei der Übertragbarkeit von Einzelstudien auf Therapieentscheidungen im klinischen Alltag und auf individuelle Patienten ist die kritische Reflexion einer Studie angezeigt.

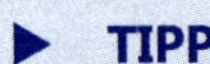

Suchstrategie
- Die Suche nach der besten Evidenz sollte zunächst mit systematischen Reviews, Meta-Analysen und Leitlinien beginnen, sind diese nicht vorhanden, sollten
- RCTs recherchiert werden. Sind hier keine Treffer zu verzeichnen, sollten
- andere Studientypen (z. B. nicht kontrollierte Studien, Einzelfallanalysen) gesucht werden.
- Ergänzende Suchwörter zum Studiendesign sind: rct, systematic review, meta-analysis, non rct, single subject or case design.

Tabelle 4.8 listet Datenbanken für systematische Reviews und Meta-Analysen.

Tab. 4.8: Quellen für systematische Reviews und Meta-Analysen

Akronym	Bedeutung	URLs
COCHRANE Datenbanken insb. DARE	The Database of Abstracts of Reviews of Effects	http://www.cochrane.de
Campbell Library	Campbell Collaboration Library of systematic review	http://www.campbellcollaboration.org/library.php
ASHA N-CEP Systematic reviews	American Speech and Hearing Association (ASHA)/ National Center for Evidence-Based Practice in Communication Disorders (N-CEP)	http://www.asha.org/Research/EBP/EBSRs/
ASHA´s evidence maps	Evidence Maps	http://www.asha.org/Evidence-Maps/
Psyc-BITE	Psychological Database for Brain Impairment Treatment Efficacy	http://www.psycbite.com/
EBCAI	Evidence-based Communication Assessment and Intervention (Journal)	http://www.tandfonline.com/toc/tebc20/current

PEDro-Skala

Um die Güte von RCTs einschätzen zu können, werden Beurteilungskriterien benötigt, die mit der PEDro-Skala (**P**hysiotherapy **E**vidence **D**atabase) zur Verfügung stehen. Sie ist von einer Arbeitsgruppe an der Universität Maastricht, Abteilung für Epidemiologie, entwickelt worden (Verhagen et al., 1998). Die PEDro-Skala hat zwar das Ziel, die interne Qualität und statistische Aussagekraft von RCTs zu beurteilen, sie kann jedoch auch zur Qualitätsprüfung von Studien ohne Randomisierung verwendet werden (vgl. Bie & Kool, 2004). Die Skala umfasst insgesamt 11 Kriterien (Tab. 4.9), die auf einem formalen Expertenkonsens beruhen. Die deutsche Übersetzung und Adaptation wurde 2010 von Hegenscheidt, Harth und Scherfer durchgeführt (https://www.pedro.org.au/german/downloads/pedro-scale/).

Tab. 4.9: Aufbau der deutschen Version der PEDro-Skala

Kriterium	Inhalt		
1	Die Ein- und Ausschlusskriterien wurden spezifiziert.	nein ☐ wo:	ja ☐
2	Die Probanden wurden den Gruppen randomisiert zugeordnet (im Falle von Cross-over Studien wurde die Abfolge der Behandlungen den Probanden randomisiert zugeordnet).	nein ☐ wo:	ja ☐
3	Die Zuordnung zu den Gruppen erfolgte verborgen.	nein ☐ wo:	ja ☐
4	Zu Beginn der Studie waren die Gruppen bzgl. der wichtigsten prognostischen Indikatoren einander ähnlich.	nein ☐ wo:	ja ☐
5	Alle Probanden waren geblindet.	nein ☐ wo:	ja ☐
6	Alle Therapeuten/Innen, die eine Therapie durchgeführt haben, waren geblindet.	nein ☐ wo:	ja ☐
7	Alle Untersucher, die zumindest ein zentrales Outcome gemessen haben, waren geblindet.	nein ☐ wo:	ja ☐
8	Von mehr als 85 % der ursprünglich den Gruppen zugeordneten Probanden wurde zumindest ein zentrales Outcome gemessen.	nein ☐ wo:	ja ☐
9	Alle Probanden, für die Ergebnismessungen zur Verfügung standen, haben die Behandlung oder Kontrollanwendung bekommen wie zugeordnet, oder es wurden, wenn dies nicht der Fall war, Daten für zumindest ein zentrales Outcome durch eine ‚intention to treat' Methode analysiert.	nein ☐ wo:	ja ☐
10	Für mindestens ein zentrales Outcome wurden die Ergebnisse statistischer Gruppenvergleiche berichtet.	nein ☐ wo:	ja ☐
11	Die Studie berichtet sowohl Punkt- als auch Streuungsmaße für zumindest ein zentrales Outcome.	nein ☐ wo:	ja ☐

Während die Kriterien 2 bis 9 über die interne Validität einer Studie informieren, geben die Kriterien 10 und 11 Auskunft über die Güte der statistischen Auswertung. Das Kriterium 1 bezieht sich auf die externe Validität und damit auf die Verallgemeinerungsfähigkeit des jeweiligen Studienergebnisses.

Anwendung der PEDro-Skala

Alle Kriterien sind als alternative Aussagen formuliert, die für eine Studie mit „ja" oder „nein" beantwortet werden können. Ist ein Kriterium in einer Studie beachtet worden, erhält es den Punktwert 1, ist es dagegen nicht beachtet worden, erhält es den Punktwert 0. Mit Ausnahme des ersten Kriteriums werden die Punkte der Kriterien addiert. Treffen alle Kriterien auf eine Studie zu, ergibt sich eine Maximalsumme von 10 Punkten. Es gilt:

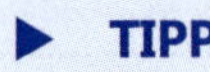

PEDro-Skala
Je höher die PEDro-Punktzahl für eine Studie, desto besser ihre Qualität.

Grenzen der PEDro-Skala

Erreicht eine Studie eine hohe Punktsumme, bedeutet dies jedoch nicht notwendigerweise, dass auch die Schlussfolgerungen der Studie von besonderer Güte sind. Denn der Aufwand für ein Behandlungsergebnis kann in keinem Verhältnis zu seinem Nutzen stehen (mangelnde Effizienz). Außerdem können die Behandlungseffekte zu gering sein, um sich (klinisch) zu lohnen.
Die PEDro-Skala eignet sich auch nicht für einen Qualitätsvergleich von Studien aus unterschiedlichen therapeutischen Bereichen. Denn es ist nicht immer möglich, alle Kriterien der PEDro-Skala (z. B. die Verblindung der Therapeuten) zu realisieren.

GRADE

Neben der PEDro-Skala steht mit GRADE (**G**rading of **R**ecommendations **A**ssessment, **D**evelopment and **E**valuation) ein weiterer systematischer Ansatz zur

- Beurteilung der Qualität einer Evidenz und
- Übertragbarkeit eines Studienergebnisses auf die Praxis

zur Verfügung (Schünemann, 2009).

„GRADE wird von führenden internationalen Organisationen, inklusive der Weltgesundheitsorganisation (WHO), als offizielles System [der Evidenzbeurteilung und der Entwicklung von Leitlinien im Gesundheitswesen] angewendet (...)" (Schünemann, 2009, 2). Die Evidenzbeurteilung beruht bei GRADE u. a. darauf,

dass die Darstellung des Studienaufbaus, der Studiendurchführung und der statistischen Analyse bewertet wird. Die Bewertung resultiert in vier verschiedenen Qualitätsstufen, die in Tabelle 4.10 zu sehen sind.

Tab. 4.10: Die Qualitätsstufen im GRADE-System (adaptiert nach Schünemann, 2009, 6)

Evidenzstufe	Definition
Hohe Qualität	Es ist sehr unwahrscheinlich, dass weitere Forschung das Vertrauen in den beobachteten Behandlungseffekt verändert.
Moderate Qualität	Weitere Forschung wird sich vermutlich auf das Vertrauen in den beobachteten Behandlungseffekt auswirken. Möglicherweise ändert sich der Behandlungseffekt.
Niedrige Qualität	Weitere Forschung wird sich wahrscheinlich auf das Vertrauen in den beobachteten Behandlungseffekt auswirken. Wahrscheinlich ändert sich der Behandlungseffekt.
Sehr niedrige Qualität	Der beobachtete Behandlungseffekt ist mit sehr großer Unsicherheit verbunden.

Bei der Übertragbarkeit von Studienergebnissen auf die Praxis wird geprüft, ob die erwünschten Folgen einer Behandlung die unerwünschten überwiegen. Je größer der Nutzen im Vergleich zum Schaden ist, desto eher wird die Intervention für die klinische Routine empfohlen.

CATE

Ein Prüfschema für die Güte von Forschungsergebnissen ist auch das **C**ritical **A**ppraisal of **T**reatment **E**vidence (CATE, Dollaghan, 2007, Tab. 4.11), das beispielsweise die Größe und Zusammensetzung einer Stichprobe betrachtet, Effektgrößen der Ergebnisse und deren Generalisierbarkeit auf andere Patienten hinterfragt und den Einfluss von Störvariablen diskutiert.
Das Maß für die Evidenz einer Studie kann sich auf die Reichweite, d.h. die Übertragbarkeit der Ergebnisse auf die Summe aller Patienten beziehen oder durch den Rang beschrieben werden, den eine Studie in einer Evidenzhierarchie erreicht. Der Vorteil der CATE-Skala ist der Einbezug der Anwendbarkeit externer Evidenz im klinischen Alltag, ein Nachteil liegt in der nicht quantifizierbaren Auswertung.

Tab. 4.11: Prüfschema für die Güte von Forschungsergebnissen in Anlehnung an CATE (Dollaghan, 2007)

PICO-Frage:			
Evidenzquelle			
Relevanz der Forschungsfrage			
Glaubwürdigkeit			
– Wie wurden die Teilnehmer ausgewählt und den Untersuchungsgruppen zugeteilt?			
– Gab es eine Kontrollgruppe?			
– Wie hoch war die Drop-out-Rate?			
– Waren die Untersuchungsgruppen zu Beginn der Studie ähnlich?			
– Wurden die Untersuchungsgruppen gleich behandelt – abgesehen von der Intervention?			
– Wurden alle Teilnehmer in der per Randomisierung zugeteilten Gruppe bewertet?			
– War die Größe der Stichprobe ausreichend gewählt, um einen Effekt nachweisen zu können?			
– Stehen die Ergebnisse im Einklang mit früheren Forschungsergebnissen?			
Aussagekraft			
– Wie groß war der Behandlungseffekt?			
– Wie wird das Behandlungsergebnis erklärt?			
Anwendbarkeit			
– Übertragbarkeit der Ergebnisse auf aktuelle Patienten?			
– Wurden alle wichtigen Bereiche einbezogen?			
– Kosten-Nutzen-Analyse?			
Gesamtrating Effektgröße:			
Langzeiteffekte	☐ zu erwarten	☐ nicht zu erwarten	
Generalisierbarkeit	☐ vorhanden	☐ nicht vorhanden	
Kosten-Nutzen-Relation	☐ adäquat	☐ nicht adäquat	
Validität	☐ überzeugend	☐ zweideutig	☐ fragwürdig
Bedeutsamkeit der Ergebnisse	☐ überzeugend	☐ zweideutig	☐ fragwürdig

Nutzen der Evidenzprüfung

Das GRADE-System findet in Deutschland zunehmend mehr Verbreitung. Es setzt in der Anwendung einige methodisch-statistische Kenntnisse voraus und ist daher mehr für Spezialisten geeignet. Die Kriterien der PEDro-Skala sind dagegen leichter zu beurteilen. Sie stellt damit ein hilfreiches Instrument zur Einschätzung der Qualität von Evidenzen aus RCTs und aus Studien ohne Randomisierung dar. Eine solche Einschätzung ist bei der stetig anwachsenden Zahl von Literaturbelegen zweifelsohne notwendig. Denn nicht alle Studienergebnisse, die in Büchern oder Fachzeitschriften veröffentlicht werden, sind qualitativ hochwertig. Dies gilt vor allem für diejenigen, die vor ihrer Publikation keinen Begutachtungsprozess **(peer review)** durchlaufen haben. Eine kritische Haltung gegenüber Literaturbelegen ist daher zu Recht ein wichtiger Bestandteil der E_3BP. Mit CATE steht ein aus der Sprachtherapie heraus entwickeltes Instrument zur Verfügung, das insbesondere die Anwendbarkeit der externen Evidenz im klinischen Handeln am einzelnen Fall in den Mittelpunkt der Beurteilung stellt. Dieser Bogen eignet sich daher als Ergänzung zur PEDro-Skala.

Qualität der Evidenz aus Meta-Analysen und systematischen Reviews

Auch Reviews und Meta-Analysen können von unterschiedlicher Qualität sein. Diese hängt stark von der Qualität der eingeschlossenen Studien ab. Qualitätsmängel der zugrunde liegenden Studien können zu Fehlinterpretation, geringer Relevanz oder Verzerrung im Rahmen der Ergebnissynthese führen. Deshalb entwickelte eine internationale Arbeitsgruppe im Jahr 1996 einen Leitfaden zur „Qualität des Reports von Meta-Analysen". Die Überarbeitung dieses Leitfadens bietet unter dem Akronym PRISMA (Preferred Reporting Items for Systematic reviews and Metaanalyses) eine Checkliste mit 27 Punkten zur Beurteilung systematischer Übersichtsarbeiten und Meta-Analysen (Moher et al., 2009).
Auch das Bewertungsinstrument AMSTAR (Shea et al., 2007) wurde zur Qualitätssicherung von systematischen Reviews entwickelt und existiert inzwischen in mehreren Versionen für unterschiedliche Studientypen.

4

Beispiel

Bewertung von Studienergebnissen

Therapeutin Jansen möchte wissen, ob und wie gut ihre angloamerikanischen Kollegen EBP im therapeutischen Alltag umsetzen. Sie recherchiert und findet neun Studien, die sich mit dem Thema beschäftigen. Sie wählt die sechs mit den meisten Probanden aus. Alle sechs entsprechen dem Typus Querschnittstudie ohne Kontrollgruppe. Sie erstellt eine Auswertungsübersicht und benutzt dabei CATE (Dollaghan, 2007) als Orientierung. Tabelle 4.12 zeigt die Übersicht. Die Ergebnisse der einzelnen Studien sind vergleichbar (sie finden sich im Einzelnen in Kap. 9) – wenn auch mit unterschiedlicher Effektgröße. Frau Jansen kommt zu dem Schluss, dass es sich um valide Ergebnisse handelt. Bei der Übertragbarkeit der Ergebnisse auf deutschsprachige Sprachtherapeuten macht sie jedoch Einschränkungen: Zum einen werden Studien zumeist in Englisch verfasst, was den englischsprachigen Kolleginnen den Vorteil bietet, Forschungsergebnisse in ihrer Muttersprache lesen zu können, zum anderen ist das Ausbildungs- und Arbeitssystem anders gestaltet, sodass EBP dort einen größeren Stellenwert haben könnte.

4.3.4 Schritt 4: Implementierung der externen Evidenz in die therapeutische Praxis

Bei der Implementierung von Evidenz in die therapeutische Praxis kommt der Integration von individueller klinischer Expertise mit der bestmöglichen externen Evidenz große Bedeutung zu. Der Begriff Expertise umfasst das Können, die Urteilskraft sowie Denkvorgänge, Reflexion und Lernbereitschaft, die Therapeutinnen durch ihre Erfahrung und klinische Praxis erwerben. Dieses Urteilsvermögen ist bei der Implementierung das Instrument, mit dessen Hilfe die Erkenntnisse aus externer Evidenz auf den individuellen Patienten abgestimmt werden müssen. So ist es beispielsweise erforderlich, Nebendiagnosen einzubeziehen, die Dosierung von Maßnahmen auf die Leistungsfähigkeit der Patientinnen abzustimmen sowie Patientenwünsche und -präferenzen zu berücksichtigen. Bei der Implementierung externer Evidenz kommt es vor allem darauf an, die gefundenen Erkenntnisse reflektiert anzuwenden. Das logopädische Wissen ist einem ständigen Wandel unterworfen, den es gilt, zu verfolgen und zu aktualisieren. Logopädinnen müssen deshalb auch bereit sein, Behandlungsmethoden, die seit Jahren tradiert werden, kritisch zu hinterfragen und gegebenenfalls zurückzuweisen, wenn Beweise klinischer Forschung dies indizieren. Ein Abstimmen auf den individuellen Fall der Patientinnen bildet jedoch immer die Grundlage für eine optimale Verwendung externer Evidenz in der therapeutischen Praxis.

Tab. 4.12: Auswertung von sechs Studien zur Umsetzung von EBP in der Sprachtherapie (in Anlehnung Spitzer, 2009)

Autoren der Studie	Stichprobengröße und -auswahl	Randomisierung der Stichprobe	Teilnehmerzahl (Drop-out)
Studie Meline & Paradiso (2003)	174 Sprachtherapeutinnen aus der ASHA-Mitgliederdatenbank	ja	30 (147)
Zipoli & Kennedy (2005)	500 Sprachtherapeutinnen aus der ASHA-Mitgliederdatenbank	ja	240 (260)
Metcalfe et al. (2001)	Insgesamt 715 Teilnehmer aus den Therapieberufen (davon 96 Sprachtherapeuten, die beim Northern und Yorkshire National Health Service [NHS] beschäftigt sind)	ja	insgesamt 515 (200); davon 76 (20) Sprachtherapeuten
O'Connor & Pettigrew (2009)	39 Sprachtherapeuten aus Südirland	nein	32 (7)
Stephens & Upton (2012)	154 Berufsanfängerinnen aus Schottland	nein	Rücklauf: 27 %
Chan, McCabe & Madill (2013)	58 Stimmtherapeuten aus Australien	nein	63 (58)

Die Ergebnisse der externen Evidenz aus Studien, die tauglich und klinisch relevant sind, müssen deshalb in Schritt 4 auf ihre Anwendbarkeit im konkreten Fall geprüft, also mit den Patientenpräferenzen und der eigenen therapeutischen Expertise abgeglichen werden. Mit dieser Kompatibilitätsprüfung wird sichergestellt, dass die Ergebnisse mit den Präferenzen und Zielen der Patientinnen übereinstimmen. So ergäbe sich z. B. eine Inkompatibilität, wenn Eisstimulationen zwar eine effektive Methode zur Wiederherstellung des Schluckreflexes wären, eine Patientin die Stimulationen jedoch ablehnt. Eine noch größere Inkompatibilität entstünde, wenn die fehlende Schluckreflexauslösung für eine Patientin überhaupt kein Therapieziel darstellen würde. Somit gilt:

Fazit

Stimmt eine Therapiemethode mit den Präferenzen und Zielen eines Patienten nicht überein, darf sie nicht durchgeführt werden. Dies trifft auch dann zu, wenn die Methode evidenzbasiert effektiv ist. Der Patientenwille hat damit Vorrang vor jeder auch noch so gut begründeten therapeutischen Entscheidung. Darüber hinaus darf einem Patienten kein Nachteil entstehen, wenn er mit der Durchführung einer bestimmten Therapiemethode nicht einverstanden ist. Es liegt dann in der Verantwortung der Therapeutin, statt eines Therapieabbruchs eine alternative Therapiemethode anzubieten.

Fragebogen (FB) validiert	Ergebnisse signifikant	Übertragbarkeit auf Deutschland
von Polock et al. (2000) Validierung: keine Angaben Reliabilität: keine Angaben	ja	bedingt
Zusammenstellung eines FB auf der Grundlage von Ergebnissen aus anderen Studien (u. a. Meline & Paradiso, 2003; Metcalfe et al., 2001) Validierung: Bewertung des FB von drei promovierten Sprachtherapeuten; nach ihrer Meinung Übertragbarkeit möglich Reliabilität: keine Angaben	ja	bedingt
Validierung: ja Ein Teil des FB Validierung an Krankenpflegepersonal. Übertragbarkeit? Validierung an Physiotherapeuten. Übertragbarkeit? Reliabilität: Cronbach's alpha = 0.78 → interne Konsistenz gegeben	nein (nur deskriptive Beschreibung)	bedingt
Validierung: ja, an Krankenpflegepersonal Reliabilität: Cronbach's alpha = 0.72 → interne Konsistenz gegeben	nein (nur deskriptive Beschreibung)	bedingt
Evidence-Based Practice Questionnaire (EBPQ), validiert Interne Konsistenzen: 0.7-0.9		gering
Fragebogen mit 26 Items, keine Angaben zur Reliabilität, Validität	nein, nur prozentuale Beschreibung	gut, da Stimmtherapie

Mithilfe der in Tabelle 4.13 aufgeführten Fragen zur Kompetenz der Therapeutin und zur Person der Patientin lässt sich eine bewusste Entscheidung zur möglichen Umsetzung treffen.

Tab. 4.13: Externe Evidenz in der therapeutischen Praxis

Therapeutin (klinische Expertise)	Patientin (persönliche Präferenzen)
– Habe ich die fachliche Kompetenz und das Wissen, die Ergebnisse praktisch umzusetzen?	– Ist meine Patientin den untersuchten Fällen ähnlich?
– Stehen mir die notwendigen räumlichen, zeitlichen und materiellen Ressourcen zur Verfügung? – Welche weiteren Informationen benötige ich zur Umsetzung der Ergebnisse?	– Lassen sich die Wünsche und Präferenzen meiner Patientin mit den Ergebnissen vereinbaren? – Können die Ergebnisse zu den gewünschten Zielen führen?

Wissenschaftliches Denken äußert sich in allen drei Bereichen der E_3BP in den grundlegenden Abläufen der

- Formulierung einer prüfbaren Hypothese aufgrund einer konkreten Fragestellung aus der Praxis
- der Entwicklung und Durchführung eines geeigneten Versuchsplans zur Überprüfung dieser Hypothese (z. B. Informationssuche und Evaluation des Vorgehens im konkreten Fall) und
- der Datengewinnung, -auswertung und -interpretation (vgl. Beushausen, 2014b).

Tabelle 4.14 zeigt in Anlehnung an die von Dollaghan (2007) entwickelten Instrumente zur kritischen Einschätzung von Evidenz die Gemeinsamkeiten im praktischen Vorgehen in den drei Evidenzbereichen bei einem konkreten Patienten. Hierzu wurden auch für die soziale und interne Evidenz Leitfragen in Anlehnung an das PICO-Hilfsschema, das im Bereich der externen Evidenz aus der Forschung bereits etabliert ist, formuliert. In allen drei Evidenzbereichen steht zu Beginn die Frage oder das Problem des Patienten im Mittelpunkt. Während im Rahmen der externen Evidenz eine konkrete Frage, zum Beispiel die nach der Wirksamkeit von Therapiemethode A oder B, die mit der Suche und Bewertung von Forschungsergebnissen beantwortet werden soll, im Vordergrund steht, werden im Bereich der sozialen Evidenz die Patientenpräferenzen erhoben und gemeinsam Therapieziele festgelegt. Hierzu wird in Gesprächen (Narrationen) zwischen Patient, Therapeutin und – wenn notwendig – weiteren relevanten Personen eine gemeinsame Sicht auf die Therapie hergestellt, und es werden (messbare) Therapieziele formuliert, die anschließend evaluiert werden können. Im Rahmen der therapeutischen Expertise (interne Evidenz) wird schließlich die konkrete Evaluation des gewählten Vorgehens im

Einzelfalldesign vorgenommen. Hierzu gehört die Festlegung von Messmitteln und Messzeitpunkten sowie die Datensammlung und -auswertung (vgl. Kap. 6 und 7). Liegen Ergebnisse für alle drei Bereiche der Evidenz vor, muss geprüft werden, wie valide das Ergebnis ist, wie relevant für den Patienten und wie glaubwürdig die Forschungsergebnisse sind. Tabelle 4.14 bietet hierzu für alle drei Bereiche Fragen zur Einschätzung der jeweiligen Evidenz.
Anschließend kann mithilfe von weiterführenden Fragen eine Synopse der Ergebnisse der Evidenzsuche im Clinical Reasoning erstellt werden. Die enge Verknüpfung der sozialen und der internen Evidenz in der Wirksamkeitsprüfung ist dabei offensichtlich. Ohne die Berücksichtigung messbarer Therapieziele entsprechend den Präferenzen der Patienten wäre die Evaluation einer Maßnahme oder Intervention nicht durchführbar (Beushausen, 2014b).

4.3.5 Schritt 5: Evaluation der erbrachten Leistung

Die Kompatibilitätsprüfung der EBP-Ergebnisse in Schritt 4 führt dazu, dass gleichermaßen wissenschaftliche Evidenzen, die Expertise der Therapeutinnen und die Präferenzen der Patientinnen in die Therapieplanung eingehen (vgl. Beushausen, 2005; 2009a; Sackett et al., 1996).
Der fünfte und letzte Schritt Evidenzbasierter Praxis besteht nun in der **Selbstbewertung** der erbrachten Leistung. Es sollte eine kritische Evaluation der eigenen Leistung einsetzen („Hat meine Empfehlung dem Patienten genutzt oder geschadet?"). Die Dokumentation und der systematische Einsatz von Befundungsinstrumenten, die psychometrisch abgesichert sind, tragen dazu bei, die eigenen Behandlungsmethoden auf Effektivität und Effizienz hin zu überprüfen. Selbstreflexion ist gefordert, wenn die Umsetzung der gefundenen Ergebnisse mit der nötigen Skepsis evaluiert werden soll. Die Lernstrategie in fünf Schritten dient dazu, die Systematik der Recherche und der Umsetzung zu verdeutlichen. Natürlich verwischen die Grenzen zwischen den einzelnen Schritten im klinischen Alltag. Der geübte EBM-Anwender ist an seiner Fähigkeit zu erkennen, mehrere Schritte in rascher Folge zu gehen.

Wie schaffe ich als Therapeutin selbst Evidenz? Therapeuten schaffen selbst Evidenz, indem sie die Therapieziele ihrer Patienten systematisch evaluieren. Dollaghan (2007) geht davon aus, dass Daten der therapeutischen Praxis eine sinnvolle Ergänzung zur Wissensgrundlage der externen Evidenz wären, wenn sie konsequent erhoben würden. Hierfür stehen Praktikerinnen die Methoden der Einzelfallforschung zur Verfügung. Dabei werden die an Einzelpersonen durchgeführten Interventionen systematisch erfasst und ausgewertet. Die jeweilige (sprachliche) Leistung muss dazu operationalisiert werden, also messbar sein. Mindestens ein Vergleich der Leistungen zu Therapiebeginn und -ende stellt die Grundlage der Wirksamkeitsprüfung dar. Voraussetzung für solche Prüfungen sind gemeinsam formulierte, erreichbare und messbare Ziele.

Tab. 4.14: Kritisches Hinterfragen in der E_3BP (aus: Beushausen, 2014b)

	Externe Evidenz	**Interne Evidenz**
Definition	Evidenz aus Studien	Evidenz aus therapeutisch-pädagogischer Expertise
Hypothese	**Fragestellung** **für** ... (das Problem des Patienten)	**Fragestellung** **für** ... (diesen Patienten)
	ist ... (eine pädagogisch-therapeutische Intervention[1])	**ist** ... (eine pädagogisch-therapeutische Intervention)
	im Vergleich zu: ... (Vergleichsbehandlung, Placebo oder Standard- oder Alternativtherapie)	**mit folgendem Ergebnis:** ... (Ziel)
	mit folgendem Ergebnis: ... (Zielgröße, Endpunkt [„outcome"]: z. B. Mortalität, Lebensqualität, Effektivität)	**im Vergleich zu** ... (anderer therapeutischer Intervention, anderer Therapiebereich etc.)
Vorgehen	Recherche in Datenbanken, Suchmaschinen	– Operationalisierung der Ziele – Festlegung Studiendesign – Planung Versuchsdurchführung
Auswertung/ Bewertung	**Glaubwürdigkeit** – Wie wurden die Teilnehmer ausgewählt und den Untersuchungsgruppen zugeteilt? – Gab es eine Kontrollgruppe? – Wie hoch war die Drop-out-Rate? – Waren die Untersuchungsgruppen zu Beginn der Studie ähnlich? – Wurden die Untersuchungsgruppen gleich behandelt – abgesehen von der Intervention? – Wurden alle Teilnehmer in den Gruppen bewertet? – War die Größe der Stichprobe ausreichend gewählt, um einen Effekt nachweisen zu können? – Stehen die Ergebnisse im Einklang mit früheren Forschungsergebnissen?	**Validität** – Studiendesign – Baseline – Länge der Behandlungsphase/Intensität der Therapie? – Inhalt der Therapie (Kombination aus Bausteinen versus homogenes Vorgehen) – Störvariablen? – Messmittel? Validität/Reliabilität? – Verblindung (Messung, Auswertung, Therapie)?
Relevanz	**Aussagekraft** – Wie groß war der Behandlungseffekt? – Wie wird das Behandlungsergebnis erklärt? – Anwendbarkeit – Übertragbarkeit der Ergebnisse auf aktuelle Patienten? – Wurden alle wichtigen Bereiche einbezogen? – Nutzen-Kosten-Analyse	**Wichtigkeit des Ergebnisses** – Größe des Behandlungseffektes – Langzeiteffekte, Generalisierungseffekte – Kosten-Nutzen-Vorteil?

Synopse der Ergebnisse der internen,

1. Welche spezifischen zeitlichen und inhaltlichen Abläufe sind mit der Intervention verbunden?
2. Welche Ergebnisse (Kosten, Nutzen, Risiken) sind mit der Intervention nach bester externer Evidenz verbunden? Wie ist die Qualität dieser Evidenz einzuschätzen?
3. Ist eine Intervention in der externen Evidenz einer anderen deutlich überlegen?
4. Ist diese externe Evidenz auf den konkreten Patienten übertragbar?
5. Hat der Patient bereits Erfahrungen mit Ergebnissen (Nutzen, Kosten, Risiken) zu dieser Intervention?

1 kann nicht nur eine Behandlung, sondern auch Ursachen, Diagnostikverfahren und prognostische Faktoren umfassen.

Soziale Evidenz
Evidenz aus Patientenpräferenzen und -werten
Fragestellung **für ...** (diesen vollständig über Kosten, Nutzen und Risiken aufgeklärten Klienten)
ist ... (eine pädagogisch-therapeutische Intervention)
die Präferenz des Patienten mit folgendem Ergebnis ... (Ziel)
im Vergleich zu ... (anderer therapeutischer Intervention, anderer Therapiebereich etc.)
Zielsetzung in partizipativer Entscheidungsfindung mittels Narrationen[2]: – Die Art der kommunikativen Einschränkungen des Patienten – Die Art und Weise, wie diese Einschränkungen die Teilhabe im Alltag beeinflussen – Das vom Patienten angestrebte Level an Teilhabe im Alltag und der gewünschte Grad des Einbezugs in die Entscheidungsfindung – Die Ziele des Patienten – Ein Plan zur Überprüfung der Ziele in regelmäßigen Abständen
Ergebnis der Vorher-Nachher-Messung – Zielerreichung – Effektgröße
Bedeutsamkeit des Ergebnisses – Soziale Validität – Grad der Teilhabe im Alltag – Patientenzufriedenheit – Therapeutenzufriedenheit – Angehörigenzufriedenheit – usw.

externen und sozialen Evidenz

6. Hat die Therapeutin bereits Erfahrungen zu Ergebnissen (Nutzen, Kosten, Risiken) mit dieser Intervention?
7. Ist eine Intervention aufgrund von interner Evidenz (pädagogisch-therapeutischer Erfahrung/Praxis) deutlich überlegen?
8. Führen interne und externe Evidenz zur selben Intervention oder sind unterschiedliche Interventionen bedenkenswert?
9. Bevorzugt der über zu erwartenden Nutzen, Kosten und Risiken voll informierte Patient eine Intervention?

2 Durch Gespräche zwischen Klientin, Therapeutin und – wenn notwendig – weiteren relevanten Personen wird eine gemeinsame Basis bezüglich der Sicht auf die nachfolgenden Punkte hergestellt.

4.4 E_3BP durch Clinical Reasoning

Sprachtherapeuten behalten auch unter Zuhilfenahme der Wissenschaft einen aktiven Part. Im Sinne des lebenslangen Lernens sollten sie sich um Wissenszuwachs bemühen und ihr Handeln kontinuierlich kritisch reflektieren, um ihre berufliche Handlungskompetenz aufrechtzuerhalten und zu erweitern. Diese Basis ermöglicht es der Berufsgruppe auch, die Versorgungsstrukturen im Gesundheitswesen aktiv mitzugestalten. Die Verbindung der drei Bereiche der E_3BP geschieht im Clinical Reasoning. Als Clinical Reasoning (klinisch orientiertes logisches Denken) werden die Gedankenvorgänge und die Entscheidungsfindung während des therapeutischen Handelns bezeichnet. Gezieltes Clinical Reasoning macht eigene Denkprozesse bewusst, Vorgehensweisen werden geprüft und hinterfragt (Hypothesenüberprüfung).

➲ **Definition | Clinical Reasoning**

Umfasst alle *„Denk-, Handlungs- und Entscheidungsprozesse, die klinisch tätige Personen (Ärzte, Pflegepersonal, Therapeuten u. a.) entweder allein oder in der Auseinandersetzung mit Berufskollegen und/oder dem betroffenen Patienten treffen"* (Beushausen & Walther, 2010).

Reflexivität bzw. Selbstreflexivität ermöglicht es der Therapeutin, ihre Tätigkeit auf verschiedenen Ebenen einzuschätzen, zu bewerten und ggf. anzupassen. Die kontinuierliche Reflexion des beruflichen Alltags ist von besonderer, wenn nicht zentraler Bedeutung für das professionelle Handeln. Ein professionelles Handlungsverständnis zeigt sich in der Reflexion des einzelnen klinischen Falls und dem daraus abgeleiteten individuellen Fallverstehen.

Dies kann durch Training folgender Analyseschritte geschehen:

- Bewusstmachung der Denkvorgänge,
- Berücksichtigung der Störungserfahrung des Patienten,
- Gemeinsame Entscheidungsfindung,
- Bewusstmachung von Denkfehlern,
- Verstärkte Hypothesenüberprüfung,
- Wissensvermehrung und Verbesserung der Wissensorganisation,
- Reflexion und divergentes Denken.

Abbildung 4.3 zeigt die Vielschichtigkeit der Parameter, die in der Interaktion zwischen Patient und Therapeut berücksichtigt werden müssen, um zu einer partizipativen Entscheidungsfindung zu gelangen. Normen, Werte und Rollen vor dem jeweiligen soziokulturellen Hintergrund sowie Variablen der Motivation und der Persönlichkeit und nicht zuletzt ökonomische Aspekte, die das

Setting des Arbeitsplatzes vorgeben, müssen reflektiert und in eine therapeutische Entscheidung integriert werden.

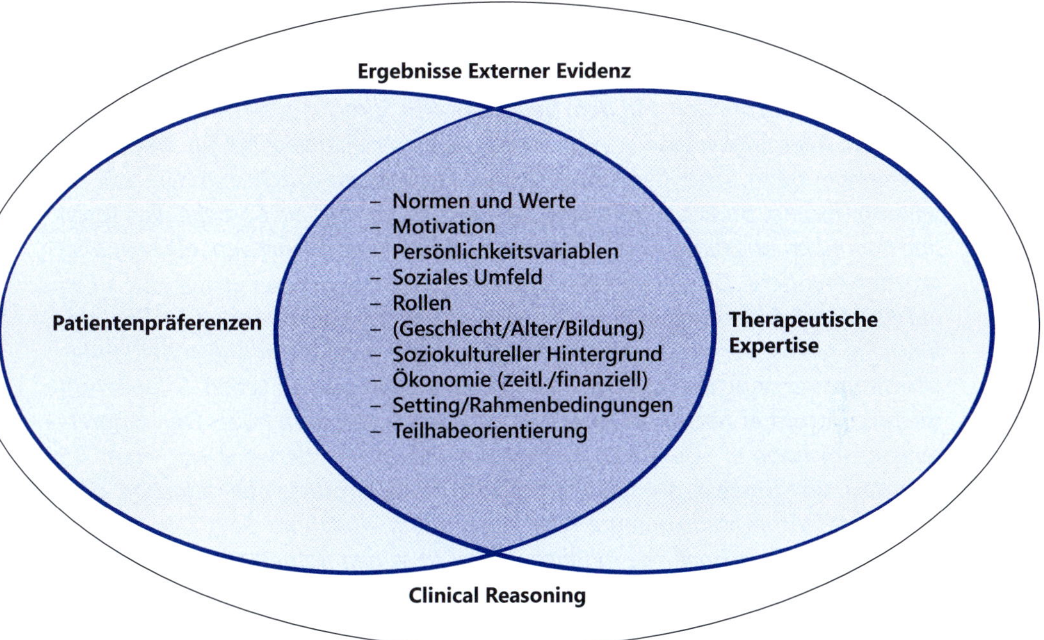

Abb. 4.3: Modell der Entscheidungsfindung bei E_3BP

4.5 Anwendung von E_3BP im konkreten Fall

Fallbeispiele dienen dazu, die praktische Umsetzung eines Verfahrens schrittweise zu illustrieren. Die Übernahme der E_3BP-Prinzipien in den klinischen Alltag wird hier anhand eines Patienten dargestellt, der mit der Diagnose einer Sprechapraxie in der logopädischen Abteilung einer neurologischen Rehabilitationsklinik aufgenommen wird. Weitere klinische Beispiele aus unterschiedlichen logopädischen Bereichen enthält das Buch „Therapeutische Entscheidungsfindung in der Sprachtherapie" (Beushausen, 2009b).

4.5.1 Patientenpräferenzen

Der 45-jährige Wolfgang Lückert kommt in die neurologische Rehabilitationsklinik, nachdem er einen ischämisch bedingten Infarkt temporo-parietal links als Folge eines Verschlusses der Arteria cerebri media links erlitten hat. Um seine Präferenzen kennenzulernen, wird er einen Tag nach seiner Anreise gebeten, im Rehabilitationsteam über sich zu erzählen (vgl. Grötzbach & Iven, 2009).

Fallbeispiel

Herr Lückert
Herr Lückert berichtet, dass er bereits vor einem Jahr einen Schlaganfall gehabt habe. Damals sei vor allem das Sehen beeinträchtigt gewesen. Jetzt bereite ihm die Sprache große Probleme. Er habe zwar alle Wörter im Kopf, könne sie aber nicht richtig rausbringen. Mit dem Verstehen von Sprache gebe es keine Schwierigkeiten. Allerdings könne er nicht richtig lesen, er übersehe häufig Wörter am Zeilenende. Beim Schreiben bringe er die Buchstaben durcheinander. Das sei schlimm für ihn, da er als selbstständiger Kaufmann auf die Sprache, das Lesen und Schreiben angewiesen sei. Er verkaufe Balkone und Markisen, die sein Mitarbeiter montiere. Da er zu seinen Kunden fahren müsse, sei er auf jeden Fall auf das Autofahren angewiesen. Sein Betrieb werde jetzt von seiner Ex-Frau geführt. Sie seien zwar geschieden, hätten jedoch ein gutes Verhältnis miteinander. Überhaupt sei seine Ex-Frau die wichtigste Stütze in seinem Leben. Schleierhaft sei ihm, warum er nochmals einen Schlaganfall bekommen habe. Den Zigarettenkonsum habe er von 40 Zigaretten pro Tag auf mittlerweile höchstens 15 reduziert, Bier trinke er nur noch am Wochenende. Er müsse aber zugeben, dass er seine Blutdruckmedikamente nicht regelmäßig einnehme. Sein Ziel sei ganz klar: Er müsse so schnell wie möglich wieder in seinen Betrieb zurück. Seine Ex-Frau komme zwar einigermaßen klar, er fürchte jedoch, dass seine Firma bei einer längeren Abwesenheit von ihm Pleite gehe.

Die Angaben von Herrn Lückert werden in einem Protokoll dokumentiert, das auf dem Modell der ICF (DIMDI, 2005) beruht. Sie sind in Tabelle 4.15 wiedergegeben.

Tab. 4.15: Angaben von Herrn Lückert (eigene Darstellung)

ICF-Komponente	Angaben
Teilhabe	Möchte in seinen Beruf als selbstständiger Kaufmann zurückkehren; möchte einem neuen Schlaganfall vorbeugen
Aktivität	Kundengespräche führen; Lesen und Schreiben von Aufträgen; Autofahren; regelmäßige Medikamenteneinnahme; gesund leben ohne Rauchen und Alkohol
Funktion	Wörter fehlerfrei aussprechen; fehlerfreies Lesen und Schreiben; Gesichtsfeldeinschränkung rechts minimieren
Kontext	Positiv: erfährt Unterstützung von Ex-Frau Negativ: lebt wirtschaftlich nicht abgesichert

Nachdem Herr Lückert der Zusammenfassung seiner Angaben zugestimmt hat, wird er noch am gleichen Tag wegen der Sprach-, Lese- und Schreibstörungen in der logopädischen Abteilung aufgenommen. Dort werden eine amnestische Aphasie, eine Sprechapraxie, eine hemianope Lesestörung sowie eine Agraphie mit Buchstabensubstitutionen und -elisionen diagnostiziert.

Zielvereinbarung

In Übereinstimmung mit der partizipativen Zielvereinbarung definiert Herr Lückert zusammen mit der behandelnden Logopädin seine sprachtherapeutischen Ziele. Sie sind auszugsweise in Tabelle 4.16 zu sehen. Um die Ziele evaluieren zu können, werden sie von der Logopädin in eine messbare und zeitlich begrenzte Form übertragen (Grötzbach, 2004b; 2010). Beispiele dafür enthält Tabelle 4.17.

Tab. 4.16: Partizipative Zielvereinbarungen zwischen Herrn Lückert und der behandelnden Logopädin (adaptiert nach Cataldo, 2010)

Ziele Herr Lückert	Spezifizierung
Möchte ein Gespräch beginnen können	Bekannte Gesprächspartner mit Namen begrüßen und durch Floskeln ein Gespräch beginnen
Möchte an einem Gespräch teilnehmen und auf Fragen antworten	Ganze Sätze ohne Pausen bilden
Möchte das Gesprächsthema wechseln können	Mithilfe von Fragen oder Feststellungen auf ein neues Thema lenken
Möchte anrufen können	Sich melden und anschließend in vollständigen Sätzen das Anliegen vorbringen
Möchte Anrufe beantworten können	Sich mit dem Firmennamen und dem eigenen Namen melden und auf den Anrufer mit ganzen Sätzen eingehen
Möchte E-Mails schreiben können	Begrüßungs- und Verabschiedungsfloskeln sowie den Betreff in ganzen Sätzen korrekt schreiben

Tab. 4.17: Operationalisierung der Therapieziele (eigene Darstellung)

Ziel	Operationalisierung	Zu erreichen innerhalb
Namen und Vornamen schreiben können	Fehlerfreiheit	einer Woche
Begrüßungs- und Verabschiedungsfloskeln schreiben können	Fehlerfreiheit	einer Woche
Vollständige Sätze mit mindestens acht Wörtern schreiben können	Fehlerfreiheit	eines Monats
Sich mit Namen und Firmennamen vorstellen können	Fehlerfreiheit	einer Woche

4.5.2 Klinische Expertise

Zur Umsetzung der vereinbarten Ziele (Tab. 4.16 und 4.17) steht eine Reihe von Methoden zur Verfügung (für Übersichten Tesak, 1999; Stadie & Schröder, 2009; Schneider et al., 2012). Die Logopädin muss sich daher für eine von ihnen entscheiden. Da sie eine effektive Methode wählen möchte, sucht sie Hilfe in der Leitlinie zur Behandlung von Aphasien (Bauer et al., 2002). Dort findet sie jedoch keine Angaben darüber, welche Methoden evidenzbasiert wirksam sind. Die Leitlinie enthält allerdings Empfehlungen zur Therapiefrequenz: Empfohlen wird eine tägliche Sprachtherapie mit bis zu zwei Stunden Dauer. Um diese Empfehlung umzusetzen, verabredet die Logopädin mit Herrn Lückert einen Behandlungstermin am Vormittag und einen am Nachmittag zu je 45 Minuten. Zusätzlich werden Eigenübungsaufgaben vereinbart, die pro Tag ebenfalls 45 Minuten umfassen.

In der Therapie setzt die Logopädin aufgrund ihrer positiven Erfahrungen sowohl funktionelle Übungen als auch aktivitätsorientierte Rollenspiele ein (Cataldo, 2010). Die Funktionsübungen beziehen sich beispielsweise auf eine Reduktion der sprechapraktisch bedingten Fehler, indem der Artikulationsort, die Artikulationsart und die Stimmhaftigkeit von Lauten systematisch erarbeitet werden. Die aktivitätsorientierten Rollenspiele bestehen aus simulierten Kundengesprächen, Telefonaten oder dem Schreiben von E-Mails. Zusätzlich erhält Herr Lückert Eigenübungsaufgaben, die z. B. darin bestehen, dass er auf die (schriftliche) Anfrage eines Kunden ein (schriftliches) Angebot erstellt.
Die Logopädin evaluiert die Therapie, indem sie die sprachlichen Leistungen nach dem dafür vorgesehenen Zeitraum (Tab. 4.17) prüft. Es zeigen sich kontinuierliche Fortschritte. Diese werden auch von Herrn Lückert und seiner Ex-Frau in einem Gespräch kurz vor Therapieende bestätigt. Trotzdem kann Herr Lückert seinen Beruf nicht wieder aufnehmen, da er aufgrund der unverändert bestehenden Hemianopsie nicht Auto fahren darf. Er verlässt die Klinik daher mit einer unsicheren Zukunftsperspektive. Es wird ihm empfohlen, nach Ablauf von sechs Monaten eine weitere stationäre Rehabilitationsbehandlung mit dem Ziel zu beantragen, die Arbeitsfähigkeit erneut zu beurteilen.

Da Herr Lückert zwei Wochen nach seinem Schlaganfall in die Rehabilitationsklinik gekommen ist, lassen sich seine sprachlichen Fortschritte auf die Spontanremission, auf die durchgeführte Therapie oder auf eine Kombination beider Faktoren zurückführen. Die Logopädin kann somit nicht entscheiden, wie groß der Einfluss ihrer Therapie auf die Verbesserungen gewesen ist. Der Erfolg wird sie jedoch darin bestärken, die gewählte Therapiemethode in einem vergleichbaren Fall wieder anzuwenden. Ob dies gerechtfertigt ist, werden die weiteren Ergebnisse zeigen.

4.5.3 Belege aus der Literatur

Meta-Analysen und RCTs zur Behandlung einer amnestischen Aphasie, Sprechapraxie oder Agraphie liegen (bislang) nicht vor. Die fehlenden Belege müssen daher durch die klinische Expertise ersetzt werden. Zukünftig sollte es jedoch darum gehen, Therapiemethoden in der Aphasie auf ihre Effektivität hin zu prüfen. Dies kann aufgrund des damit verbundenen Aufwands nicht die Aufgabe einer einzelnen Person sein. Vielmehr ist an ein multizentrisches Vorgehen zu denken, bei dem die Ergebnisse einer Therapiemethode im Vergleich zu einer Kontrollmethode in mehreren Kliniken erhoben werden. Im günstigen Fall werden die Daten die Expertise der Fachkräfte bestätigen, im ungünstigen Fall werden sie sich jedoch widersprechen. Bei einem Widerspruch ist die gewählte Methode zu überdenken, und im Zweifelsfall sollte sie nicht mehr angewendet werden.

Nachweise darüber, welche Methoden in der Aphasietherapie evidenzbasiert wirksam sind und welche nicht, führen nicht nur zu einer größeren Sicherheit bei der Wahl eines geeigneten Therapieansatzes. Sie beeinflussen auch den Wert der Sprachtherapie im Vergleich zu anderen therapeutischen Berufsgruppen. So wird beispielsweise in einem Lehrbuch zur Rehabilitation des Schlaganfalls (Diener et al., 2004) festgestellt, dass *„die Evidenz für die Wirksamkeit der logopädischen Behandlung des Schlaganfalls (...) weniger gut [ist] als für die motorische Rehabilitation"* (Grond et al., 2004, 34). Wenn *„trotzdem (...) eine frühzeitige logopädische Behandlung"* (ebd.) empfohlen wird, kann dies kaum zufriedenstellen. Denn Aphasietherapie sollte nicht trotz einer weniger guten Evidenz durchgeführt werden, sondern weil wissenschaftliche Belege dafür vorliegen, dass sie effektiv ist. Daran mangelt es bislang jedoch erheblich.

Fallbeispiel

Literatur-Recherche

Um Herrn Lückert aktuell zu seiner Lebensweise nach dem Reha-Aufenthalt beraten und informieren zu können, formuliert die behandelnde Logopädin eine Recherchefrage: Wie hoch ist die Wahrscheinlichkeit, einen Schlaganfall zu erleiden bei Vorhandensein folgender Risikofaktoren: Nikotinabusus und Alkoholkonsum und Bluthochdruck in Höhe von X und Y? Sie weiß zwar, dass und warum ein Zusammenhang besteht, möchte aber Herrn Lückert anhand aktueller Zahlen zum jeweiligen Risikofaktor informieren.

Übungsaufgabe

Eine 40-jährige Stimmpatientin erscheint zum Erstkontakt in einer logopädischen Praxis.

- Beschreiben Sie, wie der behandelnde Logopäde im Rahmen des Anamnesegesprächs vorgehen sollte, um insbesondere die Präferenzen der Patientin zu erfahren.
- Diskutieren Sie die Vor- und Nachteile einer partizipativen Zielvereinbarung.
- Nennen Sie die Ziele, die die Beurteilungsinstrumente CATE, PEDro-Skala und GRADE verfolgen.

5 Einführung in die Therapieevaluation

Dieses Kapitel informiert über

- *wichtige Begriffe der Qualitätssicherung und des Qualitätsmanagements,*
- *den Nutzen der Evaluation als qualitätssicherndes Instrument,*
- *das hypothesengeleitete Vorgehen bei der Therapieplanung,*
- *verschiedene Zielsetzungsmethoden und ihren Bezug zur Evaluation.*

5.1 Qualitätssicherung im Gesundheitswesen

Die Qualitätssicherung (QS) umfasst die (Selbst-)Verpflichtung jedes Therapeuten zu einem hohen professionellen Standard und zur Übernahme von Verantwortung für das eigene Handeln. Im Rahmen der QS bestimmen die Kostenträger des Gesundheitswesens (wie die Deutsche Rentenversicherung, die Gesetzliche Krankenversicherung oder die Berufsgenossenschaft) außerdem Faktoren, die als Qualitätsvorgaben von den Heilmittelerbringern zu erfüllen und nachzuweisen sind (s. *Qualitätssicherung der Deutschen Rentenversicherung*). Die Grundlage dafür findet sich im Sozialgesetzbuch IX, in dem es heißt, dass *„(...) durch zielgerichtete und systematische Verfahren und Maßnahmen die Qualität der Versorgung gewährleistet und kontinuierlich verbessert wird"* (SGB IX, § 20, Abs. 1 und 2). Die QS ist jedoch nicht nur gesetzlich verankert (vgl. SGB V, § 125, Abs. 1), sondern stellt auch eine freiwillige Selbstverpflichtung der Logopädinnen dar. In den Berufsleitlinien heißt es dazu, dass *„Logopädinnen und Logopäden über Kenntnisse der Qualitätssicherung (QS) und des Qualitätsmanagements (QM) (verfügen) und realisieren diese als selbstverständliche Bestandteile ihrer Berufsausübung."* (dbl, 2010, 7).

➲ Qualitätssicherung der Deutschen Rentenversicherung

Die Deutsche Rentenversicherung überprüft die Qualität von (Reha)-Kliniken anhand folgender Faktoren:

1. *Subjektiver Behandlungserfolg und subjektive Behandlungszufriedenheit.* Diese beiden Faktoren werden mithilfe eines Fragebogens erhoben, den zufällig ausgewählte Patienten zwei bis drei Monate nach der Entlassung aus der stationären Rehabilitation mit der Bitte erhalten, ihn auszufüllen und dann an die Rentenversicherung zurückzuschicken (s. auch 5.2 *Befragungen*).
2. *Reha-Therapiestandard.* Die Rentenversicherung prüft, in welchem Ausmaß die Vorgaben der Reha-Therapiestandards umgesetzt werden.

3. *Katalog therapeutischer Leistungen.* Die Rentenversicherung erhält von den Kliniken Informationen darüber, welche Therapien ein bestimmter Patient wie oft erhalten hat und ob sie als Einzel- oder Gruppenanwendung durchgeführt worden sind.
4. *Peer Review.* Zufällig ausgewählte Entlassungsberichte einer Klinik werden anonymisiert Gutachtern (Peers) mit der Aufgabe zur Verfügung gestellt, die Qualität der Berichte zu beurteilen (s. auch 5.2 *Peer Review-Verfahren*).

Die Ergebnisse der vier Faktoren werden von der Rentenversicherung in Punktwerte umgerechnet, wobei ein gutes Ergebnis eine hohe Punktzahl und ein schlechtes Ergebnis entweder keine Punkte oder eine niedrige Punktzahl erhält. Unterschreitet eine Klinik in einem der vier Faktoren die Hälfte der möglichen Punkte, muss ein *„strukturierter Qualitätsdialog"* (Deutsche Rentenversicherung Bund, 2017) durchgeführt werden. In dem Dialog wird der Klinikleitung (Chefarzt und Verwaltungsleiter) die Gelegenheit gegeben, das schlechte Ergebnis zu erklären. Zusätzlich sollen sie erläutern, welche Maßnahmen ergriffen werden, um das Ergebnis zu verbessern. Gelingt dies innerhalb eines halben Jahres nach dem Dialog nicht, wird ein zweiter Qualitätsdialog geführt. Sollte auch dieser Dialog nicht innerhalb von einem halben Jahr zu einer Verbesserung über die 50%-Marke hinaus führen, würde die Rentenversicherung die betroffene Klinik nicht mehr belegen.

Der strukturierte Qualitätsdialog soll auch dann stattfinden, wenn der Wert für einen Faktor zu den 10% der schlechtesten Werte im Vergleich zu anderen Kliniken mit derselben Indikation gehört (s. Deutsche Rentenversicherung Bund, 2017, S. 12).

Der Gedanke, QS in der Medizin zu betreiben, ist keineswegs neu. Er geht vielmehr auf eine Initiative der Weltgesundheitsorganisation (WHO) zurück, die bereits 1984 ihre Mitgliedsstaaten aufforderte, qualitätssichernde Maßnahmen in der Versorgung von Patientinnen zu entwickeln (Eicher, 2009). Dieser Auftrag wurde in Deutschland zum ersten Mal 1989 umgesetzt. Seitdem ist die Qualitätssicherung für alle verpflichtend, die medizinisch-therapeutische Leistungen erbringen (Brand, 2005). Sie gilt damit auch für die Sprachtherapie – unabhängig davon, ob Logopädinnen in stationären, teilstationären oder ambulanten Einrichtungen arbeiten.

Die QS ist multidimensional aufgebaut (Brand, 2005), da mit ihr alle Prozesse erfasst werden sollen, die das Ziel haben, medizinisch-therapeutisches Wissen einzusetzen (Blanco & Mäder, 1999).

Dabei wird typischerweise zwischen den drei Dimensionen

- Strukturqualität,
- Prozessqualität und
- Ergebnisqualität

unterschieden (vgl. Eicher, 2009, 14 ff; Wehmeyer & Grötzbach, 2010, 224).

Während die Ergebnisqualität das Outcome einer Therapie beschreibt, bezieht sich die Strukturqualität auf die räumlichen und baulichen Gegebenheiten einer Einrichtung sowie auf die Qualifikationen der Mitarbeiter und auf das zur Verfügung stehende Therapiematerial. Die Prozessqualität beschreibt schließlich, wie Therapien geplant, durchgeführt und dokumentiert werden. Weitere Inhalte der multidimensionalen QS sind in Tabelle 5.1 aufgeführt.

Tab. 5.1: Beschreibung und Inhalte der drei Haupt-Qualitätsdimensionen (nach SGB V, § 125, Abs. 1; Wehmeyer & Grötzbach, 2010, 224)

Qualitätsdimension	Beschreibt	Enthält Angaben über
Strukturqualität	die Qualifikation der Therapeutin, ihr Arbeitsumfeld und die vorhandene Infrastruktur einer Einrichtung	– Anzahl und Qualifikation der Mitarbeiterinnen, – Indikationsspektrum der jeweiligen Einrichtung, – apparative und diagnostische Ausstattung, – räumliche und bauliche Gegebenheiten
Prozessqualität	die Güte der ablaufenden Therapieprozesse	– Art und Anzahl verordneter und erbrachter therapeutischer Leistungen, – Dauer von Einzel- und Gruppentherapien, – zeitliche Abfolge der Therapien, – Priorisierung von Therapien, – Schlüssigkeit der Therapiedokumentation
Ergebnisqualität	den Grad der Zielerreichung bei Therapieende	– angestrebte und erreichte Therapieziele, – Effizienz der verwendeten Therapiemethoden, – Risiken der durchgeführten Behandlungen, – Patientenzufriedenheit mit dem Therapieergebnis sowie mit der therapeutischen Betreuung

Struktur-, Prozess- und Ergebnisqualität interagieren miteinander. Die vorhandenen Strukturen und Ressourcen beeinflussen die Prozesse, die wiederum die gemessene Ergebnisqualität mitbestimmen. Ergänzend kommen weitere Qualitätsdimensionen hinzu, die sich auf den gesellschaftlich-institutionellen Kontext, die professionellen Kompetenzen der Leistungserbringer oder die Patienten beziehen. Für die Sprachtherapie bedeutsam sind die Konzeptqualität, die Beziehungsqualität und die Lebensqualität der Patienten.

- **Konzeptqualität.** Die Auseinandersetzung mit den Zielen und Wertvorstellungen einer Einrichtung oder Praxis gehört zur Qualitätssicherung zwingend dazu. In ihr spiegelt sich ‚der Geist' einer Einrichtung wider, ihr Ethos. In Leitbildern von Praxen und Institutionen sowie in Konzepten therapeutischer Methoden – beispielsweise durch Aussagen zum Menschenbild in der Therapie – wird die zugrunde liegende Konzeptqualität deutlich.
- **Beziehungsqualität.** Die erreichte Qualität einer Therapie lässt sich am subjektiven Empfinden eines Menschen mit einer Sprachstörung bemessen. Die Qualität der therapeutischen Beziehung selbst wird dabei zum Prüfstein, wenn es um die Realisierung von „Kundenorientierung" im Alltag geht. Die Beziehungsqualität lässt sich z. B. durch standardisierte Befragung der Patienten ermitteln.
- **Lebensqualität.** Der Grad der durch Therapie erreichten subjektiven Lebensqualität eines Patienten mit sprachlichen Beeinträchtigungen stellt einen wichtigen Parameter zur Bestimmung der Ergebnisqualität dar und ist ein Maß für die Effektivität der Therapie. Das Konstrukt der Lebensqualität hängt dabei stark mit der kommunikativen Teilhabe eines Menschen im Alltag zusammen, wie sie auch im Rahmen der International Classification of Functioning, Disability and Health (ICF, DIMDI, 2005) beschrieben wird. Zur objektiven Erfassung der Lebensqualität bei spezifischen Kommunikationsstörungen stehen allerdings derzeit noch zu wenig geeignete Verfahren zur Verfügung (Beushausen, 2016b).

Seit 2005 sind alle Akut-Krankenhäuser und alle Rehabilitationskliniken in Deutschland gesetzlich verpflichtet, die Güte der drei Haupt-Qualitätsdimensionen im Rahmen einer **Zertifizierung** (s. auch 5.2 *Ablauf der Zertifizierung*) nachzuweisen (vgl. SGB V, § 137). Da die Zertifizierung nur drei Jahre gilt, muss sie regelmäßig neu erbracht werden. Für logopädische Praxen gibt es bislang keine gesetzliche Verpflichtung, sich an der Zertifizierung zu beteiligen. Eine Reihe von Praxen und auch von Berufsfachschulen für Logopädie unterzieht sich der Zertifizierung jedoch freiwillig, um damit die Güte ihrer Einrichtung zu dokumentieren.

➲ Definition | Qualitätssicherung
Qualitätssicherung in der Logopädie/Sprachtherapie ist die (Selbst)-Verpflichtung jedes therapeutisch Tätigen zu einem hohen professionellen Standard und der Übernahme von Verantwortung für das eigene Handeln. Qualitätssicherung ist somit Teil des Berufsethos und der Professionalisierung der Logopädie/Sprachtherapie (Beushausen, 2016b).

5.2 Qualitätsmanagement im Gesundheitswesen

Qualitätsmanagement oder QM bezeichnet alle organisierten Maßnahmen, die der Verbesserung von Produkten, Prozessen oder Leistungen jeglicher Art dienen. QM ist eine Kernaufgabe der Unternehmensleitung. In Branchen wie der Luft- und Raumfahrt, Medizintechnik, Teilen der Gesundheitsversorgung, z. B. der medizinischen Rehabilitation oder der Arznei- und Lebensmittelherstellung, ist das QM vorgeschrieben. Seit etwa 1900 wurden verschiedene Modelle zur Standardisierung des QM entwickelt. In der Industrie hat es deshalb bereits eine lange Tradition, die Qualität von Produkten genau zu definieren. So legt beispielsweise das Deutsche Institut für Normung (DIN) für viele Produkte exakt fest, welchen Anforderungen sie genügen müssen. Firmeneigene Labors, unabhängige Prüfinstitute, Vereine (wie z. B. der TÜV) oder Stiftungen (wie z. B. die Stiftung Warentest) sorgen dafür, dass die Normen überwacht und damit eingehalten werden. Sollte ein Produkt trotz aller Qualitätskontrollen fehlerhaft sein, haben Käufer im Rahmen der gesetzlichen Garantiebestimmungen Anspruch auf Ersatz oder kostenlose Mängelbeseitigung. Dadurch werden Sicherheit und Vertrauen geschaffen: Die Kunden können sich darauf verlassen, qualitativ hochwertige Waren zu erhalten.

Im Gesundheitswesen wird das QM eingesetzt, um die Struktur-, Prozess- und Ergebnisqualität (s. Tab. 5.1) einer Klinik oder Praxis kontinuierlich zu überwachen. In der Regel ist dies die Aufgabe von einem oder mehreren QM-Beauftragten. Sie achten insbesondere darauf, dass die Vorgaben aus der QS (s. *Qualitätssicherung der Deutschen Rentenversicherung*) umgesetzt werden. Dazu erheben sie typischerweise Kennzahlen, die sich z. B. auf die Therapiefrequenz, die Anzahl von Vollzeitkräften, die Fluktuationsrate von Mitarbeitern oder die Teilnahmequote an innerbetrieblichen Fortbildungen beziehen. Die QM-Beauftragten führen außerdem regelmäßig Gespräche mit den Mitarbeitern. Sie hinterfragen dabei z. B. die Prozessabläufe einer klinischen Abteilung (z. B. der Logopädie) mit dem Ziel, Schwachstellen zu erkennen, um sie anschließend zu beseitigen (**„interne Audits"**). Die Kennzahlen und die Ergebnisse der Audits bilden die Grundlage für einen **Selbstbewertungsbericht,** der als Startpunkt für die Zertifizierung benötigt wird (s. auch 5.2 *Ablauf der Zer-*

tifizierung). Mithilfe des Selbstbewertungsberichts gibt eine Klinik Auskunft darüber, in welchem Ausmaß die Vorgaben der QS erreicht worden sind. Zur Strukturierung des Berichts existiert eine Reihe von QM-Verfahren (für eine Auswahl s. Tab. 5.2), die aus einem (umfangreichen) Kriterienkatalog bestehen (für ein Beispiel s. Tab. 5.3). Für jedes Kriterium ist im Bericht der jeweilige Erfüllungsgrad anzugeben.

Tab. 5.2: Auswahl anerkannter QM-Verfahren (nach Enge et al., 2010)

QM-Verfahren	Betreuende Zertifizierungsgesellschaft
KTQ im Bereich Rehabilitation	KTQ GmbH
QMS-REHA	Deutsche Rentenversicherung Bund
Qualitätssiegel Geriatrie	Bundesverband Geriatrie e. V.
DIN EN ISO 9001	Katholischer Krankenhausverband
Integriertes Qualitätsmanagement Programm Reha (IQMP)	Institut für Qualitätsmanagement im Gesundheitswesen – IQMG GmbH
DEGEMED Auditleitfaden 5.0	Deutsche Gesellschaft für Medizinische Rehabilitation e. V.
deQus Version 3.0	Deutsche Gesellschaft für Qualitätsmanagement in der Suchttherapie e. V.

Tab. 5.3: Auszug aus der KTQ: Kategorie 2 – Sicherstellung der Mitarbeiterorientierung (eigene Darstellung)

Kriterium	Inhalt
2.1.1	Die Leitung der Klinik sorgt für die Bereitstellung einer ausreichenden Zahl von qualifizierten Mitarbeitern.
2.2.1	Die Klinik betreibt eine systematische Personalentwicklung.
2.2.3	Die Klinik sorgt für eine systematische Fort- und Weiterbildung, die sowohl an den Bedürfnissen der Mitarbeiter als auch an denen der Klinik ausgerichtet ist.
2.2.4	Die Finanzierung von Fort- und Weiterbildungsmaßnahmen ist mitarbeiterorientiert geregelt.
2.3.1	In der Klinik wird ein festgelegter und einheitlicher Führungsstil praktiziert, der die Bedürfnisse der Mitarbeiter berücksichtigt.
2.3.2	Tatsächliche Arbeitszeiten werden systematisch ermittelt und entsprechen weitgehend geplanten Arbeitszeiten.
2.3.3	Jeder neue Mitarbeiter wird systematisch auf seine Tätigkeit vorbereitet.

Die Anwendung eines der QM-Verfahren aus Tabelle 5.2 ist für den Beginn einer Zertifizierung verpflichtend, wobei jede Klinik selbst entscheiden kann, welches Verfahren durchgeführt werden soll. Die Verfahren unterscheiden sich zum einen in der Gesamtmenge der zu bearbeitenden Kriterien und damit in der Zeit, die in die Bearbeitung zu investieren ist. Zum anderen differieren sie hinsichtlich der Art der Erkrankung, auf die sie sich schwerpunktmäßig beziehen (z. B. Geriatrie oder Suchterkrankungen).

Ablauf der Zertifizierung

Die Durchführung der Zertifizierung läuft in mehreren Schritten ab. Zunächst muss sich eine Klinik für ein (anerkanntes) QM-Verfahren und damit auch für eine Zertifizierungsgesellschaft entscheiden (s. Tab. 5.2). Der Gesellschaft wird dann der Selbstbewertungsbericht in Form des gewählten QM-Verfahrens zur Verfügung gestellt. Gleichzeitig werden von der Gesellschaft zwei oder drei Personen (**„Visitoren"**) bestimmt, die die Aufgabe haben, die Angaben des Selbstbewertungsberichts zu überprüfen. Dazu reisen sie für zwei oder drei Tage in die Klinik, um sich vor Ort einen Eindruck über die Umsetzung des Kriterienkatalogs zu verschaffen. Sie führen zu diesem Zweck vor allem Gespräche mit den Klinikmitarbeitern, um Ungenauigkeiten, Widersprüche oder Übertreibungen im Selbstbewertungsbericht zu thematisieren (**„externe Audits"**). Als Ergebnis ihres Besuchs schreiben die Visitoren einen Visitationsbericht, aus dem hervorgeht, in welchem Ausmaß die Kriterien in der besuchten Klinik umgesetzt worden sind. Überschreitet das Ausmaß eine im Voraus definierte Mindestgrenze, erhält die Klinik im letzten Schritt die **Zertifizierung.** Damit wird ihr bestätigt, dass ihre Struktur-, Prozess- und Ergebnisqualität den gestellten Anforderungen entsprechen. In der Regel enthält der Bericht auch Hinweise auf Schwächen, die es bis zur nächsten **Re-Zertifizierung** in drei Jahren zu beseitigen gilt. Die Re-Zertifizierung besteht aus den gleichen Schritten wie die Erstzertifizierung und ist wiederum drei Jahre gültig. Der zyklische Ablauf des Zertifizierungsverfahrens ist zusammenfassend in Abbildung 5.1 dargestellt.

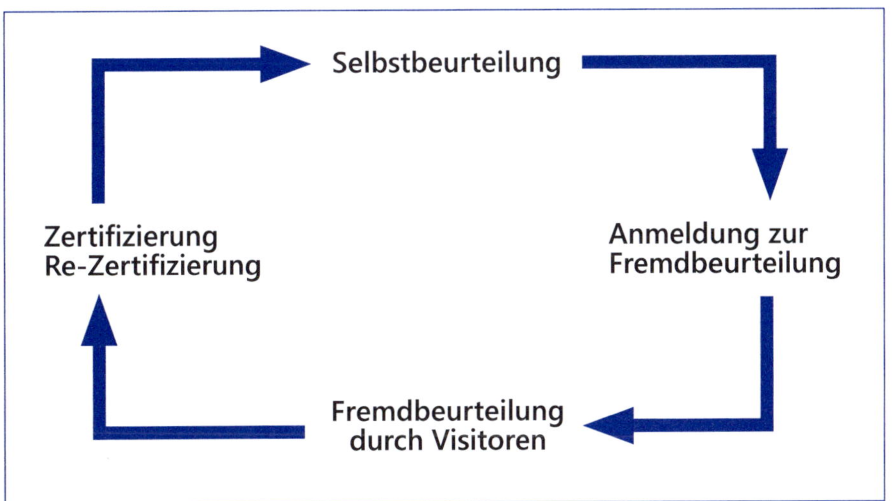

Abb. 5.1: Zyklischer Ablauf des Zertifizierungsverfahrens (eigene Darstellung)

Befragungen

Neben der Zertifizierung überprüfen die Kostenträger die Qualität medizinischer Einrichtungen durch weitere Maßnahmen. So führt die Deutsche Rentenversicherung (DRV) in Berlin beispielsweise regelmäßig Befragungen unter ihren Versicherten durch (s. *Qualitätssicherung der Deutschen Rentenversicherung*). Das Ziel der Befragung ist, Informationen über die Zufriedenheit der Patienten mit einer Klinik und über den subjektiven Behandlungserfolg zu gewinnen. Dazu werden nach dem Zufallsprinzip Versicherte ausgewählt, die eine Rehabilitation zu Lasten der DRV erhalten haben. Den Versicherten wird ca. zwei bis drei Monate nach dem Ende ihres (stationären) Rehabilitationsaufenthalts ein Fragebogen zugeschickt, der sich auf alle Aspekte der medizinisch-therapeutischen Versorgung bezieht. So wird z. B. danach gefragt, wie oft eine Patientin eine bestimmte Therapie erhalten hat, wie sie die Qualität der Therapien einschätzt und ob sie über die Ziele der Rehabilitationsmaßnahme informiert worden ist. Zur Beantwortung der Fragen steht eine **Ratingskala** zur Verfügung, mit der Beurteilungen angegeben werden können. Die Teilnahme an der Befragung ist natürlich freiwillig und anonym.

Die Befragungsergebnisse werden von der DRV zweifach genutzt. Zum einen gibt sie die Ergebnisse in jährlichen Abständen an die überprüften Kliniken weiter. Dadurch werden sie kontinuierlich über ihre Stärken und Schwächen informiert. Mit der Informationsweitergabe ist selbstverständlich auch die Erwartung verbunden, dass die Kliniken ihre Schwächen beseitigen. Zum anderen vergleicht die DRV die Ergebnisse aller Kliniken mit derselben Indikation (z. B. die Ergebnisse aller neurologischen Rehabilitationskliniken) untereinander. Dies führt zur Ermittlung einer **Rangreihenfolge,** bei der die Kliniken mit den besten (Qualitäts-)Ergebnissen die oberen Plätze und diejenigen mit den schlechtesten Ergebnissen die unteren Plätze einnehmen. Mit diesem Vorgehen wird ein **Benchmarking** (deutsch: „Maßstäbe setzen") durchgeführt.

➲ **Definition | Benchmarking**

ist ein systematischer und kontinuierlicher Prozess des Vergleichens von Produkten, Dienstleistungen und Prozessen im eigenen Unternehmen sowie mit denen in fremden Unternehmen in qualitativer und/oder quantitativer Hinsicht.

▶ **TIPP**

Benchmark statement Speech and language therapy
Die Quality Assurance Agency for Higher Education hat 2001 für die akademische Ausbildung von englischen Sprachtherapeuten Ausbildungsstandards festgelegt. Einzusehen sind sie unter:
http://www.qaa.ac.uk/assuring-standards-and-quality/the-quality-code/subject-benchmark-statements/healthcare-professions

Die DRV informiert die Kliniken ebenfalls in jährlichen Abständen über die Ergebnisse des Benchmarkings, die anonymisiert werden. Damit weiß eine bestimmte Klinik zwar, welchen Platz sie in der Rangreihenfolge der DRV einnimmt, die Namen der anderen Kliniken, die eventuell höhere oder tiefere Plätze einnehmen, sind ihr jedoch nicht bekannt.

Übergeordnete Ziele eines einrichtungsinternen Qualitätsmanagements sind die

- kontinuierliche Sicherung und Verbesserung der Versorgungsqualität
- systematische Patientenorientierung
- Erhöhung der Arbeitszufriedenheit
- Transparenz der Maßnahmen
- Objektivierung und Messung von Ergebnissen der Versorgung (Beushausen, 2016b)

Peer-Review-Verfahren

Als weitere Maßnahme zur Qualitätssicherung setzt die DRV das **Peer-Review-Verfahren** (deutsch: „Begutachtung durch Ebenbürtige") ein (s. *Qualitätssicherung der Deutschen Rentenversicherung*). Ziel des Verfahrens ist es, die Prozessqualität einer Klinik zu prüfen, indem die Entlassberichte der Klinik einer kritischen Beurteilung unterzogen werden. Dazu erhalten Chefärzte mit langjähriger Berufserfahrung als Peers (deutsch: „Ebenbürtige, Gleichrangige") zufällig ausgewählte, anonymisierte Entlassberichte aus anderen Kliniken. Sie haben die Aufgabe, die Güte der Entlassberichte zu beurteilen. Dabei wird bewertet, ob z. B. die Darstellung der Anamnese, der Diagnostik oder des Therapieverlaufs keine Mängel, leichte Mängel, deutliche Mängel oder gravierende Mängel aufweisen. Die Bewertung ist mit einer Vergabe von Punkten verbunden, wobei 10 Punkte keine Mängel und 0 Punkte gravierende Mängel bedeuten. Aus der Addition der Punkte ergibt sich eine zusammenfassende Beurteilung eines Entlassberichts. Die DRV meldet die Ergebnisse des Peer-Reviews regelmäßig an die Rehabilitationsklinken zurück und nutzt sie außerdem zum

Benchmarking. Über den Rang, den eine bestimmte Klinik dabei erreicht, wird sie ebenfalls informiert.
Sprachtherapeutinnen profitieren von dem Peer-Review-Verfahren – vielleicht ohne es zu wissen –, indem sie Fachartikel lesen. Denn sowohl die internationalen als auch die deutschen Fachzeitschriften veröffentlichen in der Regel nur Beiträge, die peer-reviewed worden sind. Der Ablauf sieht dabei wie folgt aus:

Beispiel

Peer-Review-Verfahren sprachtherapeutischer Zeitschriften
Die Herausgeber der Fachzeitschriften schicken die eingegangenen Artikel vor ihrer Veröffentlichung an eine oder mehrere Gutachterinnen oder Peers. Bei ihnen handelt es sich um ausgewiesene Expertinnen für das Thema, das der jeweilige Artikel behandelt. Die Gutachterinnen entscheiden, ob der Artikel aktuell und relevant genug ist, um veröffentlicht zu werden. Die Begutachtungskriterien sind im Allgemeinen, ob

- *das bearbeitete Thema wertvoll und originell ist,*
- *die Gliederung der Arbeit klar erkennbar ist,*
- *die verwendete Methode (insbesondere die Statistik) angemessen ist,*
- *die Ergebnisse überzeugend und durch notwendige Kontrollen gesichert sind,*
- *die Ergebnisse sorgfältig und verständlich diskutiert werden,*
- *die Abbildungen instruktiv sind,*
- *die Beschriftungen von Abbildungen und Tabellen korrekt sind und*
- *im Literaturverzeichnis alle relevanten Autoren bzw. Arbeiten zitiert sind.*

Die Gutachterinnen beurteilen dann, ob ein Artikel abgelehnt wird, oder ob er unverändert, mit kleinen Änderungen oder erst nach umfangreichen Änderungen angenommen werden kann. Die Gutachterinnen senden ihre Verbesserungsvorschläge an die Herausgeber, die sie an den oder die Autoren mit der Bitte um Beachtung weiterleiten. Ist der Beitrag auf der Basis der Vorschläge revidiert worden, wird er in Regel von den Herausgebern nochmals redaktionell überarbeitet. Sobald die Autoren der Überarbeitung zugestimmt haben, erscheint der Beitrag in einer der nächsten Ausgaben der Zeitschrift.
Die Mehrheit der Gutachterinnen arbeitet freiwillig und unentgeltlich. Sie bleiben für die Autoren meistens anonym. Ihre Verbesserungsvorschläge tragen wesentlich dazu bei, dass Veröffentlichungen die Qualitätsstandards einer Zeitschrift erfüllen. Diesem Vorteil steht der Nachteil gegenüber, dass das Peer-Review-Verfahren Zeit kostet. Daher müssen Autoren manchmal Geduld aufbringen, bis sie eine Rückmeldung zu ihrem Beitrag erhalten.

5.3 Evaluation

Sowohl der Qualitätssicherung als auch dem Qualitätsmanagement liegt der Gedanke zugrunde, Qualitätsdimensionen zu definieren, um sie anschließend überprüfen oder evaluieren zu können. Evaluation bedeutet dabei: Auswertung, Beurteilung oder Bewertung. Unter einer Evaluation ist damit die systematische Untersuchung des Nutzens oder Wertes eines zu untersuchenden Gegenstandes zu verstehen.

Evaluationsgegenstände können Therapien, Programme, Projekte, Produkte, Maßnahmen, Leistungen, Organisationen, Politik, Technologien oder Forschung sein. Eine Evaluation ist grundsätzlich allen Gegenständen und Bereichen zugänglich. Die erzielten Ergebnisse, Schlussfolgerungen oder Empfehlungen müssen nachvollziehbar auf empirisch gewonnenen qualitativen bzw. quantitativen Daten beruhen.

Die Evaluation ist im therapeutischen Kontext wie folgt definiert:

> ➲ **Definition | Evaluation**
> ist die *„Überprüfung der Wirksamkeit einer Intervention (z.B. Therapiemaßnahme, Aufklärungskampagne) mit den Mitteln der empirischen Forschung. Neben einer Überprüfung des Endergebnisses einer Maßnahme (summative Evaluation) wird auch der Verlauf der Intervention in einer Evaluationsstudie mit verfolgt und ggf. beeinflusst (formative Evaluation)"* (Bortz & Döring, 2006, 726).

Evaluationen sind damit Planungs- und Entscheidungshilfen, die die Ziele verfolgen, therapeutische Maßnahmen zu prüfen, zu verbessern oder über ihre Wirksamkeit zu entscheiden. Durch das systematische Vorgehen ist es möglich, die Qualität von Therapien zu beschreiben, um sie qualitativ weiterzuentwickeln (Giel & Iven, 2009).

Evaluationen sollen vier grundlegende Eigenschaften aufweisen (Deutsche Gesellschaft für Evaluation e.V. [DeGEval], 2008):

- **Nützlichkeit:** Evaluation soll sich an den Evaluationszwecken sowie am Informationsbedarf der vorgesehenen Nutzerinnen ausrichten.
- **Durchführbarkeit:** Die Evaluation soll realistisch, gut durchdacht, diplomatisch und kostenbewusst geplant und ausgeführt sein.
- **Fairness:** In der Evaluation soll respektvoll und fair mit den betroffenen Personen und Gruppen umgegangen werden.

- **Genauigkeit:** Die Evaluation soll gültige Informationen und Ergebnisse zu dem jeweiligen Evaluationsgegenstand und den -fragestellungen hervorbringen und vermitteln.

Je nach Fragestellung wird zwischen unterschiedlichen Formen der Evaluation differenziert:

- Der Begriff der **Prozessevaluation** (Process Evaluation) steht für die systematische Erfassung des gesamten Prozesses (Prozessdaten) während der Durchführung einer Intervention. Dies umfasst den gesamten Interaktionsprozess zwischen Therapeuten und Patienten.
- **Ergebnisevaluation** (Outcome Evaluation) bedeutet die Untersuchung, ob erwartete Effekte (erwartete Ergebnisdaten) nach Abschluss einer Intervention eingetreten sind.
- **Impact Evaluation** steht für die Erfassung von Interventionseffekten, die über die vorgesehenen Zielgruppen und erwarteten Effekte (nicht erwartete Ergebnisdaten) hinausgehen, z. B. Generalisierungs- und Transfereffekte.

5.3.1 Evaluation im sprachtherapeutischen Behandlungsprozess

Für logopädische Praxen ist es bisher gesetzlich nicht verpflichtend, sich an einem Qualitätssicherungsprogramm, einer Patientenbefragung oder einem Peer-Review-Verfahren zu beteiligen. Sie können jedoch jederzeit selbstinitiativ ein Qualitätsmanagement einführen. Ein solches QM-System umfasst in der Regel folgende Grundelemente:

- **Tools zur Patientenversorgung:** Patientenorientierung, Patientensicherheit, Patientenmitwirkung, die Strukturierung von Behandlungsabläufen und die Selbstverpflichtung zur Berücksichtigung neuester wissenschaftlicher Erkenntnisse bei der Therapie sowie aktueller Leitlinien.
- **Tools zur Praxisführung und -organisation:** Regelung von Verantwortlichkeiten, Mitarbeiterorientierung, Fort- und Weiterbildung, Praxismanagement und Gestaltung von Kommunikationsprozessen.

Instrumente des praxisinternen Qualitätsmanagements können beispielsweise die Festlegung von konkreten Qualitätszielen für die einzelne Praxis, die systematische Überprüfung der Zielerreichung und die ständige Verbesserung aller Prozesse durch gezieltes Beschwerdemanagement und Patientenbefragungen sein.

5.3.2 Qualität durch Evaluation

Die Durchführung von Evaluationen stellt eine gesetzliche Verpflichtung dar, denn nur diejenigen Interventionen werden bezahlt, die nachweislich effektiv oder wirksam sind (vgl. SGB IX; Welti & Raspe, 2004). Die Evaluation stellt im Rahmen des Konzeptes der evidenzbasierten Praxis ein Kerntool zur Prüfung der Umsetzung von externer Evidenz am Patienten dar. Sie hat damit eine Brückenfunktion zur Forschung in der Sprachtherapie. Ein gelungenes Qualitätsmanagement sprachtherapeutischer Prozesse muss auf evidenzbasierten Methoden und Modellen basieren und systematisch Evaluationen durchführen (Beushausen, 2014a). Die Einführung eines Qualitätsmanagementsystems ist dagegen (noch) freiwillig.

Eine gute Evaluation:

- hat einen positiven Zweck: Weshalb wird sie durchgeführt? Wessen Evaluation ist es? Wer gewinnt dadurch? Was soll sie bewirken?
- hat einen klaren Inhalt: Was soll evaluiert werden? Was will die Therapie erreichen? Was sind die Erwartungen?
- weist Indikatoren auf, nach denen Prozesse und Ereignisse bewertet werden können: Woran kann man ablesen, ob ein Kriterium erfüllt wird? Was kann als „Beweis" gelten?
- beruht auf dem Einsatz von stimmigen Methoden. Dabei ist die Verhältnismäßigkeit von Aufwand und Ergebnis eines der wichtigsten Erfolgskriterien: Welche Methoden sind für die erwarteten Ziele brauchbar? Wie lassen sich die zu erwartenden zusätzlichen Belastungen in Grenzen halten?
- bezieht sich auf einen brauchbaren, für den Therapiealltag relevanten Ausschnitt von Wirklichkeit: Welche Reichweite haben die Ergebnisse der Evaluation?
- reflektiert unerwartete Nebenwirkungen: Was hat die Evaluation ausgelöst, das nicht den ursprünglichen Intentionen entspricht?
- löst Entwicklung aus: Was bewirken die Ergebnisse für die Zukunft der Sprachtherapie?

Abbildung 5.2 zeigt den Zusammenhang von qualitätssichernden Maßnahmen und Evaluation: Ohne Evaluation ist ein Verständnis der bestehenden und zu entwickelnden Qualität von Therapien nicht möglich.

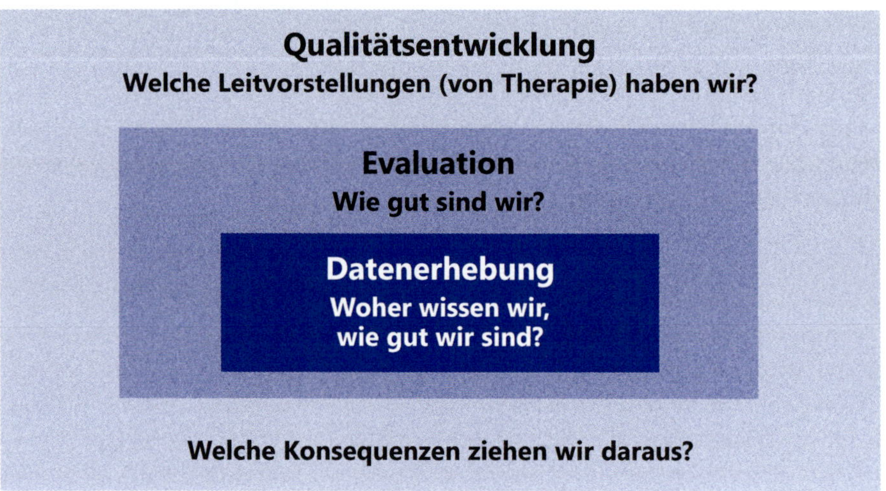

Abb. 5.2: Das Verhältnis von Qualität und Evaluation

5.3.3 Evaluation von Therapien

Man unterscheidet die formative von der summativen Evaluation (Giel & Iven, 2009):

- Die **formative Evaluation** ist eine den Entwicklungsprozess von Therapie- oder Diagnostikmethoden begleitende Forschung. In der **präformativen Phase** (Konzeptphase) wird auf rein reflexiver Basis ein Konzept entwickelt und bewertet. Präformative Evaluation kommt ohne praktische Erprobungsschritte – d. h. ohne prospektiv orientierte empirische Schritte – aus. Die präformative Phase schließt mit einem ersten vorläufigen Programmentwurf ab. In der **formativen Phase** (Entwicklungsphase) wird dann – aufbauend auf dem in der präformativen Phase entwickelten vorläufigen Konzeptentwurf – durch wiederholte praktische Erprobung ein konkretes Therapieprogramm geformt. Formative Evaluation zielt auf die rasche und flexible Erfassung von Schwachstellen mit dem Ziel, vorläufige Programmentwürfe kontinuierlich umzuformen und so lange zu verbessern, bis sich ein Programm ohne offensichtliche Schwachstellen ergibt.
- Die **summative Evaluation** soll zeigen, ob der Evaluationsgegenstand im Hinblick auf seine Ziele wirksam ist. Es wird mithilfe quantitativer und qualitativer Methoden ein Erfolgsnachweis des gewählten therapeutischen Vorgehens durchgeführt. Formative und summative Evaluation können ergänzend eingesetzt werden. Nach Abschluss der formativen Evaluation wird z. B. noch eine summative Evaluation vorgenommen.

Evaluationen lassen sich sowohl auf Prozess- als auch auf Ergebnisebene einsetzen (Abb. 5.3), wenngleich der Ergebnisevaluation ein größerer Stellenwert zukommt.
Prozessziele in der sprachtherapeutischen Evaluation wären etwa die Verständlichkeit von Übungsanweisungen, das empathische Verhalten des Therapeuten oder die Anregung des Patienten zur Mitarbeit. Messkriterien könnten Fragebögen zur Motivation und Empathie oder Verständlichkeitsskalen sein.
Ergebnisziele lassen sich im Beherrschen bestimmter sprech-sprachlicher Techniken definieren und mittels standardisierter Testverfahren evaluieren. Ein Messkriterium wäre dann eine höhere Punktzahl in einem Sprach- oder Sprechtest.

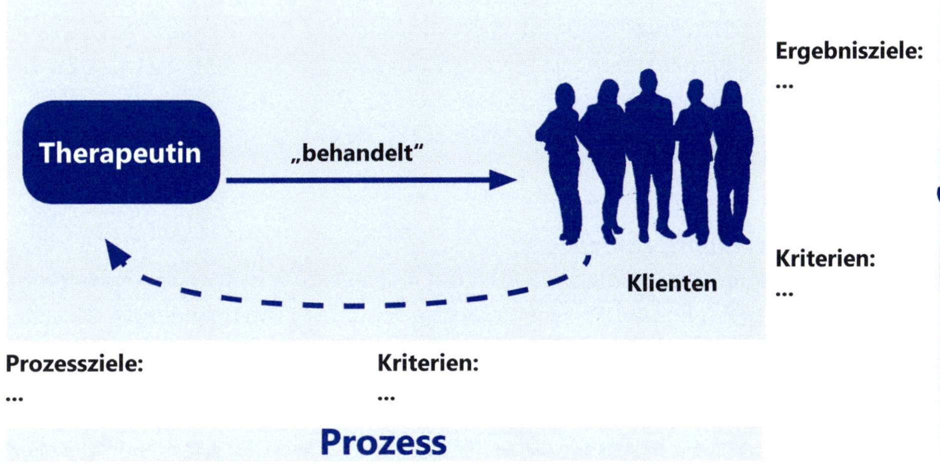

Abb. 5.3: Evaluation von Therapien auf Prozess- und Ergebnisebene

Fazit

Evaluation als gesetzliche Verpflichtung

Es gilt: Nur diejenigen Therapien werden bezahlt, die nachweislich effektiv oder wirksam sind (vgl. SGB IX; Welti & Raspe, 2004).

Therapieziel Autonomie

Der Erfolg einer Therapie beschränkt sich aber nicht nur auf die messbaren Ergebnisse. Vielmehr geht es auch um nicht-messbare Faktoren, wie z. B. um den therapeutischen Einfluss auf die psycho-soziale Situation von Betroffenen. So ist es ein wesentliches Ziel der Therapie, die **Autonomie** von Patienten zu fördern. Mit „Autonomie" ist nicht die Unabhängigkeit von Hilfe oder

Hilfsmitteln, sondern das Recht auf Selbstbestimmung gemeint (Beushausen, 2009, 20). Selbstbestimmung liegt vor, wenn Entscheidungen frei getroffen und ausgeführt werden können. Ein Beispiel dafür ist der Politiker Dr. Wolfgang Schäuble, der aufgrund einer Attentatsverletzung zwar auf ständige Hilfe angewiesen ist, über seine Handlungen jedoch frei entscheiden kann. In der Sprachtherapie wird die Autonomie eines Patienten gefördert, indem die Bezugspersonen von Patienten über deren (sprachliche) Möglichkeiten und Ressourcen beraten und informiert werden.

➲ Definition | Sprachtherapie

„Sprachtherapie (...) [besteht aus der] Gesamtheit der Maßnahmen, die im Zusammenhang mit Interventionen zwischen Therapeut und der betroffenen sprachgestörten Person ablaufen und sich auf die Beseitigung, Linderung oder Kompensation der Sprachstörung an sich und ihrer psychosozialen Auswirkungen erstrecken. Dies bezieht sich auf die Betreffenden selbst und ihr soziales Umfeld" (Grohnfeldt, 2007, 312).

5.3.4 Der Evaluationskreislauf

Sprachtherapeutisch bedingte Probleme und ihre psychosozialen Auswirkungen lassen sich nicht durch beliebig austauschbare Standardtherapien beseitigen oder reduzieren. Vielmehr müssen sich die Therapien an den individuellen Bedürfnissen der Patientinnen orientieren. Dazu gehört, dass die Betroffenen, soweit das möglich ist, an der Definition ihrer Therapieziele beteiligt werden (Grötzbach, 2004a; 2010; Lauer et al., 2013). Sie sollten außerdem darüber informiert sein, warum eine bestimmte therapeutische Übung durchgeführt wird und was damit erreicht werden soll. Die Übungen müssen auf das jeweils zugrunde liegende Problem zugeschnitten sein, das möglichst genau zu beschreiben ist. Das Ergebnis der Übungen ist bei Therapieende zu erheben und dann zu evaluieren. Diese Forderungen werden in den fünf Schritten des therapeutischen Zyklus umgesetzt, der in Abbildung 5.4 dargestellt ist. Die einzelnen Schritte des Kreislaufs werden in Tabelle 5.4 erläutert und durch Beispiele illustriert.

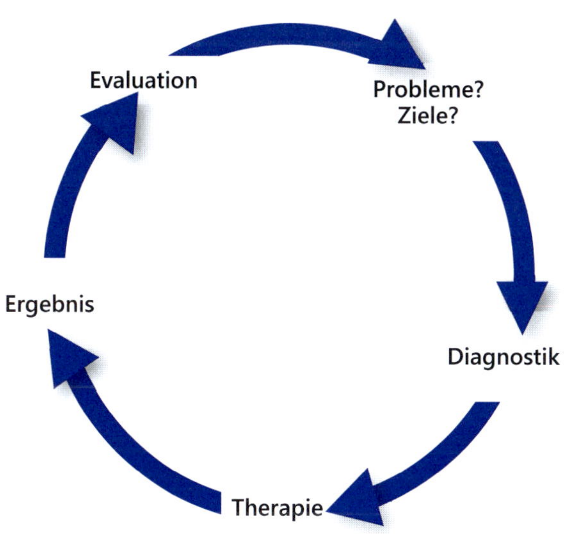

Abb. 5.4: Der Evaluationskreislauf (eigene Darstellung nach van Cranenburgh, 2007, 13)

Tab. 5.4: Schritte des Evaluationskreislaufs (eigene Darstellung nach van Cranenburgh, 2007, 13)

Schritt	Bedeutung	Beispiel
Probleme	Exakte Beschreibung des bestehenden Problems	Frau X. kann weder Inhaltswörter noch Funktionswörter korrekt lesen.
Ziele	Vereinbarung von Therapiezielen zwischen Patientin und Therapeutin	Frau X. möchte am Ende der Therapie einen Zeitungsartikel mit einer Länge von einer halben DIN-A4-Seite fehlerfrei vorlesen können.
Diagnostik	Ermittlung der Ursache für das bestehende Problem	Alexiediagnostik ergibt, dass formähnliche Buchstaben („b" versus „d"; „p" versus „q" oder „m" versus „n") miteinander verwechselt werden.
Therapie	Planung und Durchführung sinnvoller Interventionen auf der Basis der jeweils ermittelten Ursache für ein Problem	Übungen zur Unterscheidung formähnlicher Buchstaben in Isolation und im Wort.
Ergebnis	Messung des Therapieergebnisses durch geeignete Verfahren	Vorlesen eines Zeitungstexts mit einer Länge von einer halben DIN-A4-Seite, dabei Ermittlung der Fehlerzahl.
Evaluation	Prüfung des Grads der Übereinstimmung zwischen Therapieziel und -ergebnis	Frau X. hat ihr Ziel erreicht: Bei Therapieende keine Lesefehler mehr für einen Text mit einer Länge von einer halben DIN-A4-Seite.

Im Evaluationskreislauf liegt das Augenmerk auf der **Problembeschreibung.** Je exakter das Problem bestimmt wird, desto genauer kann die erforderliche Therapie geplant werden. Häufig liegt bei Patientinnen jedoch nicht nur ein (sprachtherapeutisches) Problem vor, sondern mehrere. In diesem Fall ist eine Priorisierung erforderlich, die idealerweise von den Betroffenen selbst vorgenommen wird. Sie legen damit fest, welches Problem vorrangig behandelt werden soll. Mit der Priorisierung wird vermieden, dass es durch zu viele Therapieinhalte zu einer Überforderung der Patienten kommt.

Definition von Therapiezielen

Die Therapieziele sind exakt zu definieren, um evaluiert werden zu können (Grötzbach, 2004a; 2010; Lauer et al., 2013). Global formulierte Ziele (z. B. *„meine Sprache soll besser werden"*) lassen sich ebenso wenig evaluieren wie vage definierte (z. B. *„das Ziel war es, die Kommunikationsfähigkeit zu verbessern"*). Nicht-evaluierbare Therapieziele haben den Nachteil, dass

- der gesetzliche Auftrag der Evaluation nicht erfüllt wird;
- den Patienten und ihren Angehörigen keine zuverlässigen Rückmeldungen über (sprachliche) Fortschritte gegeben werden können;
- Therapieverlaufskontrollen nicht möglich sind;
- Entscheidungen über die Fortführung oder das Ende einer Therapie nur intuitiv getroffen werden können;
- den Zuweisern und Kostenträgern eventuell willkommene Argumente dafür geliefert werden, Sprachtherapie nicht mehr zu verordnen oder zu bezahlen.

Wenn das Ziel einer Therapie nicht oder nur teilweise erreicht wird, wiederholt sich der therapeutische Zyklus. Bei nicht erreichten Zielen ist nach den Gründen zu suchen, um erneuten Misserfolgen vorzubeugen. Selbstverständlich setzt der therapeutische Zyklus auch dann wieder ein, wenn neue Ziele erreicht werden sollen.

Allgemeine Kriterien von Zielformulierungen

Therapeutische Ziele sollten einen **erwünschten Zustand** in der Zukunft beschreiben und **positiv** formuliert sein, d. h. das in Zukunft erwünschte Verhalten steht im Mittelpunkt, nicht das eventuell bisher gezeigte Fehlverhalten. Therapieziele können eine Verbesserung des sprachlichen Verhaltens, aber auch die Abwendung einer Verschlechterung oder die Stabilisierung eines schon gezeigten Verhaltens beinhalten. Sie sollten konkrete Benennungen des **Adressaten,** des **Zwecks** und der Verhaltensänderung beinhalten sowie einen konkreten Zeitpunkt, bis zu dem eine Änderung erfolgen soll. Zielformulierungen erfordern ein aktives Handeln aller Beteiligten. Die gemeinsame Zielformulierung sollte in einem **Handlungsplan** dokumentiert werden.

Fallbeispiel

Zielsetzung in der Stimmtherapie
Eine Patientin mit hypofunktioneller Dysphonie formuliert als Ziel der ersten zehn Sitzungen „meine Stimme soll nicht mehr so kraftlos und verhaucht klingen". Dies stellt ein realistisches Ziel dar. Die Therapeutin formuliert nun nachfragend positiv: „Sie möchten mit kraftvollerer und klarerer Stimme sprechen?" Als die Patientin dieser Formulierung zustimmt, folgen die Konkretisierung des Adressaten (vor wem?), des Zwecks (in welcher Sprechsituation?) und der Verhaltensänderung (Konkretisierung von „klarer" und „kraftvoller"). Schließlich folgt die Erarbeitung des Handlungsplans (Welche Teilschritte und Verhaltensweisen sind notwendig, um das Ziel zu erreichen?).

Der Prozess **der Zielfindung und -analyse** umfasst dabei folgende Stationen:

- Zielsuche
- Operationalisierung der Ziele
- Zielanalyse und -ordnung
- Prüfung auf Realisierbarkeit
- Zielentscheidung (Selektion)
- Durchsetzung der Ziele
- Zielüberprüfung und -revision

5

Im folgenden Kapitel werden Methoden der Zielsetzung vorgestellt, die in der Sprachtherapie anwendbar sind.

5.3.5 Zielsetzungsmethoden

Für die Definition von Therapiezielen stehen verschiedene Modelle der Therapeut-Patient-Beziehung mit verschiedenen Interaktionsmustern zur Verfügung (Dehn-Hindenberg, 2010; Beushausen, 2009a, 21; Grötzbach, 2010; Körner, 2009). Sie unterscheiden sich hinsichtlich:

- des zugrunde liegenden Menschenbildes, das sich in der Sicht auf den Patienten als Laie oder Experte äußert;
- des daraus resultierenden kommunikativen Umgangs zwischen Therapeut und Patient in Form von asymmetrischen (Experte – Laie) oder symmetrischen Gesprächen (Experte – Experte);
- des Grads des Einbezugs des Patienten in den Zielsetzungsprozess.

Zwischen den einzelnen Modellen bestehen fließende Übergänge, die Art der in einem konkreten Fall gewählten Zielsetzungsstrategie hängt maßgeblich von den individuellen Patientenbedürfnissen ab.

- **Paternalistischer Zielsetzungsprozess.** Bei der paternalistischen Zielsetzung werden die Therapieziele ausschließlich durch die Fachkräfte als Experten bestimmt. Die Patientinnen befinden sich in der Laienrolle und werden zwar häufig, jedoch nicht immer (Parry, 2004) über die definierten Ziele informiert. Sie erhalten dadurch die Möglichkeit, den Zielen zuzustimmen oder sie abzulehnen. Ein Vorteil der paternalistischen Zielsetzung ist, dass den Betroffenen Entscheidungen abgenommen werden, die sie aufgrund der Schwere ihrer Erkrankung oder einer eingeschränkten Urteilsfähigkeit möglicherweise gar nicht treffen können. Außerdem ist die paternalistische Zielsetzung zeitökonomisch, da sie keine langwierigen Zieldiskussionen voraussetzt. Die Gesprächsstruktur zwischen dem Experten und Laien ist eine asymmetrische.
- **Informativer Zielsetzungsprozess.** Im informativen Modell informiert der Therapeut den Patienten über die Erkrankung und über mögliche Therapiemethoden und deren Auswirkungen, sodass der Patient in die Lage versetzt wird, eine Entscheidung zu treffen. Der Therapeut befindet sich in der Rolle des Experten, der Patient in der des Laien, die Gespräche verlaufen asymmetrisch.
- **Interpretativer Zielsetzungsprozess.** Im interpretativen Modell gibt die Therapeutin fachliche Informationen, die für das Verstehen der Erkrankung und ausgewählter Therapiemethoden notwendig sind. Sie unterstützt den Patienten, eigene Vorstellungen über Behandlungsmaßnahmen und zum Umgang mit der Erkrankung zu entwickeln und befähigt ihn, eine Entscheidung zu treffen. Auch in diesem Modell wird der Patient im asymmetrischen Gespräch als Laie und der Therapeut als Experte definiert.
- **Abwägender Zielsetzungsprozess.** Im abwägenden Modell bezieht die Therapeutin die persönlichen Lebensumstände in die relevanten therapeutischen Entscheidungen mit ein. Sie hat als Fachexpertin lenkende Funktion im Gespräch, macht Vorschläge zur Lösung des klinischen Problems und wirkt argumentativ auf die Patientin ein. Die Patientin wird damit als Expertin für das eigene Befinden gesehen, die ihre Entscheidung selbstständig trifft. Das Zielsetzungsgespräch verläuft weitgehend symmetrisch, enthält aber – je nach Grad der Lenkung – asymmetrische Anteile.
- **Partizipativer Zielsetzungsprozess.** Im **Shared-Decision-Modell** sind die Patienten aktiv und gleichberechtigt an der Definition ihrer Ziele beteiligt (Beushausen, 2009a, 21; Grötzbach, 2010; Körner, 2009; Lauer et al., 2013). Ein Therapeut als Fachexperte und der Patient als Experte für sein Befinden treffen in einem symmetrischen Gespräch gemeinsam eine Entscheidung über geeignete Therapiemaßnahmen. Der Therapeut liefert Informationen zum Krankheitsbild, über die Auswirkungen der Erkrankung und Möglichkeiten zur Selbsthilfe; der Patient liefert die Beschreibungen zu seiner Lebenswelt, über sein Krankheitsempfinden und zu den eigenen Zielvorstel-

lungen. Die partizipative Entscheidungsfindung hat den Vorteil, dass sich die Betroffenen mit den selbst bestimmten Zielen mehr identifizieren als mit Zielen, die ihnen von den Fachkräften vorgegeben werden. Dadurch steigt die Wahrscheinlichkeit, dass Therapieziele auch erreicht werden. Aus diesem Grund wird die partizipative Zielvereinbarung der paternalistischen Zielsetzung vorgezogen (Beushausen, 2009a, 21; Grötzbach, 2010; Hibbeler, 2009; Körner, 2009).

5.3.6 Therapieziele in der Praxis

Wie die Ergebnisse einer Untersuchung zeigen, ist die Forderung nach genauen und damit überprüfbaren Zielen weder trivial noch überflüssig. In der Untersuchung wurde der Zielsetzungsprozess anhand von 24 sprachtherapeutischen Berichten analysiert, die von neurologischen Rehabilitationskliniken zur Verfügung gestellt wurden (Dallmeier & Thies, 2009). Alle Berichte bezogen sich auf die Darstellung von Aphasietherapien. Die Ergebnisse der Untersuchung waren in zweifacher Hinsicht überraschend:

- Zum einen enthielten vier der 24 Berichte überhaupt keine Ziele. Dies erstaunt nicht nur, weil die Definition von Grob- und Feinzielen in der logopädischen Ausbildung einen breiten Raum einnimmt, sondern auch, weil aufgrund der fehlenden Ziele keine Aussage über den Erfolg der vier Therapien möglich ist.
- Zum anderen war in den 20 Berichten, die Ziele enthielten, kein einziges messbar formuliert. Die Forderung nach evaluierbaren Ergebnissen ist in der klinischen Praxis offensichtlich (noch) nicht angekommen.

In Tabelle 5.5 sind einige Therapieziele aufgelistet, die den analysierten Berichten entnommen sind. Es fällt auf, dass mit der Mehrheit der Ziele beabsichtigt wird, eine Leistung zu verbessern. Da die Formulierung „Verbesserung" jedoch zu vage definierten Zielen führt, sollte sie vermieden werden. Besser geeignet sind Formulierungen, die aus einer genauen Beschreibung der zu verbessernden Leistung bestehen (z.B. *„Herr X. möchte eine Unterhaltung von 15 Minuten Dauer flüssig führen können"*). Bei dem ersten Ziel in Tabelle 5.5 fällt außerdem auf, dass es für logopädische Laien komplett unverständlich ist. Daher erfüllt es seinen Sinn selbst dann nicht, wenn es evaluierbar wäre.

Tab. 5.5: Beispiele für Aphasie-Therapieziele (eigene Darstellung nach Dallmeier & Thies, 2009)

ICF-Komponente	Beispiel
Funktion	– Verbesserung des Zugriffs auf Repräsentationen im phonologischen Output-Lexikon – Verbesserung der Sprachverständnisleistungen – Verbesserung des auditiven Sprachverständnisses – Verbesserung der Kommunikationsfähigkeit – Förderung der schriftsprachlichen Fähigkeiten

Goal attainment scaling

Bei der Definition exakter Ziele hilft das „goal attainment scaling" (GAS), das aus einer fünffach gestuften Zielskalierung besteht (Bovend'Eerdt et al., 2009). Die Durchführung des GAS, das psychometrisch abgesichert ist (Hurn et al., 2006), läuft in mehreren Schritten ab (Turner-Stokes, 2009):

1. Die Erwartungen eines Patienten an seine Therapie werden erhoben.
2. Daraus leitet sich eine Reihe von Zielen ab, die von den Betroffenen hinsichtlich ihrer Priorität und von den Fachkräften hinsichtlich ihrer Schwierigkeit beurteilt werden.
3. Die für einen Patienten wichtigsten Ziele werden in die fünfstufige Skala, die von -2 bis +2 reicht, übertragen. Dabei gibt der Skalenwert 0 die gewünschte Verbesserung an, die in einem definierten Zeitraum erreicht werden soll. Die Bedeutung der anderen Skalenwerte ist Tabelle 5.6 zu entnehmen.
4. Nach Ende des vereinbarten Zeitraums wird im letzten Schritt das Therapieergebnis gemeinsam von den Patienten und den Fachkräften auf der Basis der fünf Skalenwerte evaluiert.

Ein Beispiel für die Anwendung des GAS ist in Tabelle 5.6 zu sehen. Weitere Anwendungsbeispiele für die Logopädie finden sich bei Bucher & Boyer (2009) und bei Lauer et al. (2013) für die Aphasie sowie bei Marek (2009) für die Dysarthrie.

GAS-Skalen lassen sich mittels einer Umrechnungsformel in mathematische Kennwerte für die Therapieevaluation umwandeln. Sie sind valide und reliabel und werden in der psychotherapeutischen Therapieforschung und bei neurologischen Sprachstörungen bereits häufig eingesetzt.

Tab. 5.6: Anwendungsbeispiel für das GAS (nach Grötzbach, 2010)

Skalenwert	Bedeutung	Beispiel
+2	Ergebnis viel besser als erwartet	Frau X. kann innerhalb von einer Woche ihren Vor- und Zunamen, ihre Adresse und ihre Telefonnummer fehlerfrei schreiben.
+1	Ergebnis besser als erwartet	Frau X. kann innerhalb von einer Woche ihren Vor- und Zunamen und ihre Adresse fehlerfrei schreiben.
0	erwartetes Ergebnis	Frau X. kann innerhalb von einer Woche ihren Vor- und Zunamen fehlerfrei schreiben.
-1	Ergebnis weniger als erwartet	Frau X. kann innerhalb von einer Woche nur ihren Vornamen oder nur ihren Zunamen fehlerfrei schreiben.
-2	Ergebnis viel weniger als erwartet	Frau X. kann innerhalb von einer Woche weder ihren Vor- noch ihren Zunamen fehlerfrei schreiben.

SMART-Regel

Alternativ oder ergänzend zum GAS kann die SMART-Regel eingesetzt werden, die ursprünglich aus der Wirtschaft kommt. Das Akronym bedeutet, Therapieziele
Specific = genau,
Measurable = messbar,
Achievable = erreichbar,
Relevant = für die Patienten bedeutsam und
Timed = zeitlich bestimmt
zu definieren (van Cranenburgh, 2007, 218; Grötzbach, 2009; Wade, 2009).

Ein Beispiel für die Anwendung bei Sprachentwicklungsstörungen findet sich in Tabelle 5.7.

Tab. 5.7: Die SMART-Regel bei einem 5;9-Jährigen mit Sprachverständnisstörung

SMART-Regel	Konkretisierung
Specific	Verstehen von Sätzen im Passiv, Themenbereich Körperpflege (Das Kind wird gewaschen ...), Verstehen von Sätzen mit Zeitfolgen, Themenbereich Handlungen im Kindergarten („Bevor Du gehst, gibst du mir einen Stift.")
Measurable	Korrektes Ausführen der sprachlichen Anweisungen aus einer Satzliste mit je 10 Items pro Ziel
Achievable	Es besteht die Aussicht, dass die genannten Ziele – insbesondere durch die Mitarbeit der Familie – erreichbar sind.
Relevant	Zur Verbesserung von Patricks Teilhabe in Familie und Kindergarten ist das Erreichen der gesteckten Ziele sehr wichtig.
Timed	Das Ziel soll innerhalb eines Zeitraums von vier Wochen erreicht werden.

RUMBA-Regel

Eine Variation der SMART-Regel ist die **RUMBA-Regel**, die für
Relevant = für die Patientinnen bedeutsam,
Understandable = nachvollziehbar,
Measurable = messbar,
Behavioural = verhaltensorientiert und
Attainable = erreichbar
steht (van Cranenburgh, 2007, 218).

Sowohl in der SMART- als auch in der RUMBA-Regel wird ein messbares und damit evaluierbares Therapieergebnis gefordert.

Fallbeispiel

RUMBA-Regel bei Herrn Peter
Ein erwachsener Patient mit einem leichten Sigmatismus addentalis, der als Rundfunksprecher arbeitet, möchte bis zu einer wichtigen Anmoderation in vier Wochen weitestgehend symptomfrei sein. Er legt für sich als Ziel fest, bis dahin 90 % des Ziellautes einer DIN-A4-Seite der bereits ausformulierten Anmoderation korrekt zu artikulieren. Dieses Ziel ist für seine Berufsausübung höchst bedeutsam (R), denn ohne Korrektur der Artikulation droht Arbeitsplatzverlust oder zumindest eine Einschränkung des beruflichen Fortkommens. Das Ziel ist für den Patienten nachvollziehbar (U), da er maßgeblich an der Zielformulierung beteiligt war. Die Zielerreichung ist messbar (M), da das Lesen des Textes mittels einer einschlägigen Stimmanalysesoftware aufgezeichnet wird und so der Frequenzbereich eines korrekt artikulierten /s/ exakt festgelegt und die Anzahl korrekter Laute überprüft werden kann. Das Ziel ist verhaltensorientiert (B), denn gemessen wird das Artikulationsverhalten in einer alltagsrelevanten Situation. Das Ziel ist zudem erreichbar (A), denn die Sprachtherapeutin kann ihm im fraglichen Zeitraum genügend Termine zur Verfügung stellen. Zudem beherrscht der Patient bereits den korrekten Laut im Anlaut auf Wortebene und ist hoch motiviert, auch umfangreichere therapeutische Hausaufgaben umzusetzen.

Patiententraining zur Zielerreichung

Stimmung und Motivation der Patienten spielen bei der Zielerreichung eine große Rolle. Deshalb wurden in letzter Zeit verschiedene auf der emotionalen und motivationalen Selbstregulationstheorie basierende Trainingsansätze entwickelt und evaluiert. So arbeitet das **Goal Management Training** (Levine & Robertson, 2000) in einem Bottom-up-Ansatz direkt an der Beeinflussung von Stimmung und Motivation der Betroffenen. Misserfolgen in der Zielerreichung soll durch eine frühzeitige Thematisierung von Fehlerquellen entgegengewirkt und der adäquate Umgang mit Fehlleistungen durch ein strukturiertes Vorgehen erlernt werden. Im **Identity Oriented Goal Training** (Ylvisaker & Feeney, 2000) wird in einem Top-down-Ansatz der Patient befähigt, Wichtiges zu identifizieren und danach eigene Ziele zu definieren und zu hierarchisieren.

Beide Ansätze haben sich gleichermaßen als praktikabel und wirksam erwiesen (McPherson et al., 2009). Andere Ansätze (Harty et al., 2011) stützen sich auf die „Internationale Klassifikation der Funktionsfähigkeit, Behinderung und Gesundheit" (ICF; DIMDI, 2005). Im Mittelpunkt dieser Ansätze stehen eine Klientenzentriertheit, eine Wertschätzung der Autonomie der Patienten und eine gelungene Beziehung zwischen Patient und Therapeut. Eine „gemeinsame Sprache", z. B. durch die Unterstützung technischer Kommunikationssysteme, wie beispielsweise „Talking Mats" (ein bildgestütztes Kommunikationssystem auf der Basis der ICF; Bornman & Murphy, 2006), bildet die Grundlage einer partizipativen Entscheidungsfindung in der Zielsetzung und damit eine Partizipation am Rehabilitationsprozess.
Für die Sprachtherapie eignet sich besonders die Kombination von GAS mit der SMART- oder RUMBA-Regel. So lassen sich mit SMART und RUMBA im ersten Schritt konkrete Einzelziele formulieren, um im zweiten Schritt mittels GAS die Zielerreichung im Einzelnen zu quantifizieren, wie Tabelle 5.8 für das oben genannte Beispiel „RUMBA-Regel bei Herrn Peter" zeigt.

5

Tab. 5.8: GAS-Skala bei Sigmatismus addentalis

Skalenwert	Bedeutung	Rundfunksprecher mit Sigmatismus addentalis
+2	Ergebnis viel besser als erwartet	Herr P. kann innerhalb von vier Wochen alle s-Laute in jeglicher Position und Verbindung in seiner Anmoderation korrekt artikulieren.
+1	Ergebnis besser als erwartet	Herr P. kann innerhalb von vier Wochen 95 % der s-Laute in jeglicher Position und Verbindung in seiner Anmoderation korrekt artikulieren.
0	erwartetes Ergebnis	Herr P. kann innerhalb von vier Wochen 90 % der s-Laute in jeglicher Position und Verbindung in seiner Anmoderation korrekt artikulieren.
-1	Ergebnis weniger als erwartet	Herr P. kann innerhalb von vier Wochen 80 % der s-Laute in jeglicher Position und Verbindung in seiner Anmoderation korrekt artikulieren.
-2	Ergebnis viel weniger als erwartet	Herr P. kann innerhalb von vier Wochen 70 % der s-Laute in jeglicher Position und Verbindung in seiner Anmoderation korrekt artikulieren.

Fazit

Nutzen partizipativer Ziele

- aktives Mitgestalten des Patienten
- Transparenz für alle Beteiligten in der Therapie
- Steigerung der Effektivität einer Therapie
- Steigerung der Effizienz einer Therapie
- Ermöglichen einer Evaluation der Therapie
- Steigerung der Prognosegüte der Therapie

5.3.7 Zusammenhang zwischen Funktionsverbesserungen und Aktivitätsfortschritten

Wenn Patientinnen danach gefragt werden, was sie sich von ihrer Therapie erhoffen, erhält man nahezu immer die Antwort, dass sie (wieder) gesund werden möchten. Dabei nimmt das Ziel „**Gesundheit**", je nach zugrunde liegender Störung, unterschiedliche Bedeutungen an. So versteht beispielsweise ein Patient mit einer Dysphagie unter Gesundheit, wieder gefahrlos essen und trinken zu können. Für Patienten mit einer Stimmstörung bedeutet Gesundheit vielleicht, sich wieder ohne Anstrengung unterhalten zu können. Und für Eltern, die ihre Kinder in die Sprachtherapie bringen, bezieht sich Gesundheit darauf, dass ihr Kind z. B. das „r" oder „s" richtig aussprechen kann.

Funktionsstörungen

Die verschiedenen Bedeutungen des Begriffs „Gesundheit" lassen sich auf eine Gemeinsamkeit zurückführen: Gesundheit wird von den Patienten als Abwesenheit von Funktionsstörungen wahrgenommen. Sie erwarten daher, dass ihre jeweiligen Störungen beseitigt werden. Gestützt auf Erfahrungen aus der kurativen (heilenden) Medizin gehen sie meist davon aus, dass eine Beseitigung oder zumindest Besserung ihrer Störungen – auch wenn dies längere Zeit in Anspruch nehmen sollte – möglich ist.

Die **Störungsbeseitigung** stellt jedoch nicht nur ein zentrales Anliegen der Patienten, sondern auch der Sprachtherapeutinnen dar. Sie messen den Erfolg ihrer Therapien in der Regel daran, dass bei Therapieende keine Störung mehr vorliegt. Es wundert daher nicht, dass sich die Mehrheit aller therapeutischen Ziele auf eine Verbesserung gestörter Funktionen bezieht (vgl. Bühler et al., 2005; Dallmeier & Thies, 2009; Glindemann et al., 2004). Zu diesen Zielen gehört „die Förderung der schriftsprachlichen Fähigkeiten" ebenso wie „die Normalisierung der Sprechatmung", oder dass Herr D. *„(...) die Frikative (...) sowie die Affrikaten (...) in unterschiedlichen sprachlichen Kontexten (...) korrekt produzieren [kann]"* (Aichert & Ziegler, 2010).

Aktivitätsfortschritte

Hinter dem Gedanken, Störungen zu beseitigen oder zu reduzieren, steht die Annahme, dass Patienten dadurch im Alltag (wieder) besser zurechtkommen (Grötzbach, 2008a; 2008b). Diese Annahme ist jedoch nur dann gerechtfertigt, wenn es einen direkten Zusammenhang zwischen der Störungsbeseitigung einerseits und Alltagsfortschritten andererseits gibt. Wie das folgende Beispiel zeigt, ist das aber nicht immer der Fall.

Fallbeispiel

Herr Gück

Der 67-jährige Herr Gück leidet als Folge eines Schlaganfalls unter einer Aphasie, bei der phonematische Paraphasien und Wortfindungsstörungen im Vordergrund stehen. Sein Ziel ist es, die Sprache so weit wiederherzustellen, dass er seine Frau bei der Haushaltsführung unterstützen kann. Dazu gehören vor allem die Einkäufe, die Herr Gück bis zu seinem Schlaganfall für seine Frau erledigt hat. In der Logopädie werden daher erfolgreich diejenigen Floskeln und Wörter geübt, die für Einkäufe benötigt werden.

Trotz seiner guten sprachlichen Fortschritte ergibt sich jedoch auf Nachfrage der behandelnden Logopädin, dass Herr Gück nach Therapieende nicht einkaufen geht. Dies ist vor allem auf zwei Gründe zurückzuführen: Zum einen hat Herr Gück Angst davor, beim Einkaufen von Bekannten angesprochen und in Unterhaltungen verwickelt zu werden, denen er nicht gewachsen ist. Zum anderen hatte er bei seinem einzigen Versuch, einkaufen zu gehen, ein unangenehmes Erlebnis an der Kasse: Da er sich unsicher war, mit welchem Geldschein sein Einkauf zu bezahlen war, benötigte er Zeit, um sich für einen Schein zu entscheiden. Seine Entscheidung war zwar richtig, sie dauerte der Kassiererin und den Kundinnen in der Warteschlange jedoch zu lange. Sie äußerten ihre Ungeduld durch entsprechende Bemerkungen, die Herrn Gück tief verletzten.

Bei Herrn Gück ist das Ziel, seiner Frau die Einkäufe abzunehmen, nicht an fehlenden sprachlichen Verbesserungen gescheitert. Vielmehr war es eine Mischung aus Angst, Überforderung und Ärger, die für den Misserfolg verantwortlich gewesen ist. Sein Beispiel ist sicherlich kein Einzelfall: So kann eine **Stigmatisierung** von Personen mit einem Stottern, einer Kehlkopfentfernung oder einer Rhinophonie ebenfalls dazu führen, dass ihnen trotz logopädischer Verbesserungen gewünschte Aktivitäten verwehrt bleiben. Weitere Gründe für ein Scheitern können Scham, Depression oder Kränkung des Selbst-Ideals sein (vgl. Fries, 2005). Eine Störungsbeseitigung oder -reduktion führt damit, entgegen den Hoffnungen der Patienten, nicht zwangsläufig zu Aktivitätsfortschritten (Häußler, 2007).

Fazit

Funktionsstörungen und Aktivitätsfortschritte

Evaluationen in der Logopädie beziehen sich hauptsächlich auf den Nachweis von Funktionsverbesserungen (z. B. Reduktion von Wortfindungsstörungen, Zunahme korrekt artikulierter Laute, Trinken ohne Verschlucken). Die erreichten Verbesserungen müssen jedoch nicht zwingend mit Aktivitätsfortschritten verbunden sein (z. B. sich unterhalten, gemeinsam Essen gehen, mit Gleichaltrigen spielen). Dadurch sind viele Wirksamkeitsnachweise nur eingeschränkt gültig: Sie enthalten keine Informationen darüber, in welchem Ausmaß Patientinnen als Folge der Funktionsverbesserungen gewünschte Alltagsaktivitäten (wieder) durchführen können. Funktionsverbesserungen machen jedoch nur dann Sinn, wenn sie zu Aktivitätsfortschritten und Teilhabeverbesserungen beitragen (vgl. Fries, 2007).

Für neurologisch erkrankte Patienten ist inzwischen gut belegt, dass sie von stationären Rehabilitationsmaßnahmen profitieren: Sie erreichen funktionelle Verbesserungen in der Selbstversorgung, Motorik und Kognition (Neubauer & Ranneberg, 2006). Es ist aber auch gut belegt, dass die wiedergewonnenen Funktionen häufig nicht genutzt werden. So gibt es Betroffene, die nicht an Gesprächen teilnehmen, telefonieren oder eine SMS schreiben, obwohl sie es könnten. Untersuchungen zeigen außerdem, dass die wiederhergestellten Funktionen im Zeitverlauf nicht nur verloren gehen, sondern sich im Vergleich zum Therapiebeginn sogar noch verschlechtern können (Grötzbach, 2007). Für eine umfassende Evaluation ist daher

- die Wirksamkeit von Therapiemaßnahmen,
- der Transfer von Therapieerfolgen in den Alltag und
- die Nachhaltigkeit der Therapieerfolge

zu prüfen.

5.3.8 Evaluation logopädischer Therapien: Realität oder Mythos?

Eine überzeugende Dokumentation sprachtherapeutischer Ergebnisse besteht jedoch nicht nur aus einer Beurteilung der Teilhabechancen von Patienten, sondern auch aus einer Evaluation der Therapieergebnisse (vgl. § 135a Abs. 1 SGB V). Dafür werden operationalisierte, d. h. messbar definierte Ziele benötigt, da nur mit ihrer Hilfe Veränderungen erfasst und durch Zahlen belegt werden können (vgl. Grötzbach, 2004a; 2010). Beispiele für operationalisierte Therapieziele sind in Tabelle 5.9 zu finden.

Tab. 5.9: Beispiele für messbare Therapieziele (eigene Darstellung)

ICF-Komponente	Ziel der Therapie war es,
Funktion	– alle Laute der ersten Artikulationszone korrekt bilden zu können, – 50 hochfrequente Objekte benennen zu können, – den Kieferöffnungswinkel um zwei Zentimeter zu erhöhen, – 20 Satzanagramme in die Reihenfolge Subjekt-Verb-Objekt legen zu können.
Aktivität	– eine Überweisung selbstständig ausfüllen zu können, – ein Glas Wasser ohne Husten trinken zu können, – einen Vortrag von zehn Minuten Dauer ohne Sprechblockaden halten zu können, – einen Text mit einer Länge von einer DIN-A4-Seite fehlerfrei vorlesen zu können.

Operationalisierte Therapieziele werden jedoch trotz ihrer enormen Bedeutung für die Evaluation nur sehr selten in logopädischen Dokumentationen verwendet. So zeigen die Ergebnisse einer Untersuchung, dass 24 überprüfte Aphasie-Therapieberichte zwar insgesamt 63 Ziele enthielten, kein einziges von ihnen war aber messbar definiert (vgl. Dallmeier & Thies, 2009, 48). Damit erlaubt keiner der 24 Berichte eine Aussage darüber, ob die jeweilige Therapie erfolgreich verlaufen ist. Obwohl die Untersuchung von Dallmeier & Thies (2009) nicht repräsentativ ist, lässt sie dennoch den Schluss zu, dass es sich bei der Evaluation von Therapieergebnissen eher um einen Mythos als um eine praktizierte Realität handelt. Vage Aussagen, wie *„das Sprachverständnis hat sich deutlich gebessert"* oder *„die artikulatorischen Fähigkeiten haben zugenommen"*, stellen die Regel und nicht die Ausnahme dar. Überraschenderweise beziehen sich die vagen Aussagen sowohl auf die Funktions- als auch auf die Aktivitätsziele. Dabei gibt es für die logopädischen Funktionen eine Reihe von psychometrisch abgesicherten Messinstrumenten, mit denen Verbesserungen in einem Vorher-Nachher-Vergleich zuverlässig erhoben werden können (vgl. Beushausen, 2007b). Ihre mangelnde Verwendung in den Therapiedokumentationen zeigt ebenfalls, dass die derzeitige Evaluation weit davon entfernt ist, den gesetzlichen Ansprüchen zu genügen (vgl. § 135a Abs. 1 SGB V).
Bei der Frage nach den Gründen für den Mythos Evaluation drängen sich mehrere Antworten auf. Zum einen sind fehlende Evaluationen nicht mit finanziellen Konsequenzen verbunden. Zum anderen scheinen verordnende Ärzte sowie die Kostenträger mit den vagen Aussagen zum Therapieerfolg zufrieden zu sein. Außerdem mag es der Fall sein, dass Sprachtherapeuten über die Bedeutung und Durchführung von Wirksamkeitsprüfungen zu wenig wissen. Schließlich könnte der Umstand, dass Dokumentationszeiten nicht gesondert vergütet werden, zu der wenig überzeugenden Evaluation beitragen. Es gilt jedoch:

Fazit

Nur mithilfe von Evaluationen lassen sich therapeutische Fortschritte nachweisen.

Übungsaufgabe

- Nennen Sie drei Instrumente, mit denen die Qualität im Gesundheitswesen gesichert werden kann.
- Stellen Sie dar, welchen Einfluss der Zielsetzungsprozess auf die Evaluation einer logopädischen Therapie hat.
- Erläutern Sie den Zusammenhang zwischen Funktionsverbesserungen und Aktivitätsfortschritten in Bezug auf die Evaluation logopädischer Therapien.

6 Elemente der Evaluation

Dieses Kapitel vermittelt Kenntnisse über

- *die grundlegenden Elemente der Evaluation und deren Bedeutung sowie*
- *die häufigsten Methoden, die in der Evaluation logopädischer Therapien eingesetzt werden.*

6.1 Die Wirksamkeitsprüfung

Gruppen

Im medizinisch-therapeutischen Bereich geht es bei der Evaluation zum einen darum, die Wirksamkeit von Medikamenten oder Behandlungsmethoden nachzuweisen. Diese Aufgabe wird von wissenschaftlich arbeitenden Institutionen übernommen, die Gruppenstudien unter standardisiert-kontrollierten Bedingungen durchführen. Dabei wird meist eine Gruppe von Patientinnen nach der zu überprüfenden Therapiemethode und eine andere Gruppe nach einer alternativen Methode behandelt (z. B. Doesborgh et al., 2004). Führt die zu überprüfende Therapiemethode im Vergleich zur Alternative zu signifikant größeren Fortschritten, gilt ihre Effektivität als gesichert. Da der Effektivitätsnachweis auf standardisiert-kontrollierten Bedingungen beruht, ist er allgemeingültig. Er darf damit auf alle Personen übertragen werden, die den Einschlusskriterien der Experimentalgruppe entsprechen.

6

Einzelfall

Zum anderen geht es bei der Evaluation darum, die Therapiefortschritte eines bestimmten Patienten zu erfassen (z. B. Cataldo, 2010). Dies geschieht mithilfe der kontrollierten Einzelfallforschung. Zur Evaluation einer Therapie können hier unterschiedliche Parameter herangezogen und interpretiert werden. Abhängig von den zu erwartenden Effekten muss bereits vor Therapiebeginn festgelegt werden, mit welcher Messmethode Veränderungen sinnvoll bestimmt werden können. Innerhalb eines evidenzbasierten Vorgehens wird unter Einbezug (1) der Wünsche und Bedürfnisse des Klienten, (2) der eigenen therapeutischen Expertise und (3) der Ergebnisse wissenschaftlicher Untersuchungen eine relevante, beantwortbare Frage im konkreten klinischen Fall formuliert. Diese Frage wird operationalisiert durch die Festlegung von (messbaren) Therapiezielen sowie der Planung, Durchführung und Auswertung der Evaluation der Therapie. Den Abschluss einer solchen Evaluation als Einzelfallstudie bilden die kritische Bewertung der Ergebnisse (Evidenz) bezüglich ihrer Validität und Brauchbarkeit für den Klienten sowie die kritische Reflexion des eigenen Vorgehens (Beushausen, 2014b, 2016b).

➲ Definition | Einzelfallforschung
Einzelfallforschung hat das Ziel, *„(...) die an Einzelpersonen durchgeführten Interventionen systematisch zu erfassen und auszuwerten, um die Wirksamkeit dieser Interventionen zu überprüfen"* (Stadie & Schröder, 2009, 29).

„Systematisch" bedeutet, die sprachlichen Leistungen eines Patienten wiederholt zu prüfen, um Veränderungen feststellen zu können. Voraussetzung dafür ist, dass die jeweilige (sprachliche) Leistung operationalisiert, d.h. messbar ist (z.B. Anzahl korrekt artikulierter Laute, richtig benannter Bilder oder aspirationsfreier Schlucke). Ein Vergleich der (operationalisierten) Leistungen bei Therapiebeginn und -ende stellt die Grundlage der Wirksamkeitsprüfung dar.

➲ Definition | Ziel der Wirksamkeitsprüfung
Ziel der Wirksamkeitsprüfung ist es, *„(...) kausale Zusammenhänge zwischen der Anwendung einer spezifischen therapeutischen Maßnahme und einem signifikant verbesserten bzw. verschlechterten sprachlichen Leistungsniveau [zu identifizieren]"* (Stadie & Schröder, 2009, 29).

Kausaler Zusammenhang
Unter „kausalen Zusammenhängen" ist der Nachweis zu verstehen, dass eventuelle Leistungsverbesserungen ausschließlich auf die jeweils verwendete Therapie zurückzuführen sind. Sie dürfen damit nicht durch unspezifische Faktoren oder Störvariablen verursacht werden. Zu den typischen Störvariablen in der Logopädie zählen die Spontanremission, die vermehrte soziale Zuwendung oder die allgemeine (sprachliche) Stimulierung (Stadie & Schröder, 2009, 30). Wie das folgende Beispiel zeigt (Zimbardo, 1983, 23), führt eine unzureichende oder fehlende Kontrolle der Störvariablen dazu, dass die Aussagekraft eines Effektivitätsnachweises reduziert wird:

Beispiel

Firma Dentes
Die Firma Dentes preist in stündlich ausgestrahlten Radiospots ihre neue Zahncreme Dentax an. In den Spots wird behauptet, dass Dentax die Zähne nicht nur weiß mache, sondern auch Parodontose (Zahnfleischschwund) verhindere. Die Firma belegt die Wirksamkeit ihrer Zahncreme mit eindrucksvollen Zahlen: In der Gruppe der Personen, die ihre Zähne regelmäßig mit Dentax putze, trete 72 % weniger Parodontose auf.

Die hohe Erfolgsrate von 72 % stellt zunächst ein gutes Argument für den Kauf der neuen Zahncreme dar. Bei näherer Betrachtung des Erfolgs ergeben sich aber einige Fragen: So ist unklar, mit welchen Personen die Stichprobe der Firma Dentes verglichen worden ist. Bestand die Vergleichsgruppe aus Personen, die sich nie, ein Mal pro Monat oder ein Mal pro Tag die Zähne geputzt haben? Und hatten die Personen der Vergleichsgruppe ein ähnliches Alter sowie eine ähnliche Gesundheit wie die Personen der Dentes-Gruppe? Unklar ist außerdem, ob der Erfolg tatsächlich auf die Zahncreme zurückzuführen ist. Möglicherweise haben sich die Personen der Dentes-Gruppe besonders gut ernährt, indem sie z. B. viel fluorhaltiges Wasser getrunken haben. Der Erfolg wäre dann eher mit der Einnahme von Fluor oder mit einer kombinierten Wirkung von Fluor plus Dentax zu erklären. Schließlich bleibt offen, welchen Einfluss der Faktor „Regelmäßigkeit" auf die Ergebnisse gehabt hat. Eventuell hängt die Erfolgsrate weniger von der Zahncreme selbst als vielmehr von der mehrmals pro Tag durchgeführten Zahnhygiene ab.
Angesichts der aufgeworfenen Fragen ist der kausale Zusammenhang zwischen dem Gebrauch von Dentax und der Parodontose-Prophylaxe weniger eindeutig als von der Firma suggeriert. Ihr Verkaufsargument verliert dadurch erheblich an Wert. Um überzeugend zu sein, hätte die Firma gut daran getan, die Wirkung ihrer Zahncreme gegenüber alternativen Wirkfaktoren sorgfältiger abzugrenzen.

Fazit

Voraussetzungen für die Prüfung kausaler Zusammenhänge

Der Nachweis von kausalen Zusammenhängen setzt zum einen die Operationalisierung der zu evaluierenden (logopädischen) Leistung und zum anderen die Kontrolle von Störvariablen voraus. Je genauer kontrolliert wird, desto mehr erhöht sich die Aussagekraft des Effektivitätsnachweises.

Therapieeffekte

Bei positiven Effektivitätsnachweisen ist zwischen Übungs-, Generalisierungs-, Transfer- und Langzeiteffekten zu unterscheiden (Tab. 6.1). Dabei kommt dem **Übungseffekt** in der Praxis die größte Bedeutung zu, da eine Therapie nur dann wirksam ist, wenn er belegt werden kann. Daher sollte der Nachweis von Übungseffekten ein obligatorischer Bestandteil jeder logopädischen Therapie sein.
Nach den Vorgaben des Gesetzgebers ist es außerdem verpflichtend, **Generalisierungs- und Transfereffekte** nachzuweisen. Denn der Gesetzgeber ist weniger an rein funktionellen Fortschritten als vielmehr daran interessiert, dass Patientinnen am Leben in der Gesellschaft teilnehmen können (vgl. Deutscher Bundestag, 2004; SGB IX, § 1). Dieses Ziel ist jedoch erst dann erreicht, wenn

sich Verbesserungen auch für ungeübtes Therapiematerial und außerhalb geschützter Therapiesituationen ergeben (Grötzbach, 2008b).
Der Nachweis von **Langzeiteffekten** gehört dagegen eher nicht zu den Routineaufgaben von logopädischen Praxen. Er ist vielmehr von wissenschaftlichen Institutionen zu erbringen, die sowohl über das Wissen als auch über die Ressourcen zur Durchführung von Langzeituntersuchungen verfügen.

Tab. 6.1: Therapieeffekte (eigene Darstellung)

Therapieeffekt	Definition
Übungseffekt	Die Leistungsverbesserung zeigt sich nur bei den Items oder Aufgaben, die Gegenstand der Therapie sind (Verbesserung nur für geübte Items).
Generalisierungseffekt	Die Leistungsverbesserung zeigt sich auch bei Items oder Aufgaben, die mit dem Therapiematerial strukturell übereinstimmen, die jedoch nicht Gegenstand der Therapie sind (Verbesserung auch für ungeübte Items).
Transfereffekt	Die Leistungsverbesserung zeigt sich nicht nur in der Therapiesituation, sondern auch außerhalb der Therapie (Übertragung der Verbesserung in den Alltag).
Langzeiteffekt	Die Leistungsverbesserung lässt sich auch nach dem Ende einer Therapie, z. B. 6 oder 12 Monate später, noch nachweisen (Katamnese oder Follow-up-Untersuchungen zeigen stabile sprachliche Verbesserungen).

Qualitätskriterien für Therapieeffekte

Therapieergebnisse sind dann hochwertig, wenn sie aus Sicht des Gesundheitssystems neben Generalisierungs-, Transfer- und Langzeiteffekten (mindestens größer als ein halbes Jahr) auch nachhaltige Effekte zeitigen, also effizient im Vergleich zu anderen Vorgehensweisen sind. Zudem sollten sie ökologisch verträglich sein, das heißt, die gezeigten Effekte sollten sich auf das Alltagsgeschehen der Patienten übertragen lassen. Die persönliche Relevanz der Therapieeffekte für den Patienten im Sinne ihrer individuellen sozialen Bedeutung – etwa in der Steigerung seiner individuellen Lebensqualität und Teilhabe – ist ein zentrales Qualitätskriterium (Beushausen, 2016b).

6.2 Statistische Begriffe

Zur Erstellung von Wirksamkeitsnachweisen ist es hilfreich, einige statistische Begriffe zu kennen. Zu ihnen gehört die Unterscheidung zwischen unabhängigen und abhängigen Variablen (Kap. 2). Da die beiden Variablen die Qualität von Effektivitätsnachweisen entscheidend beeinflussen, sind sie sorgfältig zu planen. So sollte die unabhängige Variable oder das Therapiematerial mindestens drei Anforderungen erfüllen:

- Erstens muss sie/es geeignet sein, dasjenige Problem zu beseitigen oder zu verringern, für das es eingesetzt wird.
- Zweitens sollte sie/es sich im Schwierigkeitsgrad steigern lassen, um ein kontinuierliches Arbeiten knapp oberhalb der Leistungsgrenze einer Patientin bzw. eines Patienten zu ermöglichen **(shaping-Prinzip)**.
- Drittens sollte sie/es aus zwei parallel aufgebauten Versionen bestehen. Dabei bedeutet „parallel", dass es für jedes Item der ersten Version ein strukturell identisches Item in der zweiten Version gibt. Die **Parallelversionen** erlauben es, Übungs- und Generalisierungseffekte zu erfassen. Dies geschieht, indem nur eine der beiden Versionen in der Therapie verwendet wird. Zeigen sich bei dieser Version Leistungsverbesserungen, ist ein Übungseffekt vorhanden. Ergeben sich auch für die zweite, in der Therapie nicht eingesetzte Version signifikante Verbesserungen, liegt ein Generalisierungseffekt vor.

Hinsichtlich der abhängigen Variablen oder des Therapieziels ist darauf zu achten, dass das Therapieziel z. B. mithilfe des GAS oder der SMART-Regel operationalisiert wird und in einem überschaubaren Zeitraum zu erreichen ist. Außerdem sollte es vom Niveau her eher schwer als leicht sein und damit eine Herausforderung für einen Patienten darstellen (Gauggel & Bellino, 2002).
Eine weitere Unterscheidung betrifft das Begriffspaar unabhängige und abhängige Stichprobe. Die Bezeichnung **Stichprobe** bezieht sich in diesem Kontext auf denjenigen Anteil von Personen einer Gesamtgruppe (z. B. Menschen mit Aphasie), von denen Daten erhoben werden (z. B. ein Mensch mit Aphasie, der von einer Logopädin bzw. einem Logopäden behandelt wird).

6

➲ Definition | Unabhängige und abhängige Stichprobe

Eine **unabhängige** Stichprobe liegt vor, wenn Daten von mindestens zwei oder mehreren Versuchspersonen (Vpn) erhoben und miteinander verglichen werden. Von einer unabhängigen Stichprobe wird auch dann gesprochen, wenn Vpn in zwei oder mehreren Gruppen zusammengefasst und die Gruppenleistungen auf Unterschiede geprüft werden.
Bei einer **abhängigen** Stichprobe werden dagegen wiederholt Daten von einer oder mehreren Vpn (z. B. bei Therapiebeginn und -ende) mit dem Ziel erfasst, sie hinsichtlich ihrer Veränderungen im Zeitverlauf zu analysieren. Es wird kein Leistungsvergleich zwischen den Vpn durchgeführt.

In der logopädischen Praxis wird es in der Mehrzahl der Fälle darum gehen, eventuelle Fortschritte bei nur einem Patienten nachzuweisen. Damit steht die Analyse von abhängigen Stichproben im Vordergrund der klinischen Arbeit. Sie bestehen aus mindestens zwei Messungen:

- Eine Messung zu Beginn der Therapie, um den Ist-Zustand oder die **Baseline** einer Patientin zu ermitteln und
- eine bei Therapieende, um das Therapieergebnis zu erfassen.

Optional können auch eventuelle Fortschritte während der Therapie durch wiederholte Messungen dokumentiert werden.
Wenn sich Unterschiede zwischen den verschiedenen Messungen ergeben, werden sie mithilfe von statistischen Verfahren geprüft. Dadurch lassen sich zufällige Leistungsschwankungen von **signifikanten** oder überzufälligen Leistungsveränderungen trennen. Für die statistische Analyse steht eine Vielzahl von Verfahren zur Verfügung (Bortz, 2005; Sheskin, 2004), die unterschiedliche Voraussetzungen an die Datenqualität stellen. Dabei ist vor allem auf das **Skalenniveau** der erhobenen Daten zu achten, um dasjenige statistische Verfahren bestimmen zu können, das für eine bestimmte Analyse geeignet ist.

EXKURS

Signifikanz
In klinischen Studien werden häufig Gruppenunterschiede ermittelt, zum Beispiel zwischen einer therapierten Patientengruppe und einer Kontrollgruppe. Aus diesen Unterschieden wird das Mittel der Veränderungen berechnet und wie stark die Streuung der einzelnen Messwerte um diesen Mittelwert war. Um nun herauszufinden, ob diese Unterschiede bloß zufällig oder durch den Einfluss einer Therapie entstanden sind, kommen Signifikanztests zur Anwendung. Sie machen Aussagen darüber, wie wahrscheinlich das Auftreten einer bestimmten Differenz zwischen zwei Mittelwerten ist. Dies wird in p-Werten ausgedrückt. „P" steht für probability, also Wahrscheinlichkeit. Je kleiner der p-Wert, desto größer die Wahrscheinlichkeit, dass die Unterschiede überzufällig, also signifikant (bedeutsam) sind. In der Wissenschaft verlangt man in der Regel einen p-Wert von 0,05. Dieser Wert bedeutet, dass Unterschiede mit einer Wahrscheinlichkeit von 5 % zufällig sind. Ein p-Wert von 0,05 gilt als schwache Signifikanz. P-Werte, die <0,01 sind, gelten als starke und p-Werte, die <0,001 sind, als hochgradige Signifikanz (Beushausen, 2007a).

Skalentypen

In der sprachtherapeutischen Praxis werden sich die meisten Daten auf dem Niveau einer Nominalskala oder einer Ordinalskala (Tab. 6.2) befinden. Mit den beiden Skalen können „Ja-Nein"- oder „Richtig-Falsch"-Entscheidungen ebenso erfasst werden wie Beurteilungen auf der Basis von Ratingskalen (z. B. ein Symptom tritt „niemals – äußerst selten – gelegentlich – manchmal – oft – sehr oft" auf). Intervall-skalierte Daten kommen dagegen (z. B. als Reaktionszeiten) eher in wissenschaftlichen Experimenten als in der täglichen logopädischen Arbeit vor. Eine Übersicht über die wichtigsten Skalentypen und ihre Definitionen gibt Tabelle 6.2.

Tab. 6.2: Die wichtigsten Skalentypen (eigene Darstellung)

Skalentyp	Mögliche Aussagen	Beispiele
Nominalskala	Gleich versus verschieden	Richtig versus falsch ja versus nein
Ordinalskala	Größer versus kleiner	Ratingskala Windstärke
Metrische Skala	Verhältnisaussagen Intervallskalen	Reaktionsgeschwindigkeit Körpergewicht, Alter

Da für nominal- und ordinal-skalierte Daten weder ein Mittelwert noch eine Streuung berechnet werden können (vgl. Bortz, 2005; Sheskin, 2004), ist ihre Analyse mithilfe von parametrischen statistischen Verfahren nicht möglich. Für die Auswertung der nominal- und ordinal-skalierten Daten bleiben daher nur die nicht-parametrischen statistischen Verfahren übrig, die keine Normalverteilung mit einem Mittelwert und einer Streuung voraussetzen (Bortz & Lienert, 2008; Büning & Trenkler, 1998; Siegel, 2001; Sheskin, 2004).

➲ Definition | Parametrische und nicht-parametrische Statistik

Die parametrischen statistischen Methoden sind Rechenverfahren zum Testen statistischer Hypothesen. Sie leiten Aussagen über eine unbekannte Grundgesamtheit unter der Voraussetzung ab, dass die Beobachtungen (oder Messwerte) in bestimmter Weise verteilt sein müssen, meist als Normalverteilung. Die meisten bekannten statistischen Analyseverfahren sind parametrische Verfahren. Da diese Verfahren vorab eine Verteilungsannahme erfordern, nennt man sie nicht verteilungsfrei. Parameterfreie statistische Methoden dagegen erfordern keine Annahmen über die Wahrscheinlichkeitsverteilung der untersuchten Variablen und sind deswegen auch anwendbar, wenn die bei vielen statistischen Aussagen notwendigen Verteilungsvoraussetzungen nicht erfüllt sind.

Vorteile nicht-parametrischer statistischer Verfahren

Nicht-parametrische statistische Verfahren setzen keine Berechnung des Mittelwerts und der Streuung voraus. Sie basieren auch nicht auf der Annahme, dass eine Normalverteilung der Daten vorliegt. Damit sind sie besonders gut geeignet, kleine Datenmengen auf Nominal- oder Ordinal-Skalenniveau statistisch auszuwerten (vgl. Bortz & Lienert, 2008; Siegel, 2001). Sie können daher bedenkenlos zur Analyse von Therapieergebnissen verwendet werden, die sehr häufig aus kleinen Datenmengen bestehen und für die nur selten eine Normalverteilung angenommen werden kann.
Eine Auswahl derjenigen nicht-parametrischen Verfahren, die in der Praxis ohne großen (rechnerischen) Aufwand einsetzbar sind, enthält Tabelle 6.3. Anschauliche Anwendungs- und Berechnungsbeispiele für die verschiedenen Verfahren sind in Siegel (2001) zu finden.

Tab. 6.3: Nicht-parametrische statistische Verfahren (eigene Darstellung)

	Abhängige Stichprobe	**Unabhängige Stichprobe**
Nominalskala	McNemar-Test	Chi²-Test
Ordinalskala	Wilcoxon-Test Vorzeichentest	Mann-Whitney-U-Test

Deskriptive Statistik

Hierunter versteht man die Zusammenfassung und Beschreibung von Daten, um die Ergebnisse einer Untersuchung übersichtlich darzustellen. Zwei Hauptmerkmale sind die Maße der zentralen Tendenz und Streuungsmaße. Maße der zentralen Tendenz sind Werte, die die „Mitte" einer Stichprobe ausdrücken. Dies können das arithmetische Mittel, der Modalwert oder der Median sein (Tab. 6.4). In einer Standardnormalverteilung (auch als Gauß'sche Kurve bekannt) liegen alle drei Werte aufeinander. Streuungsmaße geben nun an, wie variabel die Werte sind. Wenn ein Mittelwert in einem Sprachtest beispielsweise 36 ist, weiß man nicht, ob die gemessenen Werte tatsächlich alle um die 36 liegen, oder nicht vielleicht die eine Hälfte bei 40 und die andere bei 10. Spannweite, Varianz und Standardabweichung sind Maße für diese Abweichung. Eine kleine Standardabweichung drückt aus, dass die Werte der gesamten Gruppe nahe am arithmetischen Mittel liegen, dieses also repräsentativ ist.

Inferenzstatistik

Hier wird berechnet, ob ein Ergebnis einer Untersuchung zufällig zustande gekommen ist oder auf die unabhängigen Variablen zurückgeführt werden kann. Untersucht wird also ein Zusammenhang zweier Werte. Es werden vor allem Methoden der Wahrscheinlichkeitsrechnung, sogenannte Signifikanztests genutzt. Die Inferenzstatistik gibt einen Hinweis auf die Aussagekraft einer

Studie. Wichtige Parameter sind die Wahrscheinlichkeit und die Effektstärke. Nicht alle Ergebnisse, die statistisch signifikant sind, sind auch klinisch signifikant, also in der Praxis bedeutsam. Es kann sein, dass ein Klient in einem Test nach einer Intervention ein signifikant besseres Ergebnis erzielt, in der Spontansprache jedoch keine Veränderungen zu verzeichnen sind.

Tabelle 6.4 erläutert wichtige statistische Begriffe, die in Gruppenstudien und in der Einzelfallforschung häufig verwendet werden.

Tab. 6.4: Statistische Begriffe und ihre Bedeutung

Begriff	Bedeutung	Abkürzung
Modalwert	Der häufigste Wert innerhalb einer Messung.	Mod
Median	In einer Auflistung von Zahlenwerten ist der Wert, der an der mittleren (zentralen) Stelle steht, wenn man die Werte der Größe nach sortiert, der Median.	Med
Mittelwert	Der Mittelwert wird auch Durchschnittswert oder arithmetisches Mittel genannt. Dabei wird eine Gruppe von Zahlen addiert und anschließend durch deren Anzahl dividiert.	M
Spannweite	Differenz zwischen dem größten und dem niedrigsten Wert.	R
Varianz	Die Varianz ist ein Streuungsmaß, welches die Verteilung von Werten um den Mittelwert kennzeichnet. Sie ist das Quadrat der Standardabweichung. Berechnet wird die Varianz, indem die Summe der quadrierten Abweichungen aller Messwerte vom arithmetischen Mittel durch die Anzahl der Messwerte dividiert wird.	S2
Standardabweichung	Die Quadratwurzel aus der Varianz wird als Standardabweichung, Streuung oder mittlere Abweichung bezeichnet.	SD
Stichprobenumfang	Anzahl der untersuchten Einheiten einer Studie (z. B. Anzahl der Probanden)	N
Wahrscheinlichkeit	Die Wahrscheinlichkeit wird als p angegeben und nimmt immer einen Wert zwischen 0 und 1 an. In der Regel wird eine Wahrscheinlichkeit von 95 % oder 99 % angegeben; das bedeutet, das p-Werte bis 0.01 oder bis 0.05 als Beleg dafür gelten, dass das Ergebnis statistisch signifikant, also überzufällig ist.	p
Effektstärke/ Effektgröße	Ausmaß eines Unterschiedes zwischen zwei Merkmalen. Z. B. Cohen-Koeffizient: Eine Effektstärke von 0.2 gilt als klein, ab 0.5 als mittel und ab 0.8 als groß.	d
Varianzanalyse	ANOVA (von engl. analysis of variance) Gruppe statistischer Verfahren zur Hypothesenprüfung.	F
Korrelationskoeffizient	Maß für den Grad des linearen Zusammenhangs zwischen zwei mindestens intervallskalierten Merkmalen. Er kann Werte zwischen −1 und +1 annehmen.	z. B. r

EXKURS

Was ist eine Korrelation?
Der Grad des Zusammenhanges zweier Werte wird auch als Korrelation bezeichnet, dabei korrespondieren bei positiven Korrelationen hohe Werte eines Merkmals häufig mit hohen Werten des anderen und niedrige Werte gehen mit niedrigen Werten einher. Dieser Grad wird in verschiedenen statistischen Verfahren ermittelt und in Form eines Korrelationskoeffizienten beschrieben. Dazu existieren verschiedene Rechenverfahren, die je nach Art der Ausgangsdaten ausgewählt werden. Korrelationskoeffizienten können Werte zwischen -1 und 1 annehmen. Ein Koeffizient von 0 bedeutet, dass kein Zusammenhang zwischen den Werten bzw. Variablen besteht. Ein Koeffizient mit einem negativen Vorzeichen bedeutet, dass ein umgekehrt proportionaler Zusammenhang zwischen den Daten besteht, zum Beispiel die Sprechlautstärke mit zunehmender Sprechdauer in einer Rede abnimmt. Während die Werte bei dem einen Merkmal ansteigen (Anzahl gesprochener Minuten), fallen sie bei dem anderen Merkmal (Lautstärke in dB). Ein positiver Wert bedeutet, beide Variablen verändern sich in der gleichen Richtung. Je größer der Korrelationskoeffizient, umso stärker der Zusammenhang.

Korrelationen und Kausalität
Eine hohe Korrelation zwischen zwei Variablen bedeutet nicht, dass die beiden Variablen auch kausal miteinander zusammenhängen. Eine Korrelation beschreibt lediglich einen Zusammenhang zwischen zwei Variablen (Beushausen, 2007b). Eine Interpretation einer Korrelation in der Form „Variable a ist die Ursache von Variable b oder umgekehrt" ist deshalb unzulässig. Leider ist sie häufig in der Ergebnisdarstellung von Studien zu finden.

Störvariablen (konfundierende Variablen) können Einfluss auf die abhängige Variable nehmen. Man unterscheidet situations- und personengebundene Störvariablen.

Zur Kontrolle von **situationsgebundenen** Störvariablen werden drei Prinzipien genutzt:

- **Eliminieren von Störvariablen.** Bei einem Sprachtest sollte beispielsweise Störlärm möglichst vermieden werden.
- **Konstanthalten von Störvariablen.** Alle Probanden werden der gleichen „(Stör-)bedingung" ausgesetzt.
- **Ausbalancieren von Störvariablen.** Das bedeutet, dass in jeder Gruppe gleich viele Probanden einer Störvariable ausgesetzt sind.

Um **personengebundene** Störvariablen zu kontrollieren, werden verschiedene Kontrolltechniken eingesetzt:

- **Randomisierung.** Die Probanden werden zufällig den Untersuchungsbedingungen zugeordnet.
- **Parallelisierung.** Bei der Parallelisierung werden die Gruppen hinsichtlich der abhängigen Variablen gleich verteilt.
- **Matching/Matched-Samples.** Hier werden Stichproben-Paare gebildet. Dabei wird jedem Probanden ein ihm gleichwertiger Proband zugeordnet.

6.3 Die Replikation

Wenn mithilfe der nicht-parametrischen Verfahren der Nachweis gelingt, dass eine Therapie effektiv ist, dann stellt sich die Frage, *„(...) ob die Ergebnisse [der Therapie] nicht durch eine einzigartige Konstellation von Patient, Therapeut, Situation und Intervention zustande gekommen sind"* (Stadie & Schröder, 2009, 31).

Um diese Frage zu beantworten, muss die Therapie bei weiteren Patienten von anderen Therapeutinnen durchgeführt werden. Die erneute Durchführung wird als **Replikation** bezeichnet. Sie hat zum Ziel, die Ergebnisse der vorangegangenen Therapie zu bestätigen. Gelingt dies, wird zum einen ein erneuter Nachweis dafür erbracht, dass die wiederholt durchgeführte Therapie effektiv ist. Zum anderen wird dadurch gezeigt, dass sich die Effektivität nicht auf besondere Umstände beschränkt, sondern allgemeingültig ist. Replikationen tragen damit zu einer Absicherung und einer Übertragbarkeit von Therapieergebnissen bei.

Die Durchführung einer Replikation ist jedoch nur dann möglich, wenn das Therapieziel, das verwendete Therapiematerial und das therapeutische Vorgehen (mit der Instruktion, den eventuellen Hilfestellungen und den Abbruchkriterien) vollständig bekannt sind. Zusätzlich müssen genaue Informationen darüber vorliegen, welche Patientinnen von einer bestimmten Therapie profitieren. Replikationen basieren damit auf einer **detaillierten Dokumentation.** Um sie zu erleichtern, empfiehlt sich die Verwendung von einheitlichen **Protokollbögen,** die als Vorlagen z.B. bei Giel (2005) und Stadie & Schröder (2009, 161–168) zu finden sind.

Fazit

Evaluation und Replikation führen dazu, dass der Glaube an die Wirksamkeit sprachtherapeutischer Therapien durch transparente Nachweise ersetzt wird. Damit tritt an die Stelle der Intuition der Beleg, der von allen gefordert wird, die an der Therapie von Sprach-, Sprech-, Stimm- und Schluckstörungen beteiligt sind.

Übungsaufgabe

- Nennen Sie das Ziel, das eine Wirksamkeitsprüfung verfolgt.
- Nennen und beschreiben Sie zwei Therapieeffekte, die im sprachtherapeutischen Kontext nachzuweisen sind.

7 Therapieeffekte erfassen

Nachfolgend werden

- *gängige Methoden, die in der Evaluation logopädischer Therapien eingesetzt werden, vorgestellt und*
- *Möglichkeiten dargelegt, um den Verlauf und die Ergebnisse logopädischen Handelns zu dokumentieren und zu interpretieren.*

Bei der Bestimmung von Therapieeffekten wird der Frage nachgegangen, ob ein angestrebtes Therapieziel **(abhängige Variable = AV)** durch eine bestimmte therapeutische Maßnahme **(unabhängige Variable = UV)** erreicht wird. Zur Beantwortung dieser Frage stehen verschiedene Methoden zur Verfügung. Zu ihnen zählen Messungen, Befragungen oder Beobachtungen. Den verschiedenen Methoden ist gemeinsam, dass sie aus wiederholten Erhebungen an einer Einzelperson bestehen (= Daten aus einer abhängigen Stichprobe). Bei den Erhebungen wird zwischen Phasen ohne Therapie (= interventionsfreie Phase oder **A-Phase**) und Phasen mit Therapie (= Interventionsphase oder **B-Phase**) unterschieden (Kap. 2; vgl. Bortz & Bongers, 1984, 464).

A-Phase

Die A-Phase dient zum einen dazu, das (sprachliche) Leistungsniveau vor Beginn einer Therapie **(Baseline)** zu bestimmen. Dabei ist es günstig, die Baseline durch mehrere Messungen zu erfassen, um Zufallsschwankungen und sonstige Störvariablen zu kontrollieren. Die A-Phase dient zum anderen dazu, das (sprachliche) Leistungsniveau **nach** dem Ende einer Therapie festzustellen. Ergibt ein Vergleich zwischen der Baseline und dem Therapieergebnis eine signifikante Leistungssteigerung, deutet dies auf eine Effektivität der Therapie hin. Da der Leistungsvergleich in der logopädischen Praxis sehr häufig auf einer **Vorher-Nachher-Messung** beruht, wird sie als erste Methode vorgestellt. Dabei kann die Vorher-Nachher-Messung als Einzelfallanalyse an einem oder als Fallserie an mehreren Probanden erfolgen oder sich auch auf Gruppen von Patienten beziehen.

➲ **Definition | Baseline**
Baseline heißt wörtlich „Grundlinie" oder „Basislinie". Bei Studien meint man damit den ersten Messzeitpunkt bzw. die dabei gemessenen Daten. Sie dienen bei Gruppenvergleichen zum einen dazu zu überprüfen, ob die Gruppen miteinander vergleichbar sind, und zum anderen als Vergleichsdaten zu den Messdaten des zweiten Messzeitpunktes nach der Intervention.
Baseline-Erhebungsphasen werden im Studiendesign mit **A** bezeichnet, Interventionsphasen mit **B**.

7.1 Einzelfallstudien

In der Einzelfallforschung (engl. single subject research) werden Studien nach verschiedenen Versuchsplänen (single subject designs [SSD]) durchgeführt. Allgemeine Prinzipien aller Designs sind (vgl. Beushausen, 2014b):

- das Prinzip der wiederholten Messungen (Vorher-Nachher-Messungen in der Therapie, aber auch Follow-up-Messungen zur Erfassung von Langzeiteffekten),
- die mehrfache Erhebung einer Baseline des zu evaluierenden Verhaltens vor einer Intervention zur Ermittlung eines individuellen Verlaufes und Durchschnittswertes bei stark fluktuierendem Verhalten, wie z. B. des Stimmklanges,
- die Übertragbarkeit der Ergebnisse eines Patienten auf einen anderen anhand der Ähnlichkeit des Datenmusters der Baseline,
- die Annahme des Kausalitätsprinzips, das besagt, dass eine Verhaltensänderung (nur) auf die Intervention der Studie zurückzuführen ist; dies setzt voraus, dass jeweils nur eine Variable zu einem Zeitpunkt variiert wird,
- die Möglichkeit der **direkten Replikation** der Ergebnisse, z. B. an der nächsten Patientin, oder der **systematischen Replikation,** z. B. durch andere Therapeutinnen,
- die systematische Dokumentation von Falldaten und Messergebnissen und die Möglichkeit der visuellen und/oder statistischen Auswertung der Daten.

ABA-Untersuchungsplan

Der typische Ablauf einer Einzelfallstudie ist der ABA-Plan (s. Abb. 7.1). In der Abbildung sind der zeitliche Verlauf der Therapie auf der x-Achse und die (sprachlichen) Leistungen auf der y-Achse abgetragen. Während der Therapiedurchführung sind vier Messungen erfolgt, um Fortschritte im Zeitverlauf zu dokumentieren. Außerdem ist der Langzeiteffekt durch Leistungskontrollen einige Zeit nach Therapieende erhoben worden.

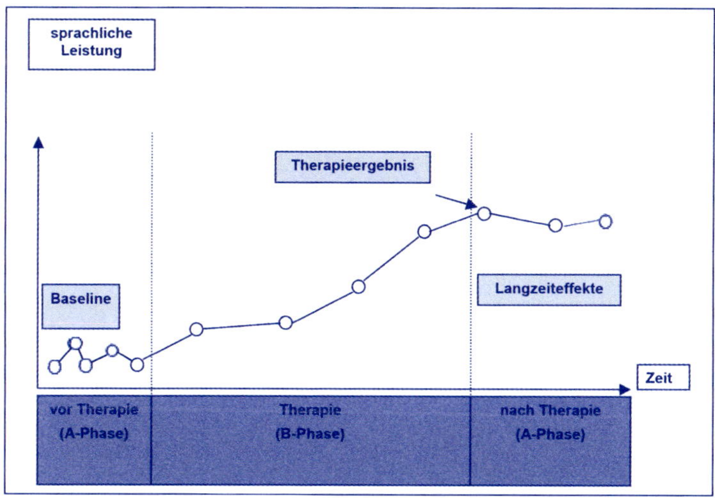

Abb. 7.1: Ablauf einer Studie im ABA-Design

ABA-Untersuchungsplan mit Kontrollaufgabe

Ein Nachteil der Einzelfallstudie in Abbildung 7.1 ist, dass Generalisierungseffekte nicht nachgewiesen werden. Dies wäre jedoch mithilfe einer Parallelversion leicht möglich. Ein weiterer, weitaus gravierenderer Nachteil besteht in der fehlenden Kontrolle möglicher Störvariablen. So kann der offensichtliche Leistungszuwachs auf der Spontanremission, der therapeutischen Zuwendung oder auf einer Kombination aus beiden Faktoren beruhen. Um diese Möglichkeiten zu prüfen, empfiehlt sich die Durchführung einer Kontrollaufgabe. Dabei handelt es sich um eine Aufgabe, die in keinem Zusammenhang mit dem jeweiligen Therapieinhalt steht und die daher auch nicht Gegenstand der Therapie ist (z. B. Nachsprechen als Kontrollaufgabe versus Benennen als Übungsaufgabe). Der Ablauf einer Studie mit einer Kontrollaufgabe ist in Abbildung 7.2 dargestellt.

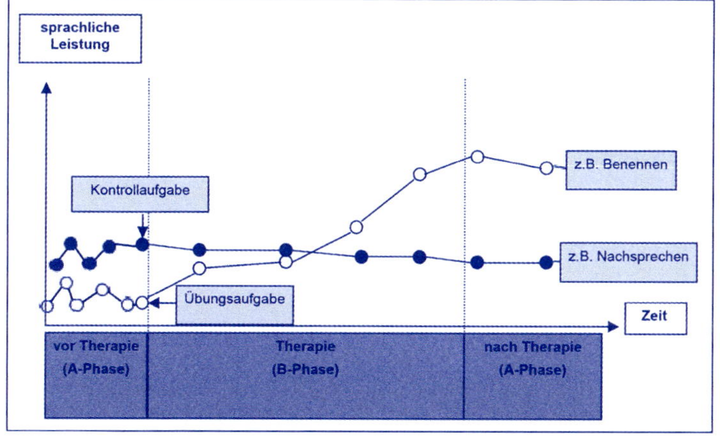

Abb. 7.2: Ablauf einer Studie im ABA-Design mit Kontrollaufgabe

Wären die sprachlichen Fortschritte der Übungsaufgabe in Abbildung 7.2 auf Störvariablen wie Spontanremission oder therapeutische Zuwendung zurückzuführen, so wäre zu erwarten, dass sie sich auch auf die Kontrollaufgabe auswirken. Da dies jedoch nicht der Fall ist, kann davon ausgegangen werden, dass ein kausaler Zusammenhang zwischen dem Therapieerfolg einerseits und der therapeutischen Maßnahme andererseits vorliegt.

▶ **TIPP**

Mehrfache Baseline
Die Baseline eines sprachlichen Verhaltens muss mehrfach erhoben werden, um einen Durchschnittswert vor Beginn einer Intervention zu erhalten. Tagesschwankungen oder andere Störvariablen lassen sich nur so eliminieren. Valide Baselines haben mindestens 3-5 Messzeitpunkte, je nach zu messendem Verhalten, und stabile Messwerte.

7.1.1 Variationen des ABA-Untersuchungsplans

In wissenschaftlichen Untersuchungen wird der einfache ABA-Plan häufig abgewandelt (Bortz & Bongers, 1984, 464-465; Kap. 2). Die Abwandlungen stellen eine Kombination aus mehreren AB-Phasen dar und bestehen beispielsweise aus folgenden Variationen:

- ABABA-Plan (Replikation eines möglichen Therapieeffekts durch Wiederholung der Therapie): Wenn mehrfach gezeigt werden kann, dass nur jeweils mit der Intervention (UV) Veränderungen der AV auftreten, ist wahrscheinlich die Intervention und keine Störvariable dafür verantwortlich.
- einem ABACA-Plan: Bei dem sogenannten **Cross-over oder gekreuzten Versuchsplan** (Kap. 2) werden die Effekte von zwei Therapiemethoden (Methode A und Methode B) nach jeweils einer Therapiepause auf eine oder mehrere abhängige Variablen überprüft (Tab. 7.1). Allerdings ist die Methode in der Sprachtherapie nur für wenige Situationen geeignet und außerdem sehr aufwendig. Sie ist dann nicht geeignet, wenn Interventionen dauerhafte und nachhaltige Verbesserungen bewirken. Cross-over-Designs kommen vor allem dann infrage, wenn die Wirksamkeit von Interventionen überprüft wird, von denen keine über die Dauer der Intervention hinausgehende Wirkung erwartetet wird. Denkbar wäre dies z. B. im Falle von Hilfsmittelversorgungen.

Tab. 7.1: Schematische Darstellung eines Cross-over-Designs (Cross-over nach 5 Monaten Therapie)

	Zeit →→→→→ Cross-over nach 5 Monaten →→→→→		
Therapiegruppe 1	Therapieform A	Therapiepause	Therapieform B
Therapiegruppe 2	Therapieform B		Therapieform A

Mit den verschiedenen Versuchsplänen lassen sich Übungs- und Generalisierungseffekte zwar gut nachweisen, sie erlauben es jedoch nicht, auch Transfereffekte zu erfassen (Kap. 2).

7.1.2 Multiple Baseline-Versuchspläne

Multiple Baseline-Versuchspläne stellen eine Kombination aus mehreren AB-Phasen dar. Nach unterschiedlich langen Grundratenphasen (A-Phasen) beginnen zeitversetzt Interventionen. Zunächst werden mindestens drei Grundraten **(multiple Baselines)** – nicht nur eine Grundrate wie bei den AB- bzw. ABA-Versuchsplänen – durch Verhaltensbeobachtung aufgezeichnet. Sobald die drei Grundratendaten stabil und trendfrei sind, erfolgt die erste Intervention. Dieser ersten Intervention sollte idealerweise eine sofortige und starke Veränderung der ersten Datenserie folgen, während die anderen zwei Grundraten idealerweise unverändert stabil bleiben. Wenn durch die erste Intervention ein akzeptables Zielkriterium erreicht wurde, wird die zweite Grundratenphase beendet und die Intervention auf die zweite Datenserie ausgedehnt. In der zweiten Datenserie sollte wiederum eine deutliche Datenveränderung bei möglichst unveränderter dritter Grundrate erfolgen. Wenn mehrmals gezeigt werden kann, dass nur jeweils mit der Intervention (UV) Veränderungen der AV auftreten, ist wahrscheinlich die Intervention und keine Störvariable dafür verantwortlich. Multiple Baseline-Versuchspläne erfüllen, wie auch die ABAB-Versuchspläne, die Merkmale eines Experiments. Generell sollten bei allen multiplen Baseline-Versuchsplänen mindestens drei Vergleiche zwischen Grundraten und Interventionen stattfinden, um die interne Validität zu sichern. Multiple Baseline-Versuchspläne haben drei Hauptvarianten:

1. **Multiple Baseline Design Across Behaviors:** Die Intervention (UV) wird bei der gleichen Person (oder einer Gruppe) zeitverzögert auf unterschiedliche Verhaltensweisen (AV's) angewandt. Jede Verhaltensweise wird von Anfang an kontinuierlich beobachtet (gemessen). Das Design besteht aus mehreren AB-Plänen, dabei beginnen die B-Phasen sukzessive für die einzelnen Verhaltensweisen.

7

Fallbeispiel

Multiple Baseline Design across behaviors
Es sollen drei erwünschte Tätigkeiten eines 14-jährigen Kindes mit Myofunktioneller Störung intensiviert werden:

- *Vermeidung von Nägelkauen,*
- *Durchführung der häuslichen Übungen zur Kräftigung der orofazialen Muskulatur und*
- *Durchführung eines Schlucktrainings.*

Die Steigerung der erwünschten Tätigkeiten soll in diesem Beispiel über die Dauer des Internetzugangs erreicht werden. Die zugestandene Zeit, sich mit dem Internet zu beschäftigen, steht in direktem Zusammenhang mit der gemessenen Dauer des Nicht-Nägelkauens, der Übungen zur Zungen-Mundmotorik und des Schluckverhaltens. Zunächst darf das Internet überhaupt nicht genutzt werden, und die Dauer der drei erwünschten Verhaltensweisen wird gemessen. Anschließend wird das Internet als Belohnung in Zeiten des Nicht-Nägelkauens eingeführt, beim Training der Mundmuskulatur jedoch noch nicht. Die Dauer dieser Übungen dient noch eine Zeitlang als Kontrolle für die Dauer des Nicht-Nägelkauens. Erst später kann durch das Training der Mundmuskulatur eine zusätzliche Internet-Zeit erkauft werden, und das Schluckverhalten wird zuletzt belohnt. Neben der Kontrolle innerhalb der Versuchsreihen wird so teilweise eine Kontrolle im Vergleich der Versuchsreihen erreicht.

2. **Multiple Baseline Design Across Subjects:** Die gleiche AV wird zeitsynchron für unterschiedliche Versuchspersonen (zwei oder mehr Vpn) gemessen und dieselbe Behandlung wird zeitversetzt bei jeder Vp eingeführt. Abbildung 7.3 zeigt die Ergebnisse einer expressiven Wortschatzüberprüfung von 50 Wörtern bei einem bilingual aufwachsenden Kind mit Sprachentwicklungsstörung (Vp1) in der Baseline (dunkelblau) und in der Interventionsphase (hellblau). Abbildung 7.4 zeigt dasselbe Versuchsdesign für ein zweites Kind (Vp2) – nur zeitversetzt: Die Interventionsphase (hellblau) beginnt erst zu Messzeitpunkt 9. Die Baseline-Erhebung (dunkelblau) ist entsprechend länger und gilt als Kontrolle für Vp1.

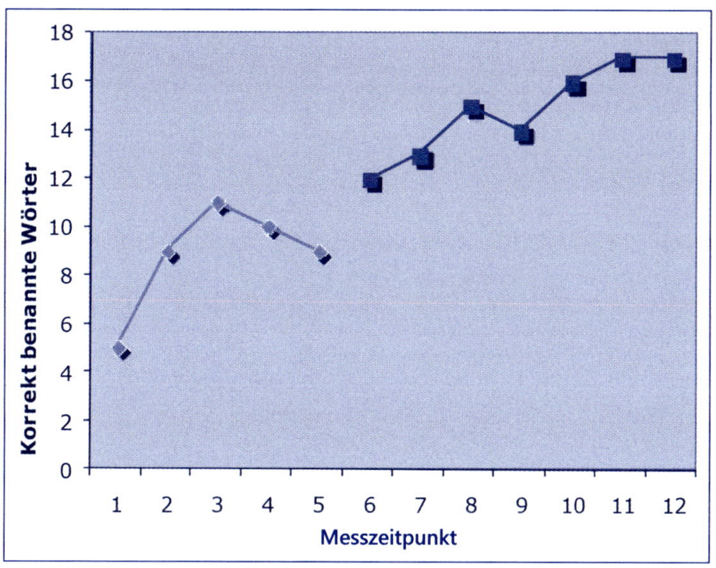

Abb. 7.3: Multiples Baseline-Design zum Wortschatzerwerb Vp1

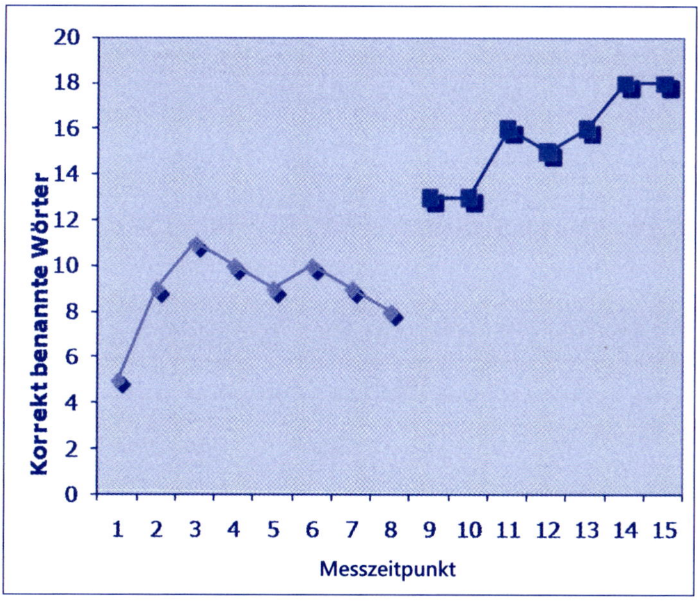

Abb. 7.4: Multiples Baseline-Design zum Wortschatzerwerb Vp2

3. **Multiple Baseline Design Across Settings:** Hier wird die gleiche abhängige Variable (z. B. Sprechverhalten) zeitnah in unterschiedlichen Situationen (z. B. vor Publikum, ohne Zuhörer, im Dialog) gemessen und als Baseline definiert. Nun wird dieselbe Behandlung zeitversetzt für alle Settings eingeführt und das Sprechverhalten jeweils zum gleichen Messzeitpunkt in allen Settings erhoben.

7.1.3 Vor- und Nachteile von Studien im Single Subject Design SSD

Vorteile von Studien im SSD sind:

- die Möglichkeit, das Therapieergebnis auf den Einfluss der Intervention zurückzuführen (Kausalität)
- die Flexibilität in der Durchführung einer Intervention/Therapie
- die Möglichkeit, individuelle Veränderungsmuster eines Patienten darzustellen
- die hohe interne Validität

Die Nachteile von Studien im SSD sind:

- die Abhängigkeit der Baselines voneinander, z. B. durch Transfereffekte
- Inkonsistenzeffekte der Intervention, denn manche Baselines ändern sich während der Intervention, andere nicht. Auch eine verlängerte Baseline-Erhebung ist hier oft keine Lösung, da sie dem Probanden nicht zugemutet werden kann oder die Baseline durch einen Trainingseffekt ansteigen könnte
- die fehlende Kontrollmöglichkeit
- die fehlende Generalisierbarkeit der Ergebnisse (externe Evidenz)

In Tabelle 7.2 werden die verschiedenen Studiendesigns hinsichtlich ihres Nutzens beschrieben.

Tab. 7.2: Zweck einzelner Studiendesigns

Design	Zweck
AB	Das einfachste und bekannteste Single Subject Design mit einer Baseline gefolgt von einer Interventionsbedingung. Zweck: einfacher Vorher-Nacher-Vergleich.
ABA	Eine Baseline-Bedingung, eine Interventionsbedingung und eine weitere Baseline-Erhebung wechseln sich ab. Zweck: Nachweis des Interventionseffekts im Vergleich zu einer zweiten Baseline-Erhebung.

Design	Zweck
ABAB	Eine Baseline-Bedingung, eine Interventionsbedingung, eine weitere Baseline-Erhebung und die Wiederholung derselben Intervention wechseln sich ab. Zweck: Belegt die Wirksamkeit einer Intervention und ermöglicht die Replikation des einfachen AB-Designs.
Alternative Interventionen ABACA(DA)	Eine Baseline-Bedingung, eine Interventionsbedingung, eine Baseline-Erhebung, gefolgt von einer zweiten, evtl. dritten, aber anderen Intervention. Zweck: Testung der Wirksamkeit von verschiedenen Interventionen bei einem Patienten.
Wechselnde Kriterien	Suche nach verhaltenserhöhender bzw. vermindernder Verstärkung (z. B. Gummibärchen versus Mugglesteine versus materielle Belohnung [Geld] als Belohnung bei Kindern).
Multiple Baseline Across Subjects	Nachweis der Wirksamkeit einer Methode bei verschiedenen Patienten.
Multiple Baseline Across Behaviors	Nachweis von Generalisierungseffekten einer Methode.
Multiple Baseline Across Settings	Nachweis von Transfereffekten einer Methode.

Zur Kontrolle der spontanen sprachlichen Verbesserungen können verschiedene Kontrollaufgaben eingesetzt werden, die in keinem Zusammenhang mit dem jeweiligen Therapieinhalt stehen oder aus einem Verhaltensbereich stammen, auf den keine Generalisierungseffekte erwartet werden (Tab. 7.3).

Tab. 7.3: Kontrollmöglichkeiten bei Studien im SSD

Kontrollmöglichkeiten		
Itemebene	**Aufgabenebene**	**Therapiephasenebene**
z. B.: zwei homogene Listen mit Items (Therapie/Kontrolle), eine wird therapiert, die andere dient als Kontrolle.	bei mehreren sprachlichen Problemen können therapierte/nicht therapierte Sprachebenen parallel erhoben werden.	Diagnostik über verschiedene Zeiträume mit und ohne Therapie z. B. ABA, ABAB, ABACABA

Fallbeispiel

Herr Millner

Herr Millner ist 64 Jahre und erhielt von seinem HNO-Arzt die Diagnose hypofunktionelle Dysphonie. Es fand sich ein unvollständiger Stimmlippenschluss im hinteren Drittel der Stimmlippen. Sein Hörvermögen ist altersentsprechend gut. Herr Millner ist Früh-Rentner, er lebt allein und hat einen hohen Leidensdruck, denn er trifft täglich Bekannte zum Mittagessen in einem Lokal und kann

7

sich nun im Störschall der Gastwirtschaft zunehmend schlechter verständigen. Er bekommt die Rückmeldung, er sei zu leise. Er meldet sich bei dem Logopäden Bauer zur Therapie an, weil dieser gleich um die Ecke seiner Wohnung eine Praxis betreibt. Herr Bauer erhebt in der ersten Sitzung Daten: Die Tonhaltedauer ist verkürzt, sie liegt bei dem Vokal /o/ bei acht Sekunden, bei /a/ bei sieben Sekunden. Im Sprechstimmfeld findet sich eine maximale Lautstärke von 70 dB. Herr Bauer plant zusammen mit Herrn Millner eine Studie im ABA-Design. Da Herr Millner in der Nähe wohnt, ist er bereit, täglich eine Therapieeinheit zu absolvieren. Zunächst erheben die beiden fünfmal hintereinander zu verschiedenen Zeitpunkten Lautstärke (dB) und Tonhaltedauer in Sekunden (Baseline, A). Danach erfolgt eine Interventionsphase (B) über zwei Wochen (10 Therapieeinheiten). In der Therapie entscheiden sich beide für Übungen mit teilweise verengtem Vokaltrakt (SOVTE: Semi-occluded vocal tract exercises), da diese sich bei einem zu erarbeitenden Stimmlippenschluss als effektiv erwiesen haben (da Cunha Pereira et al., 2017). Herr Bauer hatte dies kurz zuvor recherchiert und ein systematisches Review gefunden. Zusätzlich entwickelt er eine visuelle Analogskala (vgl. Abb. 7.10) zur Selbst- und Fremdeinschätzung der Verständlichkeit, die Herr Millner und seine Bekannten nach jedem gemeinsamen Essen ausfüllen sollen.

Vor und nach jeder der 10 Therapieeinheiten werden die Parameter Laustärke in dB und Tonhaltedauer erhoben.

Nach zwei Wochen macht Herr Bauer eine einwöchige Fortbildung. Während seiner Abwesenheit erhält Herr Millner keine Therapie, aber er misst täglich mittels einer dB-App auf seinem Smartphone die maximale Lautstärke und mit einer Stoppuhr die Tonhaltedauer und benutzt weiterhin die Verständlichkeitsskala. Stimmübungen macht er in dieser Zeit nicht. Als Herr Bauer in seiner Praxis zurück ist, übermittelt ihm Herr Millner die Daten. Herr Bauer erstellt daraus mehrere Abbildungen. Die Daten zeigen, dass Herr Millner bereits nach zehn Sitzungen im Normbereich seiner Stimmfunktion angekommen ist, er konnte seine Lautstärke auf 83 dB steigern (Abb. 7.5), die Tonhaltedauer liegt bei durchschnittlich 14 Sekunden. Dies bleibt auch während der zweiten Baseline-Erhebung weitestgehend konstant. Der HNO-Arzt, den er zur Kontrolle des Larynxbefundes aufsucht, bestätigt einen fast kompletten Stimmlippenschluss. Trotzdem ist Herr Millner noch nicht ganz mit seiner Stimme zufrieden. Die visuelle Analogskala zur Verständlichkeit zeigt vor allem in der Fremdbewertung durch die Gesprächspartner noch Verbesserungsbedarf. Herr Millner und Herr Bauer setzen die Therapie deshalb um weitere zehn Stunden fort. Das Studiendesign erweitert sich nun auf ABAB, aber die Zielsetzung ist nun eine andere. Nach der bereits erreichten Funktionsverbesserung auf Stimmlippenebene soll die Steigerung der Verständlichkeit im Störschall im Mittelpunkt stehen. Das Messmittel ist nun allein die Verständlichkeitsskala.

Um Herrn Millner einmal unter realen Verhältnissen im Kreis seiner Freunde sprechen zu hören, besucht Therapeut Bauer Herrn Millner in seiner Mittagpau-

se in der Gaststätte. Nach den Beobachtungen dort stellt Herr Bauer ein individuelles Programm zur Verhaltensänderung für Herrn Millner zusammen. Die Therapie wird vor Erreichen des Regelfalles von 20 Sitzungen beendet, weil Herr Millner subjektiv mit seiner Stimme zufrieden ist und die Werte der visuellen Analogskala eine 95 % Verständlichkeit beim Mittagessen zeigen.

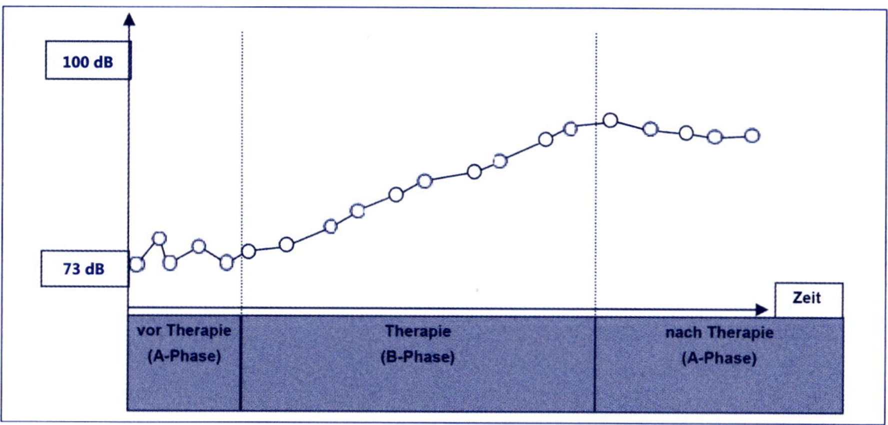

Abb. 7.5: Ergebnisse des ABA-Designs in dB bei Herrn Millner

▶ **TIPP**

Anleitung zur Planung einer Studie im SSD

1. Spezifizieren Sie das Problem des Patienten so vollständig wie möglich.
2. Legen Sie den Zeitrahmen für die Evaluation fest.
3. Wählen Sie das zu verändernde Verhalten aus.
4. Wählen Sie Therapie- und Kontrollaufgaben aus.
5. Bestimmen Sie das Format der Therapieaufgabe.
6. Entscheiden Sie über die Schritte der sukzessiven Annäherung an das gewünschte Verhalten.
7. Wählen Sie Feedback-Methoden aus.
8. Entscheiden Sie, welche Items zur Leistungsmessung genutzt werden sollen.
9. Entscheiden Sie über die Länge der „Baseline"-Periode.
10. Bestimmen Sie die Anzahl der Datenerhebungen.
11. Bestimmen Sie das Zeitintervall für die Testwiederholung.
12. Treffen Sie Voraussagen über die Generalisierung von Effekten.
13. Entwickeln Sie Therapieaufgaben.
14. Legen Sie einen Therapieplan zur Dokumentation der therapeutischen Entscheidungen und der Reaktionen des Patienten an.

7.1.4 *Auswertung der Ergebnisse*

Tab. 7.4: Statistische Begriffe in SSDs und ihre Bedeutung

Begriff	Bedeutung
Level	Differenz zwischen der letzten Baseline-Erhebung und der ersten Interventionserhebung
Trend	Beurteilung der Zu- oder Abnahme einer Leistung in Baseline und Intervention
Variabilität	Maß für die Konstanz der Leistungsänderung in Baseline und Intervention
Latenz	Zeit nach dem Ende der Baseline bis zum Eintreten einer Leistungsänderung

Visuelle Interpretation

Die in einer Einzelfallstudie im SSD erhobenen Daten sollten in Form einer Grafik visualisiert werden. Anhand dieser Abbildungen lassen sich Veränderungen von Mittelwert, Level, Trend und Latenzzeit und Variabilität (Tab. 7.4) beurteilen. Die Abbildungen 7.6 bis 7.10 zeigen Beispiele aus der Praxis.

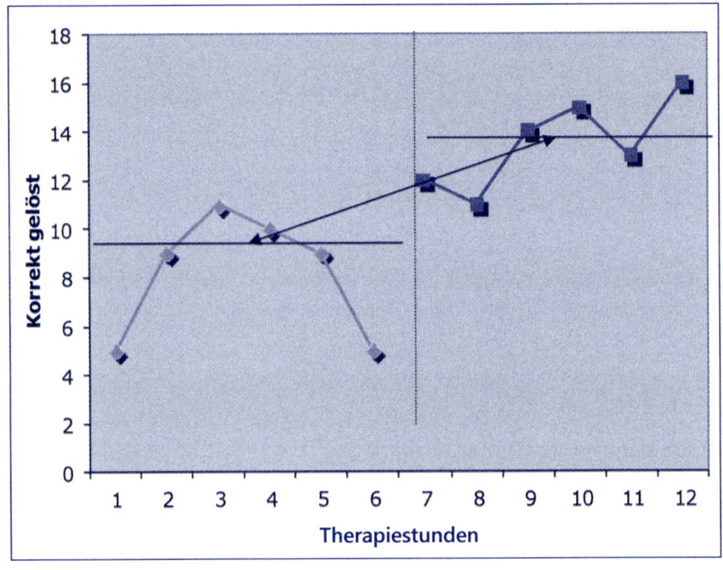

Abb. 7.6: Veränderung des Mittelwerts in Baseline und Intervention

Abbildung 7.6 zeigt die Veränderungen des **Mittelwertes** der Baseline im Vergleich zum Mittelwert der Intervention.

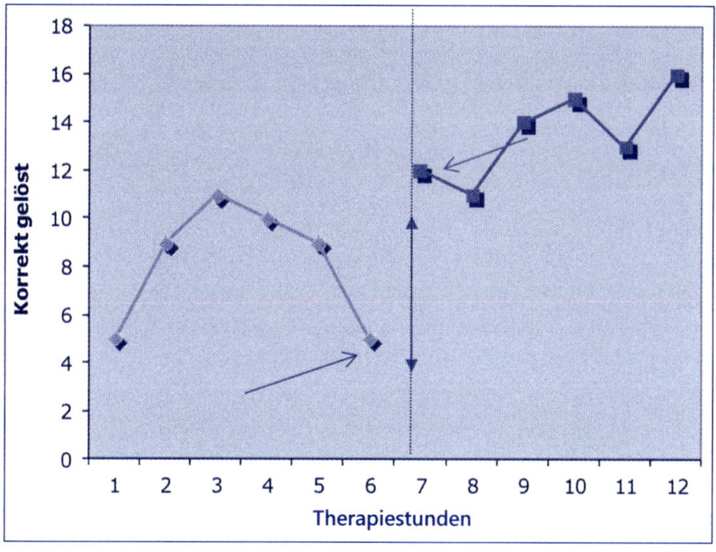

Abb. 7.7: Level der Leistung

In Abbildung 7.7 liegt der letzte Wert der Baseline bei 5, der erste Wert der Interventionsmessung bereits bei 12 richtig gelösten Aufgaben. Der **Level** der Performance liegt mit 7 mehr gelösten Aufgaben sehr hoch im Vergleich zum Ausgangswert.

Der **Trend** beurteilt die systematische und konsistente Zu- oder Abnahme einer sprachlichen Leistung. Hier werden die Werte in zwei Gruppen geteilt. In Abbildung 7.8 werden der Durchschnitt der ersten Hälfte der Interventionsmessungen (13) und der Durchschnitt der zweiten Hälfte der Interventionsmessungen (14,3) gebildet. Durch beide Werte wird eine Gerade gelegt und dann kann entschieden werden, ob der Trend der Messwerte zunehmend oder abnehmend ist oder keine Veränderung signalisiert.

In Abbildung 7.8 tritt eine Wirkung direkt am Übergang von der Baseline zur Intervention ein. Die **Latenzzeit** ist also sehr gering und die gewählte Intervention direkt wirksam.

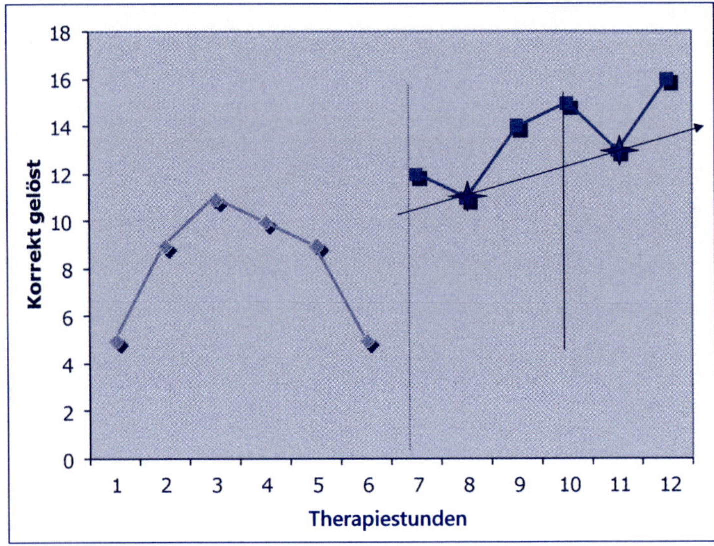

Abb. 7.8: Trend und Latenz der Intervention

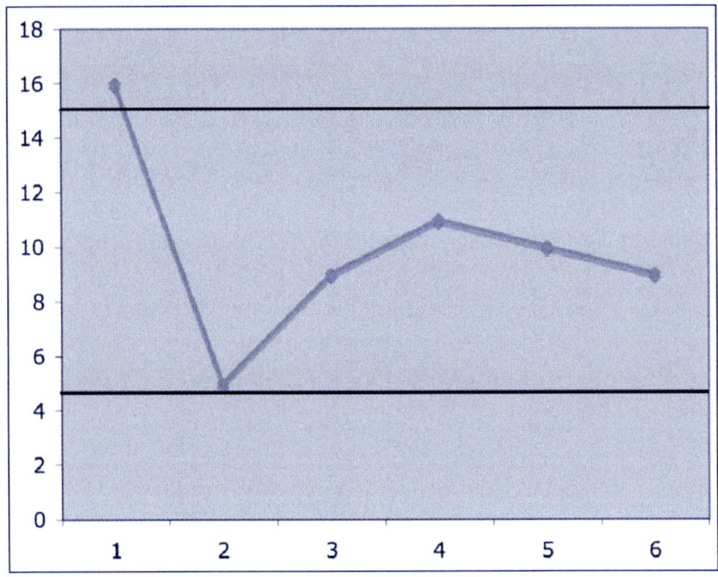

Abb. 7.9: Berechnung der Variabilität

Abbildung 7.9 zeigt, wie man die Berechnung der **Variabilität** einer Baseline durchführt. Zunächst berechnet man den Mittelwert der Einzelwerte der Baseline und teilt das Ergebnis durch zwei. Schließlich addiert und subtrahiert man den so gewonnen Wert vom Mittelwert und erhält zwei Grenzwerte. Die in der Abbildung schwarz gezeichneten Geraden zeigen, welche Werte der Baseline zwischen den höchsten und niedrigsten Wert fallen. Je mehr Werte innerhalb der Grenzwerte liegen, um so valider ist die Baseline.

Effektgrößen

In Einzelfallstudien können auch Effektgrößen bestimmt werden. Sie stellen einen Indikator für die Größe des Behandlungserfolgs dar. Die häufigste Methode ist in diesem Zusammenhang der Prozentsatz nicht überlappender Daten („Percent of Non-Overlapping Data", PND), bei dem die Anzahl der Datenpunkte während der Interventionsphase, die nicht mit den dazugehörigen Baseline-Erhebungen überlappen, durch die Gesamtzahl der Datenpunkte in der Interventionsphase dividiert und dann mit 100 multipliziert wird. Von einer mittelmäßig erfolgreichen Behandlung spricht man, wenn die so errechnete Quote zwischen 70% und 90% liegt. Geht sie darüber hinaus, so gilt sie als hoch bzw. als sehr hoch.

In einem weiteren Rechenschritt wird das Ergebnis auf Signifikanz geprüft. Hierzu werden die Mittelwerte der Phasen voneinander subtrahiert (Intervention minus Baseline) und durch die Standardabweichung der Baseline geteilt. Das Ergebnis ist die Effektgröße.

Effektstärken sind allerdings nicht immer aussagekräftig. Wenn sich z. B. bereits in der Grundratenphase ein Datentrend in gewünschter Richtung der Interventionsphase zeigt oder wenn in der Grundratenphase Datenwerte um Null erhoben wurden, kommt es zu einer Über- oder Unterschätzung der Wirksamkeit.

Tabelle 7.5 zeigt verschiedene Messparameter zur Beurteilung der Stimmfunktion, die in Einzelfallstudien und zur Therapieevaluation eingesetzt werden können. Die meisten erfassen Funktionsziele, lediglich der Voice Handicap Index (VHI, Nawka et al., 2003) ermöglicht die Beschreibung von Aktivitätszielen. Weitere stimmliche Messparameter finden sich in Beushausen und Haug (2011).

Tab. 7.5: Messmittel zur Erfassung von Therapieeffekten in der Stimmtherapie

Funktionsziel	Kriterium	Messmittel
Tonhöhe	Frequenz in HZ oder Ton	Frequenzanalyse oder Keyboard/Klavier
Lautstärke	Durchschnittliche Dezibel bei Äußerungen	dB-Messgerät, Stimmanalyseprogramm
Stimmklang	Rauigkeit, Behauchung, Heiserkeit	RBH-System (Nawka & Evans, 2006)
Laryngeale Funktion im Verhältnis zur Atemfunktion	Vitalkapazität Tonhaltedauer	Phonationsquotient: Vitalkapazität in ml gemessen mit einem Spirometer dividiert durch die Tonhaltedauer in Sekunden
Laryngeale Funktion im Verhältnis zur Atemfunktion	Phonationsdauer von /s/ dividiert durch Phonationsdauer /z/	Berechnung s/z-Ratio
Stimmumfang	Anzahl der produzierbaren Töne	Klavier, Keyboard, Stimmfeldmessgerät
Schweregrad der Stimmstörung	Akustische Analyse	Programm zur Stimmanalyse Berechnung des DSI (Dysphonie-Schweregrad-Index): geringste Intensität im Stimmfeld (in dB) höchste Frequenz im Stimmfeld (in Hz) maximale Phonationsdauer /a/ (in sec) Jitter (Frequenzschwankungen in %)
Vitalkapazität	ml pro Ausatmung	Spirometer
Tonhaltedauer	Längst mögliche Phonation von Vokalen und Frikativen	Stoppuhr
Aktivitätsziel	Kriterium	Messmittel
Stimmliche Beeinträchtigung im Alltag	Selbstrating	Voice Handicap Index – deutsche Fassung (Nawka et al., 2003)

7.2 Arten der Datenerhebung

7.2.1 Testungen

Tests in der Logopädie und Sprachtherapie dienen der Erhebung und Aufbereitung von Informationen, um begründete therapeutische Entscheidungen zu treffen. Bei der Planung einer sprachtherapeutischen Intervention und in der Effektivitätskontrolle sind sie unerlässlich. Einzelfallentscheidungen lassen sich so nachvollziehen und optimieren. Tests kommen immer dann zum Einsatz, wenn eine spezifische Fragestellung geklärt werden soll. Standardisierte und normierte Testverfahren sollten den Gütekriterien entsprechen.

➲ Definition | Standardisierter Test

Ein standardisiertes Testverfahren ist ein wissenschaftliches Verfahren, das in seiner Durchführung, Auswertung und Interpretation so detailliert beschrieben ist, dass es von verschiedenen Testanwenderinnen in der gleichen Weise durchgeführt, ausgewertet und interpretiert werden kann. Es basiert auf einer theoretischen Grundlage, auf deren Basis die einzelnen Testergebnisse interpretiert werden können. In der Regel sollte ein standardisiertes Verfahren an einer größeren Stichprobe hinsichtlich seiner Durchführung und Auswertung erprobt sein sowie die geforderten Gütekriterien erfüllen (Beushausen, 2007a).

Gütekriterien

Die Gütekriterien, die ein Test erfüllen sollte, sind Objektivität, Validität und Reliabilität.

- **Objektivität.** Das Ergebnis eines Tests darf nicht vom Untersuchenden beeinflusst sein, es soll objektiv sein. Der Test muss in der Durchführung, Auswertung und Interpretation der Ergebnisse unabhängig vom Testleiter sein, d.h., die Testergebnisse eines Probanden sollten dieselben sein, egal wer den Test durchführt. In der Regel wird dies durch genaue Testinstruktionen zu den einzelnen Items, also den Testaufgaben, und durch konkrete Anleitungen zur Auswertung und Interpretation im Testhandbuch sichergestellt.
- **Validität.** Die Validität oder Gültigkeit eines Tests gibt an, in welchem Grad er das misst, was er messen soll. Valide ist ein Test dann, wenn er das Merkmal erfasst, das er zu messen vorgibt. Das Kriterium der Validität ist bei Befundinstrumenten damit das wichtigste Gütekriterium. Bei der **inhaltlichen Validität** macht man die – nur durch psychologische Einsicht begründbare – Annahme, dass die Testaufgaben selbst das bestmögliche Kriterium für ein zu untersuchendes Merkmal darstellen. Für manche Tests ist diese Übereinstimmung unmittelbar evident, wie zum Beispiel bei Rechtschreibtests. Bei anderen Tests wird durch Experten beurteilt, ob die gewählten Testaufgaben das Konstrukt, also die zu messende Fähigkeit oder Eigenschaft, repräsentieren. Bei der **Kriteriumsvalidität** berechnet man den Zusammenhang der Testleistung mit anderen Merkmalen bzw. Kriterien, wie zum Beispiel der Schulnote, dem Intelligenzquotienten oder Ähnlichem, von denen angenommen wird, dass sie ausreichend valide Repräsentanten für das zu messende Merkmal sind. Bei der Prüfung der **Konstruktvalidität** geht man von der dem Test zugrunde liegenden Theorie aus und prüft Zusammenhänge zu anderen Testverfahren mit ähnlicher oder gänzlich anderer theoretischer Grundlage. Beispielsweise wird der Zusammenhang eines Konzentrationstests mit einem neuen Lese-Rechtschreibtest (LRS-Test)

ermittelt, da der LRS-Test möglichst rein das Konstrukt Lese- und Rechtschreibfähigkeit abbilden soll und nicht z. B. die Konzentrationsfähigkeit. Bei dieser Ermittlung werden eher niedrige bis mittlere Zusammenhänge zwischen dem Konzentrationstest und dem LRS-Test erwartet.

Beispiel

Ein Test zur visuellen Wahrnehmung bei Kindern überprüfte diese Fähigkeit anhand von Nachzeichnen- und Stiftführungsaufgaben. Die Ergebnisse waren für die visuelle Wahrnehmung jedoch nicht valide, sie waren nur in Verbindung mit den grafomotorischen Fähigkeiten der Kinder interpretierbar.

- **Reliabilität.** Die Zuverlässigkeit oder Reliabilität eines Tests gibt an, wie genau ein Test misst. Führt der Test, wenn er wiederholt angewendet wird, zu denselben Ergebnissen? Die Reliabilität ist ein Maß für die formale Genauigkeit eines Tests. Jedes Testinstrument muss in einer sogenannten Konsistenzanalyse auf seine Messgenauigkeit geprüft werden. Dazu werden Berechnungen zur inneren Konsistenz durchgeführt. Dabei wird jedes Item – also jede Testaufgabe – als eigenständiger Testteil angesehen und der Zusammenhang zwischen den Items in Bezug zur Testlänge bestimmt. Die errechneten Zusammenhänge geben Aufschluss über die Itemzusammensetzung des Tests. Dadurch lassen sich Aussagen zum Schwierigkeitsgrad und zur Trennschärfe für die Aufgaben treffen. Zur Berechnung der Reliabilität müssen weitere statistische Analyseverfahren durchgeführt werden (Überblick in Beushausen, 2007a und b).

Normierung

Ein psychometrischer Test ist in der Regel normiert. Man möchte die Leistung einer zu testenden Person mit der Leistung von anderen Personen vergleichen, um zu erfahren, ob sie im Vergleich zu einer Norm gleichwertig, über- oder unterdurchschnittlich abgeschnitten hat. Um diesen Vergleich vornehmen zu können, müssen Normen für einen Test vorliegen. Diese werden in einer Untersuchung erhoben, in der der Test in einer hinreichend großen Stichprobe durchgeführt wurde.

Es existieren zirka 80 verschiedene Testverfahren für alle sprachtherapeutischen Störungsbilder. Die meisten erfassen jedoch lediglich sprachliche Funktionen, wie etwa die Anzahl benannter Wörter. Tabelle 7.6 zeigt Testverfahren oder Subtests aus Testbatterien zur Bestimmung des Wortschatzes bei Kindern zwischen 3 und 10 Jahren.

Tab. 7.6: Tests zur Untersuchung des Wortschatzes bei Kindern

Testname	Geltungsbereich	Erfasste Merkmale	Gütekriterien erfüllt?	Normierung
Aktiver Wortschatztest (AWST-R 3–5) (Kiese-Himmel, 2005)	3;0 bis 5;5 J.	Wortschatz	▼	▼
Patholinguistische Diagnostik bei Sprachentwicklungsstörungen (Kauschke & Siegmüller, 2010)	Kinder ab 3 J.	Sprachentwicklung im Profil: Phonetik/Phonologie, Semantik/ Lexikon, Sprachverständnis, Morphologie/Syntax	○	●
Wortschatz- und Wortfindungstest für 6- bis 10-Jährige (WWT 6–10) (Glück, 2007)	6;0–9;11	Wortschatz, Wortfindung	▼	▼

● = teilweise, ○ = nein, ▼ = ja

7.2.2 *Die Befragung*

In der Mehrzahl der Fälle werden Befragungen in der Evaluation eingesetzt, um *„(...) Beschreibungen und Bewertungen konkreter Sachverhalte durch die befragten Personen"* (Bortz & Döring, 2006, 253) zu erhalten. So mag sich ein Sprachtherapeut nach dem Ende einer Therapie beispielsweise dafür interessieren, ob eine Person mit einer Redeflussstörung erlernte Strategien im Alltag anwendet, ob ein Patient mit einer Aphasie wieder telefoniert oder ob ein Kind mit einer Artikulationsstörung von einer Frühfördergruppe in den Regelkindergarten wechselt. Mit diesen Fragen geht es nicht mehr länger um funktionelle Verbesserungen (z. B. um eine Reduktion des Speichelverlusts über einen hängenden Mundwinkel), sondern um die Auswirkungen einer Therapie auf die Aktivitäten und die Teilhabe einer erkrankten Person. Unter

- **Aktivität** wird die Durchführung von Aufgaben oder Handlungen und unter
- **Teilhabe** die Partizipation an gewünschten Lebenssituationen und Lebensbereichen verstanden (vgl. Bundesarbeitsgemeinschaft für die Rehabilitation, 2008). Um Informationen über die Aktivitäten und Teilhabe zu erhalten, eignen sich sowohl mündliche Befragungen in Form von Interviews als auch schriftliche Befragungen mithilfe von Fragebögen.

Vor- und Nachteile der mündlichen Befragung

Interviews haben den Vorteil, dass ein persönlicher Kontakt zwischen den Interviewpartnern besteht. Dies fördert zum einen die Antwortbereitschaft. Zum anderen können durch Erklärungen unverständliche Fragen erläutert werden. Das ist vor allem für Patienten mit einer Aphasie relevant, da sowohl ihr Sprachverständnis als auch ihr Lesesinnverständnis beeinträchtigt sein können (Schneider et al., 2012). Die Interviews haben außerdem den Vorteil, dass alle Fragen gestellt und im besten Fall auch beantwortet werden. Dadurch reduziert sich die Gefahr fehlender Daten (engl.: missing data). Schließlich ist bei einem Interview genau bekannt, wer die Fragen beantwortet.

Diesen Vorteilen steht der Nachteil gegenüber, dass der Ablauf eines Interviews nicht genau vorhersagbar ist. Die Fragende wird die Interviewbedingungen zwar so weit wie möglich standardisieren, es ist jedoch nicht planbar, wie viel Zeit ein Interview in Anspruch nehmen wird, bei welchen Fragen Hilfestellungen notwendig sind oder ob Abschweifungen auftreten werden. Ebenso wenig wie der Interviewablauf ist auch die Antwortqualität vorhersehbar. So werden einige Befragte eher zu einsilbigen, kaum differenzierten Antworten neigen, andere werden dagegen eher weitschweifig und unpräzise sein. Die Antworten lassen sich daher häufig nur mit Mühen in statistisch analysierbare Daten übertragen. Eine Lösung dieses Problems stellen vorgegebene Antwortmöglichkeiten dar, unter denen die Befragten wählen können.

Vor- und Nachteile der schriftlichen Befragung

Durch die Verwendung von **Fragebögen** lassen sich einige der methodischen Probleme von Interviews umgehen. Fragebögen sind standardisiert, sie können ohne großen Aufwand statistisch ausgewertet werden und die Zeit, die eine Person zum Ausfüllen eines Fragebogens benötigt, ist gut kalkulierbar. Sie setzen allerdings ein (erhaltenes) Lesesinnverständnis voraus, und die Erhebungssituation ist typischerweise anonym. Die Fragende kann somit nicht kontrollieren, wer den Fragebogen ausfüllt und in welchem Ausmaß die Antworten durch andere Personen beeinflusst werden. Es ist auch damit zu rechnen, dass einige Fragen offenbleiben, weil sie übersehen werden oder unverständlich formuliert worden sind.

In der Sprachtherapie existieren beispielsweise mehrere standardisierte und normierte Elternfragebögen zur Einschätzung der kindlichen Sprachentwicklung in unterschiedlichen Altersstufen (Tab. 7.7).

Tab. 7.7: Tests zur Früherkennung von Risikokindern

Testname	Geltungsbereich	Erfasste Merkmale	Gütekriterien erfüllt?	Normierung
ELAN (Eltern Antworten) Elternfragebogen zur Wortschatzentwicklung im frühen Kindesalter (Bockmann & Kiese-Himmel, 2006)	16–26 Monate	Früherkennung von Risikokindern (Sprachstörungen)	▼	▼
Elternfragebogen für die Früherkennung von Risikokindern (ELFRA) (Grimm & Doil, 2006)	ELFRA 1: 12 Monate ELFRA 2: 24 Monate	Früherkennung von Risikokindern (Sprachstörungen)	▼	▼
– Elternfragebogen zur Früherkennung von Late Talkers (SBE-2-KT) (v. Suchodoletz & Sachse, 2008) – Elternfragebogen zur Früherkennung von sprachgestörten Kindern bei der U7a (SBE-3-KT) (v. Suchodoletz et al., 2010)	21.–24. Monat 32.–40. Monat	Früherkennung von Risikokindern (Sprachstörungen)	▼ ▼	▼ ▼

● = teilweise, ○ = nein, ▼ = ja

Visuelle Analogskalen

Fragebögen enthalten in der Regel vorgegebene Antwortmöglichkeiten, die häufig aus einer Ratingskala und seltener aus einer visuellen Analogskala (VAS) bestehen. Im Gegensatz zu einer Ratingskala werden bei einer VAS die Antwortmöglichkeiten nicht verbal, sondern grafisch vorgegeben. Dazu werden beispielsweise „Smileys" genutzt, die in Abbildung 7.10 zu sehen sind. Sie eignen sich insbesondere für Personen mit einem eingeschränkten oder fehlenden Lesesinnverständnis.

Abbildung 7.10 zeigt eine fünfstufige VAS, die sich zwischen den beiden Polen „die Aktivität X ist nie möglich" und „die Aktivität X ist immer möglich" bewegt.

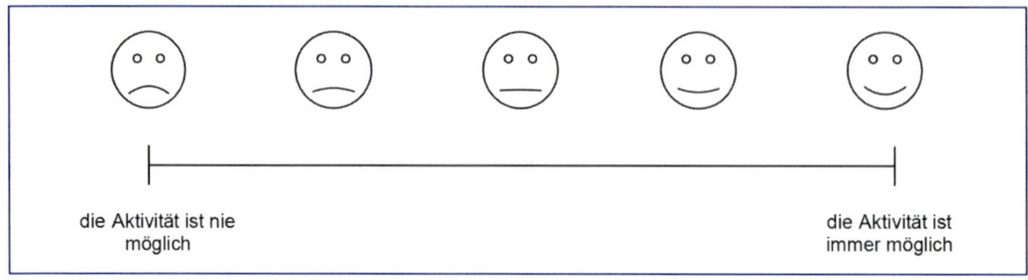

Abb. 7.10: Fünffach gestufte visuelle Analogskala mit Smileys (eigene Darstellung)

Es gibt jedoch auch VAS, die nur aus einer Linie pro Frage bestehen. Auf der Linie kann je nach Beurteilung eines Sachverhalts zwischen zwei Polen eine Markierung gesetzt werden. Die Länge der Linie ist auf 100 mm normiert. Ausgewertet wird diese Form der VAS, indem zunächst die Streckenlänge vom linken Skalenrand bis zur Markierung in mm gemessen wird. Das Ergebnis wird dann für jede Linie addiert und die Summe anschließend durch die Gesamtzahl der Markierungen dividiert. Ein hoher Wert spiegelt dabei intakte, ein niedriger Wert beeinträchtigte Aktivitäten wider.
Ein Beispiel für einen Fragebogen, der auf einer VAS mit Linien beruht, ist der „Communicative Effectiveness Index" (CETI), der für Patienten mit einer Aphasie entwickelt worden ist (Lomas et al., 1989, deutsche Übersetzung: Schlenck & Schlenck, 1994). Seine 16 Fragen sind in Tabelle 7.8 wiedergegeben.

Tab. 7.8: Der CETI (Tesak, 1999, 71)

Kann ... das Folgende?	
Item	**Frage**
1.	Jemanden auf sich aufmerksam machen?
2.	Sich an Gesprächen von mehreren beteiligen?
3.	Passende Ja-Nein-Antworten geben?
4.	Seine/ihre Emotionen mitteilen?
5.	Anzeigen, ob er/sie verstanden hat, was zu ihm/ihr gesagt wurde?
6.	Soziale Kontakte mit Nachbarn und Freunden pflegen (z. B. gemeinsam Kaffee trinken)?
7.	Mit ihm/ihr ein normales Zweier-Gespräch führen?
8.	Die Namen von Anwesenden nennen?
9.	Schmerzen und körperliche Zustände mitteilen?
10.	Spontan ein Gespräch beginnen und/oder das Thema in einem Gespräch wechseln?
11.	Antworten und kommunizieren ohne Wörter (inklusive ja-nein)?
12.	Mit Personen ein Gespräch anfangen, die nicht zum engen Familien- und Freundeskreis gehören?
13.	Schriftsprache verstehen?
14.	An einem Gespräch teilnehmen, das schnell verläuft, und an dem mehrere Personen teilnehmen?
15.	An einem Gespräch mit Fremden teilnehmen?
16.	Etwas ausführlich beschreiben oder diskutieren?

Trotz der Standardisierung und der relativ einfachen Auswertung kann die deutsche Version des CETI nicht problemlos verwendet werden, da über ihre psychometrischen Gütekriterien nichts bekannt ist. Dies gilt nicht nur für den CETI: Wie die Übersicht in Tabelle 7.9 zeigt, sind alle Messinstrumente, die es in Deutschland zur Evaluation von Aktivitätsfortschritten bei Aphasie gibt, (bisher) psychometrisch nicht abgesichert.

Tab. 7.9: Messinstrumente zur Evaluation von Aktivitätsfortschritten bei Aphasie (adaptiert nach Grötzbach, 2009, 244)

Messinstrument	Akronym	Autor(en)	Gütekriterien für deutsche Version vorhanden?
Amsterdam-Nijmegen-Everyday Language Test	ANELT	Blomert et al. (1994)	Nein
Assessment Protocol of Pragmatic-Linguistic Skills	APPLS	Gerber & Gurland (1989)	Nein
Communicative Abilities in Daily Living	CADL	Holland (1980)	Nein
Communicative Activity Log	CAL	Pulvermüller et al. (2001)	Nein
Communicative Effectiveness Index	CETI	Lomas et al. (1989)	Nein
Functional Communication Profile – Revised Forms	FCP-R	Kleiman (2003)	Nein

Die Ergebnisse der Instrumente können daher nur als Hinweise, nicht jedoch als wissenschaftlich abgesicherte Belege für eventuelle Fortschritte genutzt werden. Es gilt:

Fazit

Während in der Sprachtherapie zur Evaluation von Funktionsverbesserungen eine Vielzahl von psychometrisch abgesicherten Messinstrumenten zur Verfügung steht, gibt es so gut wie keine validen Instrumente zur Prüfung von Aktivitätsfortschritten.

Um dies zu ändern, wird es in Zukunft darum gehen müssen, die psychometrische Qualität der vorhandenen Messinstrumente zu prüfen (Grötzbach, 2008b; 2009). Sobald psychometrisch abgesicherte Messinstrumente zur Erfassung von sprachlichen Aktivitäten vorliegen, können sowohl die sprachlichen Symptome als auch ihre Auswirkungen auf den Alltag von Patientinnen zuverlässig erhoben werden.

7.2.3 Die Beobachtung

Es wird in der Logopädie nicht immer möglich sein, Interviews oder Fragebögen zum Nachweis von Aktivitätsfortschritten einzusetzen. Dies gilt insbesondere für Patienten mit einer Aphasie und für Kinder mit einer Sprach- oder Sprechstörung. Es besteht zwar die Möglichkeit, eine Befragung der Angehörigen oder der Eltern durchzuführen, die Ergebnisse solcher Befragungen sind allerdings nicht unbedingt verlässlich. Denn Fremdbeurteilungen sind mit der Gefahr verbunden, dass die Fähigkeiten einer im Fokus stehenden Person über- oder unterschätzt werden (vgl. Cruice et al., 2005). Um dieser Gefahr zu entgehen, bieten sich systematische Beobachtungen als Alternative an.

➲ Definition | Systematische Beobachtung

Eine systematische Beobachtung liegt vor, *„(...) wenn bestimmte zu beobachtende Ereignisse zum Gegenstand (...) [einer Erhebung] gemacht und Regeln angegeben werden, die den Beobachtungsprozess so eindeutig festlegen, dass die Beobachtung zumindest theoretisch nachvollzogen werden kann"* (Bortz & Döring, 2006, 263).

Zur Planung einer Beobachtung gehören vor allem die Angaben,

- was genau beobachtet werden soll,
- wie das Beobachtete zu protokollieren ist und
- unter welchen Bedingungen die Beobachtung erfolgt.

Wie das folgende Beispiel zeigt, sind klare Abgrenzungen nötig, um ein zu beobachtendes Ereignis von anderen, nicht interessierenden Ereignissen zu unterscheiden.

Fallbeispiel

Kindliches Stottern

Der 5-jährige Uwe wird vom Kinderarzt mit der Diagnose Stottern in die logopädische Praxis von Frau Gehbauer überwiesen. Uwes Mutter berichtet im Aufnahmegespräch, dass ihr Sohn besonders im Kindergarten starke Symptome zeige. Obwohl Frau Gehbauer in der Diagnostik Sprechsituationen unterschiedlicher Stresslevel überprüft, zeigt Uwe darunter nur wenig Symptome. Die Therapeutin beschließt, die Stotterereignisse vor und nach Durchführung der Therapie als Erfolgskriterium direkt im Kindergarten zu erheben. Um verlässliche Daten zu erhalten, nimmt sie an zwei verschiedenen Tagen für jeweils eine Stunde an Uwes Spielgruppe im Kindergarten teil. Frau Gehbauer notiert dabei mithilfe eines standardisierten Diagnostikbogens Art und Häufigkeit der Stottersymptome.

Arten der Beobachtung

Frau Gehbauer übernimmt in dem Beispiel die Rolle einer teilnehmend-verdeckten Beobachterin. Sie bringt sich zwar aktiv in die Spiele der Kinder ein, ihre Intention bleibt den Kindern (und auch den Eltern der Kinder) aber verborgen. Dieses Vorgehen ist nicht unproblematisch, da es zu den ethischen Standards von Untersuchungen gehört, alle Vpn über das Ziel einer Untersuchung aufzuklären. Hätte Frau Gehbauer die Kinder (und ihre Eltern) informiert, wäre sie zu einer teilnehmend-offenen Beobachterin geworden. Ihre Offenheit hätte jedoch zur Folge gehabt, dass sich die Kinder wahrscheinlich nicht wie gewöhnlich, sondern sozial erwünscht verhalten hätten. Sie musste sich daher gegen die ethischen Standards entscheiden.

- **Teilnehmende Beobachtung.** Ein Nachteil der teilnehmenden Beobachtung ist, dass eine Situation gleichzeitig mitgestaltet, beobachtet und protokolliert werden muss. Dies mag in einigen Fällen zu einer Überforderung führen, die Fehler verursachen kann. Um sie zu vermeiden, können Videoaufnahmen genutzt werden. Sie haben den Vorteil, dass schnell ablaufende Vorgänge wiederholt betrachtet und in Ruhe ausgewertet werden können. Sie erlauben außerdem eine Mitauswertung durch weitere Personen. Allerdings ist zu bedenken, dass Videoaufnahmen ein Einverständnis der gefilmten Personen voraussetzen. Zu bedenken ist ebenfalls, dass eine laufende Videokamera wahrscheinlich nicht ohne Einfluss auf das Verhalten von Vpn bleiben wird.
- **Nicht-teilnehmende Beobachtung.** In der Logopädie geht es jedoch meist nicht um teilnehmende, sondern um nicht-teilnehmende Beobachtungen. So verbringen Lehrlogopädinnen einen großen Teil ihrer Arbeitszeit damit, hinter der Scheibe Therapien zu supervidieren. Dabei sind sie weder aktive Teilnehmer der Therapie noch für die Patientinnen sichtbar. Sie nehmen dadurch die Rolle von nicht-teilnehmend-verdeckten Beobachterinnen und Beobachtern ein. Die Vorteile dieser Rolle sind, dass sich die Lehrlogopädinnen auf ihre Supervisionsaufgabe konzentrieren können und dass das Verhalten der Patienten trotz der Supervision (hoffnungsvollerweise) authentisch bleibt. Diesen Vorteilen steht der Nachteil gegenüber, dass den Betroffenen nicht bekannt ist, dass sie beobachtet werden. Wäre es ihnen bewusst, läge eine nicht-teilnehmend-offene Beobachtung vor.

Die Wahl zwischen einer offenen und verdeckten Beobachtung wird wesentlich davon abhängen, welchen Einfluss die Anwesenheit einer Beobachterin auf das Verhalten der Vpn hat. Ist damit zu rechnen, dass es aufgrund der Anwesenheit zu einem nicht authentischen Verhalten kommt, ist die verdeckte Beobachtung der offenen vorzuziehen (Bortz & Döring, 2006, 267). Gleichwohl sollte bedacht werden, dass verdeckte Erhebungen gegen ethische Standards verstoßen.

Beobachtungsplan

Unabhängig von der Wahl der Beobachtungssituation ist es in jedem Fall hilfreich, einen Beobachtungsplan zu erstellen. Darin wird festgehalten, welche Ereignisse zu beobachten sind und wie sie festgehalten werden. Um die Ereignisse statistisch auswerten zu können, sollten sie als zählbare Einheiten definiert werden, z. B.:

- Häufigkeit von Gesprächsabbrüchen,
- die Zeit, die ein Kind alleine oder mit anderen spielt,
- die Anzahl der Restaurantbesuche von einem Patienten mit einer Dysphagie.

7.3 Evaluation von Langzeiteffekten

Sowohl die Beobachtung als auch die Befragung eignen sich dazu, Langzeiteffekte zu erfassen. Dabei kommt vor allem der **Befragung** eine besondere Bedeutung zu, da sie im Vergleich zu einer Beobachtung mit weniger Aufwand verbunden ist. Denkbar sind zwei mögliche Arten von Befragungen:

- Zum einen die **postalische,** bei der ein Fragebogen verschickt wird, und
- zum anderen die **telefonische,** bei der ein Telefoninterview durchgeführt wird.

Obwohl der Zeitpunkt für eine postalische oder telefonische Befragung nicht definiert ist, werden Nachuntersuchungen oder **Katamnesen** häufig sechs oder zwölf Monate nach Therapieende durchgeführt (Grötzbach, 2007). Wenn sich zwischen den katamnestischen Daten und den Daten, die unmittelbar nach Therapieende erhoben worden sind, keine signifikanten Unterschiede ergeben, dann deutet dies auf einen Langzeiteffekt hin. Voraussetzung dafür ist jedoch, dass mit der überprüften Therapie signifikante Leistungsverbesserungen bis Therapieende erreicht werden.

Bedeutung der Therapiefrequenz

Wie einige Untersuchungen zeigen, hängen Langzeiteffekte bei der Behandlung von Aphasien weniger von einer speziellen Therapiemethode als vielmehr von einer **hohen Therapiefrequenz** ab (Baumgärtner, 2017; Bhogal et al., 2003; Breitenstein et al., 2017): Wird eine Therapie mit acht bis zehn Therapiestunden pro Woche für einen Zeitraum von zwei Monaten durchgeführt, zeigen sich bei einer **chronischen Aphasie** selbst dann noch Langzeiteffekte, wenn Therapiepausen von einem halben Jahr eingelegt werden (Grötzbach, 2004b; 2005; Meinzer et al., 2005; Neininger et al., 2004; Rijnties & Weiller, 2003). Dieser Befund spricht dafür, eine Aphasie-Intervalltherapie zu favorisieren (vgl. Bauer et al., 2002). Bei ihr wechseln sich intensiv durchgeführte Therapien von acht Wochen Dauer mit Therapiepausen von sechs Monaten regelmäßig ab

(Abb. 7.11). Während der Therapiepausen muss nicht befürchtet werden, dass erzielte Verbesserungen wieder verloren gehen.
Über die Wirksamkeit der hohen Frequenz bei **Kindertherapien** ist bislang noch wenig bekannt. Es kann jedoch davon ausgegangen werden, dass sie bei ihnen ebenso effektiv ist wie in den Erwachsenentherapien. Sollte dies der Fall sein, wäre eine Intervalltherapie, wie in Abbildung 7.11 dargestellt, auch für Kindertherapien zu bevorzugen.

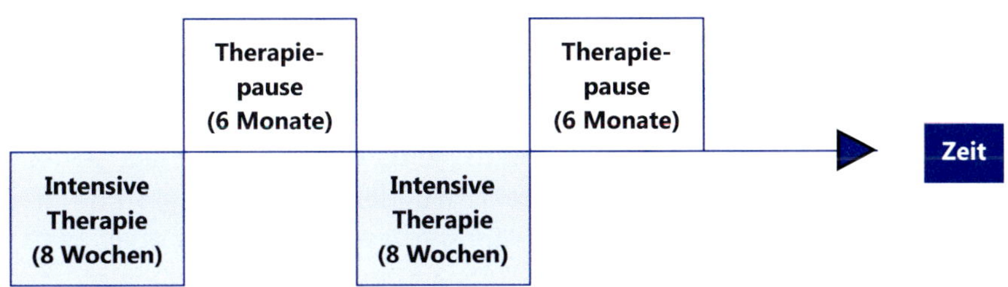

Abb. 7.11: Konzept der Intervalltherapie bei Aphasie

Die bisher vorliegenden Langzeiteffekte zeigen, dass Logopädie nicht nur zu kurzfristig anhaltenden Erfolgen führt. Allerdings ist über die Auswirkungen logopädischer Therapien über sechs oder zwölf Monate hinaus noch zu wenig bekannt, valide Instrumente zur Erfassung von Transfereffekten fehlen. Lukaschyk et al. (2016) befragten eine Stichprobe von 170 ehemaligen Stimmpatienten mittels subjektiver Evaluationsverfahren. Dabei gaben 54 Patientinnen mit einer funktionellen Dysphonie zwischen 6 und 27 Monaten nach Abschluss ihrer logopädischen Stimmtherapie Auskunft über den Erfolg. Es zeigte sich, dass alle Personen den durch die Therapie erreichten Stimmstatus nach Therapieende aufrechterhalten konnten.

In der Literatur dominiert in der Mehrheit der Fälle der Nachweis reiner Funktionsverbesserungen. Dies ist vor allem darauf zurückzuführen, dass den Funktionsstörungen aus historischen Gründen ein sehr viel höherer Stellenwert eingeräumt wird als den Aktivitäten und der Partizipation (Grötzbach, 2008b). Nach der Verabschiedung der Internationalen Klassifikation der Funktionsfähigkeit, Behinderung und Gesundheit (ICF) durch die WHO (DIMDI, 2005) ist es jedoch an der Zeit, ein Gleichgewicht zwischen Funktionen, Aktivitäten und der Teilhabe herzustellen (vgl. Grötzbach & Iven, 2009; Iven & Grötzbach, 2009). Ansätze dafür sind allerdings (noch) nicht erkennbar.
Nachgewiesene Therapieeffekte dienen jedoch nicht nur der Weiterentwicklung von Therapiekonzepten, sondern auch der **Eigenkontrolle.** Sie machen deutlich, in welchem Ausmaß das eigene Handeln erfolgreich ist. Gleichzeitig stellen sie die Basis für die Vergütung dar, die für stationäre Behandlungen al-

lerdings erst dann erfolgt, wenn eine Dokumentation des Therapieverlaufs mit seinen Ergebnissen vorliegt. Auf den Inhalt der logopädischen Dokumentation wird im nächsten Kapitel eingegangen.

7.4 Fallbeispiel

Um eine Therapie mit den Nachweisen von Übungs-, Generalisierungs- und Langzeiteffekten zu illustrieren, wird im Folgenden die Behandlung von Herrn Würtz dargestellt.

7.4.1 Therapieplanung und -durchführung

Die Logopädin Frau Aschenbrenner, die in einer neurologischen Rehabilitationsklinik arbeitet, nimmt den 65-jährigen Herrn Würtz auf, der seit seinem Schlaganfall vor zehn Wochen unter sehr häufigen Wortfindungsstörungen leidet. Die Durchführung des Aachener Aphasie Tests (AAT; Huber et al., 1983) ergibt die Diagnose einer amnestischen Aphasie. Im Untertest „Benennen" des AATs treten viele Nullreaktionen und einige semantische Paraphasien auf. Außerdem kommt es bei der Aufgabe „Beschreibung von Situationen und Handlungen" zu sprachlichen Perseverationen, bei denen Herr Würtz bereits gefundene Wörter oder Satzfragmente ständig wiederholt.
Herr Würtz, der als Diplom-Finanzwirt vor zwei Jahren berentet worden ist, gibt als Ziel der Logopädie eine Verbesserung seiner Wortfindungsstörungen an. Konkret möchte er bis zum Ende seines Rehabilitationsaufenthalts in vier Wochen 50 Objekte fehlerfrei benennen können. Um dieses Ziel zu erreichen, entscheidet sich Frau Aschenbrenner dazu, in Anlehnung an die Untersuchung von Schomacher et al. (2006) eine intensive, repetitive Benenntherapie durchzuführen. Dabei bedeutet intensiv, dass Herr Würtz dreimal pro Tag eine 45-minütige Therapie erhält.

Therapiematerial

Als Therapiematerial bereitet Frau Aschenbrenner 100 Bildkarten mit Objekten vor, die mit hochfrequenten, gut vorstellbaren und zweisilbigen Nomen zu benennen sind (z. B. „Katze, Hose, Wolke, Auge"; vgl. Fröhlich et al., 2008). Die Wortfrequenz bestimmt Frau Aschenbrenner mithilfe der Deutschen Sprachstatistik (Meier, 1978) und die Vorstellbarkeit mithilfe der Liste von Baschek (1977).

Eingangsevaluation

Um die Baseline der Benennleistungen zu erfassen, legt Frau Aschenbrenner Herrn Würtz die 100 Bildkarten an zwei aufeinanderfolgenden Tagen insgesamt viermal mit der Bitte vor, die Objekte zu benennen. Dabei sortiert sie alle Bildkarten, die viermal falsch oder nicht benannt werden, aus. Mit diesen 81 Bildkarten bildet Frau Aschenbrenner zwei Versionen, von denen die erste 50

Objekte umfasst und die zweite 31 Objekte. Die Zuordnung der Objekte zu den beiden Versionen erfolgt rein zufällig. Die erste Version verwendet Frau Aschenbrenner als Übungsmaterial, und die zweite dient ihr als Parallelversion zur Messung von Generalisierungseffekten. Als Kontrollaufgabe führt sie ein lautes Lesen durch. Die Liste der zu lesenden Wörter umfasst 80 hochfrequente, abstrakte ein- und zweisilbige Nomen (z.B. „Glück, Idee, Schmerz"). Die Leseleistungen werden bei Therapiebeginn zweimal geprüft. Auf das Lesen geht Frau Aschenbrenner in Übereinstimmung mit den Wünschen von Herrn Würtz in der Therapie jedoch nicht ein.

Therapeutisches Vorgehen

Das therapeutische Vorgehen besteht aus einer mehrschrittigen Reduktion phonologischer Hilfen. Dabei umfasst der erste Schritt das Vorsprechen eines kompletten Wortes immer dann, wenn Herr Würtz eine Bildkarte nicht oder falsch benennt. Mit dem Vorsprechen ist die Instruktion verbunden, das jeweilige Wort nachzusprechen. Dieser Schritt wird so lange wiederholt, bis Herr Würtz 20 der 50 Bildkarten richtig benennen kann. Im nächsten Schritt erhält er bei einer Wortfindungsstörung nicht mehr das gesamte Wort, sondern nur noch die erste Silbe eines gesuchten Wortes. Auch der zweite Schritt wird so lange durchgeführt, bis wiederum 20 der 50 Bildkarten richtig benannt werden. Der dritte Schritt besteht aus einer Vorgabe des Anlautes eines gesuchten Wortes so lange, bis ebenfalls für 20 der 50 Bildkarten das jeweils korrekte Wort gefunden wird. Im vierten und letzten Schritt erhält Herr Würtz nur noch eine Rückmeldung darüber, ob er ein Objekt richtig oder falsch benennt.

7.4.2 Therapieergebnisse und -auswertung

Die Therapie von Herrn Würtz umfasst die geplanten vier Wochen, wobei er von montags bis freitags – wie vorgesehen – dreimal pro Tag eine Therapie von 45 Minuten Dauer erhält. Damit besteht seine Therapie aus insgesamt 60 Therapieeinheiten oder 45 Therapiestunden. Dies erfüllt die Bedingungen einer hochfrequenten Therapie, so wie sie in den Leitlinien zur Behandlung von Aphasien empfohlen wird (Bauer et al., 2002; Diener & Putzki, 2008).

Ergebnisevaluation

Bei Therapieende kontrolliert Frau Aschenbrenner das Ergebnis ihrer Therapie, indem sie Herrn Würtz die Übungsversion mit den 50 Bildkarten sowie die Parallelversion mit den 31 Bildkarten zum Benennen vorlegt. Sie bittet Herrn Würtz außerdem, die Liste mit den 80 hochfrequenten Nomina erneut vorzulesen. Die Ergebnisse der Überprüfungen sind in Tabelle 7.10 dargestellt.

Tab. 7.10: Benenn- und Leseleistung zu Therapiebeginn und Therapieende (eigene Darstellung)

Benennleistungen für die Übungsversion (n = 50)	**Richtig**	**Falsch**
Therapiebeginn	0	50
Therapieende	46	4
Benennleistungen für die Parallelversion (n = 31)	**Richtig**	**Falsch**
Therapiebeginn	0	31
Therapieende	19	11
Leseleistungen für hochfrequente, abstrakte ein- und zweisilbige Nomen (n = 80)	**Richtig**	**Falsch**
Therapiebeginn	53	27
Therapieende	55	25

Analyse der Daten

Da die Daten in Tabelle 7.10 nominal-skaliert sind und es sich um zwei Messungen von einer Person handelt, vergleicht Frau Aschenbrenner die Leistungen bei Therapiebeginn und -ende mithilfe des McNemar-Tests (Siegel, 2001). Nach den Berechnungsvorschriften des Tests ergeben sich sowohl für die Benennleistungen in der Übungsversion ($Chi^2 = 44{,}02$; $p < 0{,}01$) als auch der Parallelversion ($Chi^2 = 17{,}05$; $p < 0{,}01$) signifikante Unterschiede. Die Leistungen von Herrn Würtz haben sich damit in der Übungs- und in der Parallelversion überzufällig verbessert. Im Gegensatz dazu sind die Leseleistungen statistisch nicht signifikant ($Chi^2 = 0{,}5$; $p > 0{,}05$). Sie sind somit im Zeitverlauf gleich geblieben.

Entlassungsgespräch

Frau Aschenbrenner bespricht die Untersuchungsergebnisse mit Herrn Würtz vor seiner Entlassung. Natürlich freut er sich über seinen Erfolg. Gleichzeitig berichtet er jedoch, dass ihn die drei Therapieeinheiten pro Tag sehr viel Kraft gekostet hätten. Er vereinbart daher mit Frau Aschenbrenner, nach der Entlassung zunächst eine sechsmonatige Therapiepause einzulegen. Danach möchte er sich erneut in der Sprachambulanz von Frau Aschenbrenner vorstellen, um weitere Schritte zu planen. Herr Würtz hält die Vereinbarung ein und meldet sich nach einem halben Jahr wieder.

Wiederaufnahme nach sechs Monaten

Bei der Neuaufnahme fallen die Wortfindungsstörungen kaum noch auf. Frau Aschenbrenner beschließt trotzdem, die Benennleistungen erneut zu prüfen. Es zeigt sich, dass Herr Würtz die 50 Bildkarten der Übungsversion und die 31

Bildkarten der Parallelversion fehlerfrei benennen kann. Von den 80 Nomen kann er inzwischen 69 korrekt lesen. Herr Würtz berichtet dazu, dass er das Lesen und Schreiben mithilfe von Kreuzworträtseln lösen geübt habe. Mittlerweile gelinge ihm das ganz gut. Allerdings könne es noch vorkommen, dass er Buchstaben vergesse, vertausche oder hinzufüge. Zum Glück falle ihm das schnell auf, weil die Kästchen der Kreuzworträtsel dann nicht stimmten.
Das fehlerfreie Benennen wertet Frau Aschenbrenner als **Langzeiteffekt**, da trotz der halbjährigen Therapiepause die Leistungen in der Übungsversion gleich geblieben und in der Parallelversion sogar noch besser geworden sind. Erfreulicherweise hat sich auch das laute Lesen verbessert. Frau Aschenbrenner beschließt daher, in der neuen Therapiesequenz nicht mehr sprachfunktionell, sondern sprachpragmatisch zu arbeiten. Als Therapieziel vereinbart sie mit Herrn Würtz, dass er innerhalb von drei Wochen einen Vortrag über Kreuzfahrten im Mittelmeer halten kann. Dieses Ziel geht auf einen Wunsch von Herrn Würtz zurück, der seit seiner Berentung Mittelmeerkreuzfahrten für Senioren organisiert.

7.4.3 Diskussion der Ergebnisse

Das ursprünglich definierte Therapieziel konnte annähernd erreicht werden: Von den 50 geplanten Objekten kann Herr Würtz bei Therapieende 46 korrekt benennen. Damit ist das Ergebnis leicht schlechter als erwartet: Dies entspricht einer Zielerreichung im GAS von -1.

Ergebnisinterpretation

Trotz des nur annähernd erreichten Therapieziels kann Herr Würtz bei Therapieende signifikant mehr Bildkarten benennen als zu Therapiebeginn. Da sich das Benennen auch für die Parallelversion signifikant verbessert hat, beschränkt sich der Therapieerfolg nicht nur auf die trainierten Items. Frau Aschenbrenner hat damit einen **Übungs- und einen Generalisierungseffekt** nachgewiesen. Die statistisch nicht signifikanten Leistungsunterschiede in der Kontrollaufgabe zeigen, dass die beiden Effekte nicht auf Störvariablen wie therapeutische Zuwendung oder Spontanremission zurückzuführen sind.
Unklar bleibt allerdings, welcher Faktor oder welche Kombination von Faktoren zu dem Therapieerfolg geführt hat. Da die Therapie

- hochfrequent (dreimal pro Tag für 45 Minuten),
- repetitiv (Wiederholung eines therapeutischen Schrittes so lange, bis 20 der 50 Bildkarten korrekt benannt werden) und
- auf der Grundlage des „shaping-Prinzips" (systematische Reduktion therapeutischer Hilfen beginnend mit der Vorgabe eines gesamten Wortes und endend mit der Rückmeldung „richtig – falsch")

durchgeführt worden ist, kann jeder der Faktoren einzeln oder in Kombination zur signifikanten Leistungsverbesserung beigetragen haben. Wäre Frau

Aschenbrenner daran interessiert, den oder die wirksamen Faktoren zu identifizieren, müsste sie die Therapie mehrfach replizieren und dabei auf jeweils einen der Faktoren verzichten.

Das stabile Leistungsniveau bei der erneuten Aufnahme wertet Frau Aschenbrenner zu Recht als **Langzeiteffekt.** Sie besitzt jedoch keine Angaben darüber, wie sich dieser Effekt auf das Leben von Herrn Würtz auswirkt. Kann er an denjenigen Lebensbereichen teilnehmen, die ihm wichtig sind? Sie könnte Herrn Würtz zwar danach fragen, es wäre jedoch besser gewesen, ihm einen standardisierten Fragebogen bei Entlassung und bei der Wiederaufnahme vorzulegen. Das Ziel, Vorträge über Mittelmeerkreuzfahrten zu halten, deutet allerdings darauf hin, dass Herr Würtz trotz logopädischer Fortschritte (noch) nicht an gewünschten Lebensbereichen teilnimmt. Die Teilhabe sollte aber, auch nach dem Willen der Kostenträger und des Gesetzgebers (s. SGB IX, § 1), im Vordergrund jeder Therapie stehen.

Fazit
Das Fallbeispiel verdeutlicht, dass die Evaluation einer Therapie mit Aufwand verbunden ist. Vor allem die Messungen und die statistischen Berechnungen kosten Zeit. Eine extra Vergütung gibt es dafür nicht. Der Aufwand ist trotzdem gerechtfertigt: Er ist gesetzlich vorgeschrieben (vgl. SGB V, § 125, Abs. 1) und gehört zu den Selbstverpflichtungen in der Logopädie (vgl. dbl, 2004; Berufsleitlinien, 2010).

Übungsaufgabe

- Benennen und erläutern Sie zwei Methoden, mit denen Therapieeffekte erfasst werden können.
- Nennen Sie zwei Arten der Beobachtung. Geben Sie für jede Art der Beobachtung ein Beispiel aus dem sprachtherapeutischen Kontext an.

8 Dokumentation

Dieses Kapitel vermittelt die Notwendigkeit,

- *den Verlauf und die Ergebnisse therapeutischen Handelns transparent zu dokumentieren, zu beurteilen und zu interpretieren;*
- *zwischen unterschiedlichen Dokumentationsformen im Austausch über Therapieverläufe und -ergebnisse mit verschiedenen Adressaten zu differenzieren.*

8.1 Einführung in die medizinische Dokumentation

Der Gedanke, Behandlungsverläufe von Patientinnen aufzuzeichnen, ist keineswegs neu. Er geht vielmehr auf den griechischen Arzt Hippokrates (460–370 v. Chr.) zurück, der seine Studenten bereits vor über 2000 Jahren aufforderte, Krankheitssymptome zunächst genau zu beobachten und dann zu notieren (Leiner et al., 2006, 3). Die medizinische Dokumentation stellt damit zwar ein Konzept dar, das bis in die Antike zurückreicht, ihre Bedeutung ist jedoch immer noch aktuell. Denn nach den derzeit gültigen Sozialgesetzen müssen alle medizinischen, pflegerischen und therapeutischen Leistungen lückenlos dokumentiert werden (vgl. Leiner et al., 2006, 148 ff.). Der Deutsche Bundesverband für Logopädie (dbl) greift die gesetzliche Vorgabe mit der Selbstverpflichtung auf, Dokumentationen

- zu verschiedenen Zeitpunkten (z. B. Therapiebeginn, Therapieverlauf, Therapieende) und
- für unterschiedliche Zwecke (z. B. Abklärung, Prognose, Empfehlung, Zwischenbericht, Abschlussbericht) zu schreiben (vgl. dbl, 2004).

Sie stellen damit keine Option dar, die wahlweise erfüllt oder ignoriert werden kann. Vielmehr sind sie als Elemente der **Prozessqualität** obligatorisch. Denn nur mit ihrer Hilfe ist es möglich, den Informationsaustausch zwischen allen Personen sicherzustellen, die an einer logopädischen Therapie beteiligt sind. Zu ihnen gehören in erster Linie die Patienten und ihre Angehörigen sowie die verordnenden Ärzte. Weitere Beteiligte können weiterbehandelnde Sprachtherapeutinnen, Psychologinnen, Lehrerinnen, Kostenträger oder Institutionen (z. B. Kindergärten, Frühförderstellen oder Sozialämter) sein. Unabhängig davon, wann, warum und für wen eine Dokumentation geschrieben wird, gilt:

▶ TIPP

Dokumentation
Jede Dokumentation stellt einen Qualitätsindikator oder eine Visitenkarte desjenigen dar, der die Dokumentation erstellt. Da sie das Wissen, die Arbeitsweise und die Sorgfalt der Erstellerin widerspiegelt, verrät sie viel über ihre fachliche Qualifikation. Vor Versand einer Dokumentation ist daher darauf zu achten, dass sie den geforderten Qualitätsstandards genügt.

Anforderungen an qualitativ hochwertige Dokumentationen

Die Qualität der Dokumentation selbst bemisst sich auf der inhaltlichen Ebene an ihrer Dokumentationswahrheit und auf der formalen Ebene an ihrer Dokumentationsklarheit, ihrer Lesbarkeit sowie ihrer Verständlichkeit. Eine Dokumentation kann derzeit noch handgeschrieben sein oder mit einem Textverarbeitungssystem erstellt werden. Zur Erhöhung der Lesbarkeit empfiehlt sich jedoch Letzteres (Beushausen, 2016b). Qualitativ hochwertige Dokumentationen sind klar, schlüssig und prägnant formuliert (vgl. Leiner et al., 2006). Sie sollten weder orthografische noch Zeichensetzungsfehler enthalten und müssen fachlich korrekt sein. Weiter sollten sie zeitnah erstellt werden, d. h. sie sollten spätestens zwei Wochen nach Therapieende vorliegen. Sie sollten außerdem aus einer „personenorientierten Darstellung" (DRV, 2009, 26) bestehen, unter der die Wiedergabe eines individuellen Therapieverlaufs verstanden wird. Da vorgefertigte Textbausteine, Therapieziellisten (vgl. Junde et al., 2007; Netz, 2005) oder ICF-Core Sets (vgl. Ewert et al., 2005) dem Kriterium der Individualität nicht genügen, sind sie in Dokumentationen zu vermeiden (vgl. Grötzbach & Iven, 2009).

Ziele der Dokumentation

Neben ihrer Funktion als Qualitätsindikator erfüllen Dokumentationen noch weitere Aufgaben, die in Tabelle 8.1 aufgelistet sind.

Tab. 8.1: Aufgaben und Inhalte von Dokumentationen (DRV, 2009, 25)

Aufgabe	Inhalt
Informations-sammlung	Enthält Informationen über Anamnese, Befunde, Diagnosen, Therapieziele, Therapieverlauf, Therapieergebnis, Prognose, Hinweise zur Weiterbehandlung
Gutachten	Einschätzung und sozialmedizinische Beurteilung der Auswirkungen von (logopädischen) Störungen auf Alltag, Schule, Beruf und Freizeit
Vernetzung	Weitergabe von Informationen an kooperierende Institutionen des Gesundheitswesens zur Sicherung der Versorgungskontinuität
Planung	Bereitstellung von Daten für Rehabilitationsstatistiken zur Analyse und weiteren Versorgungsplanung

Dokumentationsaufbau und -inhalte

Aufgrund der unterschiedlichen Aufgaben variieren Dokumentationen sowohl in ihrem Aufbau als auch in ihren inhaltlichen Schwerpunkten. Steht die Darstellung eines kompletten Therapieverlaufs im Vordergrund, hat sich eine Dokumentationsstruktur bewährt, die mit den subjektiven Angaben des Patienten, der Eltern oder der Angehörigen beginnt. Unter den subjektiven Angaben werden zum einen die Beeinträchtigungen zusammengefasst, die im Aufnahmegespräch geschildert worden sind. Zum anderen enthalten sie die Ziele, die aus Sicht eines Betroffenen in der Therapie erreicht werden sollen. Zu beachten ist:

- Die subjektiven Angaben sind in indirekter Rede (und damit im Konjunktiv) wiederzugeben (z. B.: *„Die Eltern von Johannes berichten, dass ihr Sohn das /s/ und das /r/ nicht richtig sagen könne."*)
- Die Ziele sind möglichst genau zu dokumentieren (z. B.: *„Herr Trauner gibt an, dass es sein größter Wunsch sei, wieder mit seiner Tochter in Amerika telefonieren zu können."*).

Fallbeispiel

Subjektive Angaben

Vorgeschichte: Herr Franke ist seit 20 Jahren an einem Arbeitsplatz mit Lärmbelastung (Sprechen im Störschall) tätig. Seit mehreren Monaten bestehe ein stark rauer Stimmklang mit Hustenreiz und Räusperzwang. Er vermutet eine zusätzliche Belastung durch Dämpfe und Abgase. Trotz siebentägiger Krankschreibung und anschließendem 14-tägigen Urlaub sei keine Besserung der Stimmsymptomatik erfolgt.

Es folgt die **Diagnostik,** mit der die subjektiven Angaben objektiviert werden. Sie dient außerdem dazu, die Baseline einer Patientin bei Therapiebeginn zu erfassen. Dies kann mithilfe von Tests, Fragebogen oder Beobachtungen geschehen, wobei die Baseline idealerweise aus quantitativen Daten besteht. Daran schließen sich das **Therapieziel** und der **Therapieverlauf** an. Während das Therapieziel mithilfe von SMART (vgl. McGrath & Kischka, 2010; Wade, 2009), RUMBA (vgl. van Cranenburgh, 2007) oder GAS (vgl. Bovend'Eerdt et al., 2009; Grötzbach, 2010) inhaltlich und zeitlich genau zu spezifizieren ist, geht es im Therapieverlauf um eine Darstellung der Therapiemethode bzw. des Therapiematerials. Darauf folgt die Darstellung des Therapieergebnisses. Es setzt sich aus den Therapieeffekten zusammen, die bei Therapieende geprüft werden. Die Dokumentation eines kompletten Therapieverlaufs schließt mit der **Epikrise,** d.h. mit der *„abschließende[n] kritische[n] Beurteilung eines Krankheitsverlaufs"* (Duden Band 5, 2001, 274). Sie enthält zum einen Angaben über die Auswirkungen der erreichten Fortschritte auf den Alltag einer erkrankten Person. Zum anderen informiert sie über die Konsequenzen eventuell noch verbliebener Störungen. Bei weiter bestehenden Beeinträchtigungen enthält sie außerdem eine Empfehlung zur Fortsetzung oder Beendigung der Therapie. Wird eine Fortführung vorgeschlagen, sind die Ziele der weiterführenden Therapie anzugeben. Eine Zusammenfassung der Dokumentationsstruktur für einen kompletten Therapieverlauf ist in Tabelle 8.2 wiedergegeben.

Tab. 8.2: Gliederung der Dokumentation für einen kompletten Therapieverlauf (eigene Darstellung)

Gliederungspunkt	Inhalt
Subjektive Angaben	Informationen zur Krankheitsgeschichte, zu den aktuell bestehenden Problemen und zu den Therapiezielen aus Sicht des Patienten, der Eltern oder der Angehörigen
Diagnostik	Objektivierung der subjektiven Angaben mittels empirischer Methoden, vorzugsweise mithilfe psychometrisch abgesicherter Tests oder Fragebogen
Therapieziel und -verlauf	Angabe der (messbaren) Therapieziele und der Therapiemethode
Therapieergebnis	Darstellung der therapierten Leistungen bei Therapieende
Epikrise	Kritische Würdigung des Therapieergebnisses verbunden mit Empfehlungen für weiterführende Maßnahmen

Bedeutung der Epikrise

Für die überweisenden Medizinerinnen und Prüfärztinnen der Kostenträger ist die Epikrise von besonderem Interesse. Denn von ihr hängen die weiteren Maßnahmen für eine betroffene Person ab. So gibt die Epikrise beispielsweise Hinweise darauf, ob ein Kind die Regelschule oder eine Förderschule besuchen kann, ob eine Person eine zeitlich befristete oder unbefristete Rente erhält oder eine Krankschreibung weiterhin notwendig ist. Entscheidungen dieser Art beruhen in der Regel zwar nicht ausschließlich auf den logopädischen Informationen, sie tragen jedoch wesentlich zur Entscheidungsfindung bei. Da derartige Entscheidungen mit erheblichen persönlichen und finanziellen Konsequenzen verbunden sind, sollte die Epikrise gut begründet sein (z. B. *Welche Argumente sprechen für oder gegen eine berufliche Wiedereingliederung?*). Sie sollte außerdem Aussagen darüber enthalten, wie sich der Krankheitsverlauf weiter entwickeln wird (prognostische Angaben). Dadurch nimmt die Epikrise den Charakter eines Gutachtens an.

Fallbeispiel

Epikrise als Teil eines Therapieberichts bei spezifischer Sprachentwicklungsstörung
Adressat: Gesundheitsamt;
Fragestellung: Aufnahme in Sprachheilkindergarten
„Aufgrund Konstantins bisheriger positiver Entwicklungen im Therapiezeitraum und der günstigen familiären Bedingungen ist der Verlauf der zukünftigen Sprachentwicklung positiv einzuschätzen. Eine Fortsetzung der Therapie ist aus logopädischer Sicht derzeit nicht notwendig. Konstantins Sprachentwicklung sollte jedoch in dreimonatigen Abständen neu begutachtet werden. Ein Wechsel in den Sprachheilkindergarten ist zurzeit ungünstig, da Konstantin gerade beginnt, im Regelkindergarten Freundschaften aufzubauen und deutlich mehr kommuniziert. Der Wechsel könnte aber für das kommende Jahr als unterstützende Alternative im Auge behalten werden."

Adressat: Kostenträger

Um Entscheidungen für weitere Maßnahmen bewilligen zu können, benötigen die verschiedenen Kostenträger unterschiedliche Informationen, die in Tabelle 8.3 zusammengefasst sind.

Um den überweisenden Medizinerinnen und Prüfärztinnen die Verarbeitung der Informationen zu erleichtern, ist darauf zu achten, dass die Dokumentation nicht zu lang wird. Sie sollte maximal eine Seite umfassen und so gegliedert sein, dass alle Informationen leicht auffindbar sind.

Tab. 8.3: Erwartete Informationen der wichtigsten Kostenträger (eigene Darstellung)

Kostenträger	Akronym	Ziel des Kostenträgers	Erwartete Information
Gesetzliche Kranken-versicherung	GKV	– Wiederherstellung der Gesundheit – Reduktion der Hilfebedürftigkeit	– Angaben zu bleibenden Beeinträchtigungen, wenn eine vollständige Heilung nicht möglich ist – Grad der Hilfe, die eine Person zur Bewältigung von Alltagsaufgaben benötigt
Private Kranken-versicherung	PKV	– Reduktion der Hilfebedürftigkeit oder berufliche Wiedereingliederung	Bei nicht berufstätigen Personen Grad der Hilfe; bei berufstätigen Personen Einschätzung der beruflichen Leistungsfähigkeit
Renten-versicherung	DRV	– Rückkehr in den Beruf	Beurteilung der beruflichen Leistungsfähigkeit für den zuletzt ausgeübten Beruf und für den allgemeinen Arbeitsmarkt
Berufsgenossenschaft	BG	– Rückkehr in den Beruf	Möglichkeiten der Wiedereingliederung in die zuletzt ausgeübte Tätigkeit

8.2 Sprachtherapeutische Dokumentation

Die Dokumentation dient der Sicherung der Qualität in der Therapie, der Beweissicherung und der Kommunikation aller an der Therapie Beteiligten. Die Bundeskommission für Qualitätsmanagement des dbl legte 2005 mit den Dokumentationsleitlinien einen Standard im Bereich der Prozessqualität logopädischen Handelns vor. Die Dokumentationsleitlinien tragen dazu bei, die Bemühungen um Qualitätssicherung von Logopädinnen zu systematisieren, den Anforderungen des Gesetzgebers gerecht zu werden und Patientinnen, Ärztinnen und Kostenträgern mehr Transparenz logopädischen Handelns zu ermöglichen. Die Dokumentationsleitlinien sollten es den Logopädinnen außerdem erleichtern, das berufliche Handeln nach außen darzustellen und sich vor unangemessenen Ansprüchen Dritter bezüglich logopädischer Dokumentation zu schützen.

Zudem besteht eine Dokumentationspflicht als Berufspflicht und als vertragliche Nebenpflicht aus den Rahmenverträgen zur Erbringung medizinisch-therapeutischer Leistungen (BGB, § 630c), und der Verpflichtung der Leistungserbringer zur Sicherung und Weiterentwicklung der Qualität und der von ihnen erbrachten Leistungen (SGB V, §135a), dem seit 26.2.2013 in Kraft getretenen Patientenrechtegesetz (PatRG) und den Verträgen mit den Sozialversicherungsträgern (SGB IX, § 46; vgl. Beushausen, 2017).

Allgemein wird unter einer Dokumentation die *„Beweisführung durch Dokumente, Beurkundung; Sammlung und Nutzung von Dokumenten"* (Wahrig, 1986) verstanden. Die Dokumentation in der Logopädie soll alle relevanten

Prozesse logopädischen Handelns abbilden. Ein Standard in Hinblick auf das **Wie** und **Was** der Dokumentation logopädischer Prozesse, wie er in den vorliegenden Dokumentationsleitlinien festgelegt wird, reflektiert, repräsentiert und sichert die Qualität der Prozesse selbst. Relevante Prozesse logopädischen Handelns betreffen:

- Diagnostik,
- Therapie,
- Beratung,
- Evaluation,
- Praxismanagement.

Diese Prozesse werden als Befund- oder Verlaufsdokumentationen oder Berichte dokumentiert (dbl, 2005). Hinzu kommt die interne Dokumentation des Praxismanagements.

SOAP-Notes

Als Gliederungshilfe für Dokumentationen haben sich im englischen Sprachraum die SOAP-Notes durchgesetzt (vgl. Beushausen & Walther, 2009, 50). Das Akronym steht für subjective, objective, assessment und plan. Während die subjektiven Angaben und die Beobachtungen der Angehörigen unter **„S"** notiert werden, gehen die Ergebnisse der Diagnostik unter **„O"** ein. Die Auswertung der Ergebnisse wird unter **„A"** festgehalten, und unter **„P"** werden Behandlungspläne notiert. Eine Übersicht über die Bedeutungen und Inhalte der SOAP-Notes gibt Tabelle 8.4.

Tab. 8.4: Bedeutung und Inhalt der SOAP-Notes (nach Beushausen & Walther, 2009, 50)

Akronym	Bedeutung	Inhalt
S	subjective = subjektive Angaben	Angaben zu den gegenwärtig bestehenden Problemen aus Sicht der Betroffenen oder ihrer Bezugspersonen
O	objective = erhobene Daten	Art der verwendeten Messinstrumente, Darstellung der Messergebnisse
A	assessment = Datenauswertung und -beurteilung	Zusammenfassung von Symptomen zu einem Syndrom, Schweregrad der Symptome, differenzialdiagnostische Überlegungen
P	plan = Behandlungsplanung	Definition von Therapiezielen, Erstellung von Behandlungsplänen

Mit den SOAP-Notes können alle Informationen, unabhängig davon, ob sie medizinisch, pflegerisch oder therapeutisch sind, in einer einheitlichen Struktur notiert werden. Dies ermöglicht nicht nur einen identischen Dokumentationsaufbau, sondern erleichtert auch einen raschen Zugriff auf benötigte Informationen.

Einbindung der erkrankten Person
Es wäre jedoch falsch, Dokumentationen nur auf Symptome, Messinstrumente, Diagnosen, Therapieziele und Behandlungsverläufe zu reduzieren. Vielmehr geht es vor allem darum, eine erkrankte Person lebendig werden zu lassen. Dabei hilft eine authentische Darstellung der Persönlichkeit und des sozialen Umfelds eines Patienten (vgl. Frommelt & Grötzbach, 2010). Wenig hilfreich sind dagegen Berichte, die aus Textbausteinen, Worthülsen oder aufgeblähten Phrasen bestehen. Obwohl sie sich in vielen Dokumentationen großer Beliebtheit erfreuen, sind sie nichtssagend und daher zu vermeiden. Beispiele dafür sind Formulierungen wie „leicht depressiv", „nicht schwingungsfähig" oder „mittelgradig dement". Diese Phrasen sind nicht nur bedeutungslos (Was hat man sich unter einer „nicht-schwingungsfähigen" Person vorzustellen?), sondern auch falsch (es gibt keine auf objektiven Kriterien beruhende Schweregradeinteilung der Demenz).

Häufige Fehler in Dokumentationen
Auch sprachtherapeutische Berichte sind nicht frei von (pseudowissenschaftlichen) Phrasen. So findet sich in der Beschreibung der Spontansprache von Patientinnen mit einer Aphasie z. B. häufig der Begriff „Kommunikationsfähigkeit", der anstelle von „Gesprächen" oder „Unterhaltungen" verwendet wird. Ist dieser Begriff besser, weil er wissenschaftlicher klingt? Gilt der Eindruck schindende Effekt auch, wenn ein Nahrungsverlust über den Mund als „anteriores Leaking" (Prosiegel & Weber, 2010, 210) beschrieben wird? Und welche Betroffene, Bezugsperson, Ärztin oder auch Fachkollegin versteht den folgenden Bericht?
„[Bei der Aufnahme] waren gehäuft Verständnisprobleme bei OVS-Sätzen mit morphologisch mehrdeutigem Subjekt und morphologisch mehrdeutigem Objekt zu beobachten. ... Bei einer Nachuntersuchung des auditiven Sprachverstehens fielen weiterhin Probleme auf. Herr W. hatte bei allen Satzstrukturen (SVO-Sätze, OVS-Sätze mit und ohne eindeutig markiertem Subjekt bzw. Objekt, Passivsätze, Modalsätze und semantisch irreversible Sätze) Probleme, diese sicher den passenden Bildern zuzuordnen" (Quelle: anonymisierter Entlassungsbericht einer neurologischen Rehabilitationsklinik).

Die Verständlichkeit einer Dokumentation erhöht sich sicherlich nicht dadurch, dass Dinge unnötig kompliziert – und manchmal sogar falsch – ausgedrückt werden. Die Verfasserin des Berichts wollte übrigens sagen, dass Herr W. bei Aufnahme Sprachverständnisstörungen bei Sätzen des Typs: „den Mann mit der Mütze malt das Mädchen" hatte. Leider enthält der Bericht keine Angaben darüber, wie relevant dieses Problem für Herrn W. gewesen ist.

Sensibler Umgang mit Sprache

In Dokumentationsleitlinien werden die zentralen inhaltlichen Bereiche sprachtherapeutischen Handelns dargestellt. Die zugrunde liegende Terminologie ist vor allem unter dem Aspekt der Transparenz ausgewählt worden. Dies bedeutet, dass sowohl Berufsangehörige als auch Berufsfremde, aber auch Patienten die verwendeten Begriffe verstehen sollten. Darüber hinaus ist die in den geltenden Heilmittel-Richtlinien (HMR, 2017) verwendete Terminologie zu berücksichtigen, damit der Erfassungsbogen als Dokumentation logopädischer Leistungen auch gegenüber den Kostenträgern Einsatz finden kann. Die in den HMR eingesetzte Terminologie entspricht jedoch kaum der Klassifikation der WHO (2005), die einen Paradigmenwechsel in der Medizin widerspiegelt, d. h. weg von einer defizitorientierten Sicht hin zu einer **fähigkeitsorientierten Sichtweise.** Dementsprechend sind in den HMR lediglich Funktionsbereiche beschrieben, die die für die Sprachtherapie relevanten Inhaltsbereiche abdecken: Sprache (einschließlich nonverbaler Kommunikation), Sprechen, Stimme und Schlucken. Alltagsaktivitäten und Teilhabe müssen in einer vollständigen Dokumentation ergänzt werden.

Der achtsame Umgang mit Sprache, der gerade für sprachtherapeutische Dokumentationen gelten sollte, bezieht sich auch auf die Sicht auf den Patienten, die sich dort widerspiegelt. So macht es durchaus einen Unterschied, ob der Name eines Patienten durch eine Abkürzung (z. B. „der Pat.") oder gar durch ein Krankheitssyndrom ersetzt wird. Mit Bezeichnungen wie „der Dysarthriker", „die Aphasikerin" oder „der Stotterer" (vgl. auch Heckl, 2004, 54 für die Bezeichnung „der Epileptiker") werden die Betroffenen auf ein Krankheitssyndrom reduziert, hinter dem ihre Individualität verschwindet. Die Folge könnte sein, dass die Einzelperson zur (Krankheits-)Schablone wird. Damit ist sie nicht mehr länger ein Individuum, das mit seinen (noch) vorhandenen Ressourcen und eventuell mit der Unterstützung seiner Angehörigen versucht, sein jeweiliges logopädisches Problem zu meistern (vgl. auch Frommelt & Grötzbach, 2010).

Häufig ist der Aufbau von Dokumentationen durch Formulare vorgegeben. Dadurch sind die Freiräume, **Patienten als Individuen** lebendig werden zu lassen, eingeschränkt. Dennoch sollte genau das im Mittelpunkt der Bemühungen stehen. Denn die Ergebnisse einer Befragung zeigen, dass die Prüfärzte der DRV ein Bild der Rehabilitanden aus den Berichten gewinnen möchten (Frommelt et al., 2005). Ein Bild entsteht jedoch nicht, wenn Testbefunde aufgezählt, vorgegebene Felder angekreuzt oder Beschreibungen gestörter (sprachlicher) Funktionen aneinandergereiht werden (DRV, 2009). Vielmehr muss der Alltagsbezug der Störungen zu erkennen sein. Erst dann erschließt sich der Zusammenhang zwischen der Logik der Therapie einerseits und der zu verbessernden Lebensqualität eines Patienten andererseits.

Fazit

Eine gute Dokumentation ist

- zeitnah erstellt
- transparent
- evaluierbar
- kommunizierbar
- beweissichernd

Was soll dokumentiert werden?

- Stammdaten des Patienten
- diagnostische Abklärung
- anamnestische Erhebungen
- Befundberichte Dritter
- Indikationsstellung/Diagnosen
- Verordnung
- Gesamtbehandlungsplan
- Behandlungsziele/Ziele des Patienten
- Beratung: Informationsstand des Patienten
- Sitzungsdauer und -frequenz
- Untersuchungs- und Behandlungsmethoden
- Ablauf und Dauer der einzelnen Behandlungen
- Behandlungsergebnisse
- Ergebnisse der Evaluation
- Einwilligungen/Erklärungen
- klientenbezogene Kommunikation
- atypische Verläufe

(aus Beushausen, 2016b)

8.2.1 Dokumentationsempfänger

Die Lebensqualität der Patientinnen, die in die Logopädie kommen, ist in der Regel jedoch nicht nur durch logopädische, sondern auch durch weitere Probleme eingeschränkt. So leidet der 4-jährige Kai in dem folgenden Beispiel gleichzeitig unter motorischen, logopädischen und kognitiven Beeinträchtigungen.

Fallbeispiel

Aufgrund eines Sauerstoffmangels des Gehirns während der Geburt (perinataler hypoxischer Hirnschaden) liegt bei Kai eine ausgeprägte Spastik beider Beine vor. Er kann daher weder stehen noch gehen. Da auch die Hände von der Spastik betroffen sind, gelingen das Greifen und Festhalten von Gegenständen nur mit Mühe. Kai verliert ständig Speichel über den halb geöffneten Mund und kann nur schwer verständlich sprechen. Vor allem beim Trinken verschluckt er sich häufig. Seine Konzentrationsfähigkeit und seine Aufmerksamkeitsspanne sind beschränkt: Er kann sich nur eine begrenzte Zeit mit einer Sache beschäftigen. Wenn ihm langweilig ist, reagiert er mit einem Schreien, das sich mit kurzen Pausen so lange wiederholt, bis sich jemand um ihn kümmert. Bei der Körperhygiene, dem An- und Auskleiden sowie der Einnahme von Mahlzeiten ist Kai vollständig auf Hilfe angewiesen.

Kai wird hauptsächlich von seinen Eltern, seinem älteren Bruder und seiner Großmutter versorgt. Medizinisch-therapeutische Hilfe erhält er von Mitarbeitern aus der Medizin, Pflege, Logopädie, Ergotherapie und Physiotherapie. Während er tagsüber in einer Frühförderstelle betreut wird, ist er abends, an den Wochenenden und in den Ferien zu Hause. Die Betreuung von Kai ist damit multiprofessionell organisiert.

> ➲ **Definition | Multiprofessionalität**
>
> Dies bedeutet, dass Mitarbeiter(innen) unterschiedlicher Professionen zu gleicher Zeit Leistungen für einen bestimmten Patienten erbringen.

Die Multiprofessionalität ist nicht nur für die ambulante, sondern auch für die stationäre Behandlung logopädisch erkrankter Personen typisch. So kümmern sich in neurologischen Rehabilitationskliniken zusätzlich zur Logopädie ca. zehn weitere Professionen um diejenigen Beeinträchtigungen, die mit einer neurologisch bedingten Sprach-, Sprech-, Stimm- oder Schluckstörung verbunden sein können (vgl. Wehmeyer & Grötzbach, 2010, 13). Logopädische Dokumentationen richten sich damit an eine Reihe von Adressaten, die in Tabelle 8.5 aufgelistet sind.

Tab. 8.5: Empfänger sprachtherapeutischer Dokumentationen (eigene Darstellung)

Medizinische Laien	Medizinische Professionelle	Kooperierende Personen	Kostenträger
- Patient - Angehöriger - gesetzlicher Betreuer	- Ärztin - therapeutische Kollegin - Pflegemitarbeiterin	- Erzieherin - Lehrerin - Richterin - Behörden-mitarbeiterin	- Krankenkasse - Privatversicherung - Rentenversicherung - Berufsgenossenschaft - Sozialamt

Über die in Tabelle 8.5 genannten Empfänger hinaus können sprachtherapeutische Dokumentationen zwei weitere Adressaten haben: Zum einen können sie Wissenschaftlern zur Beantwortung einer Forschungsfrage zur Verfügung gestellt werden. Zum anderen können Logopädinnen selbst die Adressaten sein, indem sie ihre Dokumentationen mit dem Ziel sammeln, sie zu einem späteren Zeitpunkt z. B. für statistische Zwecke, eine bestimmte Fragestellung oder eine Bachelor-Arbeit auszuwerten.

Ausrichtung an den Bedürfnissen und Vorkenntnissen

Aufgrund der großen Anzahl möglicher Adressaten hat sich eine einheitliche Struktur logopädischer Dokumentationen bislang nicht durchgesetzt. Die Bedürfnisse und (Vor-)Kenntnisse der verschiedenen Dokumentationsempfänger sind daher individuell zu berücksichtigen. Jenseits der individuellen Anpassungen gilt jedoch, dass jede Dokumentation logisch gegliedert, einfach verständlich und wahrheitsgetreu sein sollte. Eine Übersicht über die häufigsten Fehler in logopädischen Dokumentationen sowie deren Korrektur gibt Tabelle 8.6.

Tab. 8.6: Häufige Fehler in sprachtherapeutischen Dokumentationen und deren Korrektur (nach Grötzbach, 2004a, 3)

Fehler	Beispiel	Korrektur
Das Therapieziel ist nicht messbar.	Im Vordergrund der Logopädie stand eine Verbesserung der Lautbildung.	Das Ziel war es, die Laute [r] und [s] bilden zu können.
Therapieziel und Therapiemethode werden miteinander verwechselt.	Das Ziel der Therapie bestand aus einem Deblockierungstraining.	Das Ziel, 20 hochfrequente Nomen benennen zu können, wurde mithilfe von Deblockierungsstrategien erreicht.
Aussage ist unverständlich.	Es ging um die Kohärenz und Kohäsion von selbst erstellten Texten.	Herr X. behielt den „roten Faden" in Gesprächen bei.
Fehlende Relevanz des Therapieergebnisses für den Alltag.	Bei Therapieende gelang das Ordnen von Buchstabenanagrammen in der Hälfte der Fälle fehlerfrei.	Bei Therapieende konnte Frau Y. wieder einen Einkaufszettel schreiben.

Ausrichtung an der Art der Zusammenarbeit

Die Inhalte logopädischer Dokumentationen richten sich jedoch nicht nur nach den Bedürfnissen der Adressaten. Sie werden auch durch die Art der Zusammenarbeit zwischen der logopädischen Fachkraft einerseits und dem Adressaten andererseits bestimmt. Die Zusammenarbeit kann dabei drei Formen annehmen (vgl. Drechsler, 1999; 2000; van Cranenburgh, 2007, 16):

- **Multidisziplinarität.** In der multidisziplinären Zusammenarbeit dokumentiert jeder Therapeut sein Therapieziel, die verwendete Therapiemethode und das Therapieergebnis. Eine Orientierung an gemeinsamen, übergeordneten Therapiezielen findet nicht statt. Die multidisziplinäre Zusammenarbeit ist typisch für die **ambulante Versorgung** von Patientinnen, bei der die Therapeutinnen in der Regel ihre Dokumentationen nur an die überweisenden Ärztinnen senden. Sie erhalten auf ihre Dokumentationen häufig keine Rückmeldung und wissen daher nicht, ob sie die inhaltlichen Erwartungen der Empfänger erfüllen. Sie sind außerdem nur selten darüber informiert, welche Therapieziele von benachbarten Berufskolleginnen (z. B. aus der Physiotherapie, Ergotherapie oder Musiktherapie) verfolgt werden.
- **Interdisziplinarität.** In der interdisziplinären Zusammenarbeit stimmen die Therapeuten ihr Vorgehen auf gemeinsam zu erreichende Ziele ab. Für die Behandlung von Kai bedeutet dies beispielsweise, dass die selbstständige Nahrungsaufnahme als ein übergeordnetes Ziel der Logopädie, Ergotherapie und Physiotherapie vereinbart wird. In der Dokumentation werden die gemeinsamen Therapieziele und die Absprachen der Therapeuten zur Umsetzung der Ziele festgehalten. Im Falle von Kai wird beispielsweise verabredet, dass die Dysphagie-Therapie des Logopäden auf die spastiksenkenden Behandlungen des Physiotherapeuten und Ergotherapeuten folgt. Die interdisziplinäre Zusammenarbeit ist charakteristisch für die **stationäre Rehabilitation.** Ihr Aufwand ist im Vergleich zur multidisziplinären Zusammenarbeit höher, da für die Absprachen zeitliche Ressourcen zur Verfügung gestellt werden müssen. Der höhere Aufwand ist jedoch gerechtfertigt, da die Teammitglieder über alle therapeutischen Schritte informiert und an allen Entscheidungen beteiligt sind.
- **Transdisziplinarität.** In der transdisziplinären Zusammenarbeit werden Berufsgrenzen überschritten, indem sich ein Therapeut auch um Beeinträchtigungen kümmert, die außerhalb seiner Berufsausbildung liegen. Diese Form der Zusammenarbeit kommt nur in **Spezialprogrammen** vor, so z. B. in einem Therapieprogramm für Patienten mit einer Demenz (Grötzbach & Bühler, 2008). Das Programm wird von zwei Ergotherapeuten geleitet, die jedoch nicht nur die ergotherapeutischen, sondern auch die sprachlichen und kognitiven Störungen der Patienten aufgreifen. Die Dokumentation

spiegelt die Transdisziplinarität wider, indem sie nur von einer Person (und nicht von mehreren) erstellt wird.

Rechtliche Regelungen

Bei der Weitergabe der Dokumentationen an die verschiedenen Adressaten sind die Vorschriften des Bundesdatenschutzgesetzes (BDSG) und der Schweigepflicht (vgl. Strafgesetzbuch [StGB]) zu beachten. Nach den gesetzlichen Vorgaben besteht insbesondere die Verpflichtung

- Unbefugten keinen Zugang zu erhobenen Daten zu ermöglichen **(Zugangskontrolle)**,
- die erhobenen Daten vor unbefugten Änderungen oder Löschungen zu schützen **(Eingabekontrolle)** und
- die Daten so zu sichern, dass eine zufällige Zerstörung oder ein Verlust nicht möglich ist **(Verfügbarkeitskontrolle)** (vgl. § 5 und § 9, Abs. 1 BDSG).

Die gesetzlichen Regelungen umfassen auch das Recht der Patienten, ihre Dokumentationen einzusehen. Sie müssen ihnen daher auf Wunsch zur Verfügung gestellt werden. Außerdem können die Patienten verlangen, dass Änderungen oder Ergänzungen vorgenommen werden. Dies kommt zwar nicht häufig vor, trifft z. B. jedoch dann zu, wenn Patienten mit der Beurteilung ihrer beruflichen Leistungsfähigkeit nicht einverstanden sind. Widerspricht eine Patientin ihrer Dokumentation, ist der Widerspruch als ergänzende Information aufzunehmen (DRV, 2009).

Um die gesetzlich vorgegebene Schweigepflicht zu wahren (vgl. § 203 StGB), gilt:

➲ Definition | Schweigepflicht

Vor dem Versand einer Dokumentation ist die Erlaubnis dazu von dem jeweils Betroffenen (oder seinem gesetzlichen Vertreter) einzuholen. Die Entbindung von der Schweigepflicht ist vor allem dann notwendig, wenn die Dokumentation an nicht-therapeutisch tätige Personen weitergeleitet wird. Außerdem sind die Patienten darüber zu informieren, wer die Dokumentation für welchen Zweck erhält.

Der Versand der Dokumentationen setzt voraus, dass sie schriftlich oder als elektronische Dateien erstellt werden. Dafür stehen unterschiedliche Dokumentationsarten zur Verfügung, auf die im Folgenden eingegangen wird.

8.2.2 Dokumentationsarten

Sprachtherapeutische Dokumentation können aus selbst konzipierten Berichten, Therapieziellisten (Junde et al., 2007), Formularen (z. B. die Formulare Nr. 60 und 61 zur Einleitung einer stationären Rehabilitation zu Lasten der GKV), bereits publizierten Dokumentationsbögen (z. B. Giel, 2005) oder Protokollbögen logopädischer Tests (z. B. Huber et al., 1983) bestehen. Eine Übersicht über die Vor- und Nachteile der verschiedenen Dokumentationsarten gibt Tabelle 8.7.

Tab. 8.7: Vor- und Nachteile sprachtherapeutischer Dokumentationsarten (eigene Darstellung)

Dokumentationsart	Vorteil	Nachteil
Selbst konzipierter Bericht	Gliederung und Umfang sind selbst bestimmbar; eigene Dokumentationsschwerpunkte sind möglich	Keine Standardisierung; Inhalte treffen eventuell nicht die Bedürfnisse der Adressaten
Therapiezielliste	Höchstes Maß an Standardisierung	Keine Möglichkeit zur Darstellung von Inhalten, die durch die Liste nicht erfasst werden
Formular	Hohes Maß an Standardisierung; Freizeilen erlauben häufig die Darstellung individueller Inhalte	Möglicherweise fehlen interessierende Inhalte; Gliederung für das Problem einer bzw. eines Betroffenen eventuell zu grob
Publizierter Dokumentationsbogen	Auf die Bedürfnisse der Adressaten abgestimmte Dokumentationsstruktur muss nicht selbst entwickelt werden	Eigene Wünsche an die Dokumentation sind eventuell nicht ausreichend berücksichtigt
Protokollbogen	Fasst die Ergebnisse einer Diagnostik übersichtlich zusammen	Protokollbögen sind in der Regel nur mit Vorwissen verständlich (Beispiel: „Was bedeutet ein Stanine von 3?")

Zusätzlich zu den in Tabelle 8.7 aufgelisteten Dokumentationsarten, die alle zum postalischen bzw. elektronischen Versand geeignet sind, gibt es

- Übergabeprotokolle, die benötigt werden, wenn sich zwei Therapeuten die Behandlung einer Patientin teilen,
- Besprechungsprotokolle, die typischerweise die Ziele, Absprachen und Ergebnisse interdisziplinär arbeitender Behandlungsteams enthalten (vgl. Grötzbach & Iven, 2009) und
- eigene Notizen, mit denen z. B. der Verlauf einer Therapie von Stunde zu Stunde dokumentiert wird (Verlaufsdokumentation) oder mit denen telefonisch übermittelte Informationen festgehalten werden.

Die Übergabeprotokolle, Besprechungsprotokolle und Notizen sind in der Regel nicht zur Weitergabe geeignet. Sie gehen vielmehr als Bestandteile in diejenigen Dokumentationen ein, die verschickt werden. Ihr Aufbau ist daher meist höchst individuell.

Bericht

Berichte sind unverzichtbarer Teil der interdisziplinären Kommunikation. Sie werden grundsätzlich nach Abschluss einer Therapie erstellt, aber auch nach einer Diagnostik, einer Beratung oder auf Anfrage. Dabei ist zu beachten, wer der Empfänger eines Berichts ist. Dies bezieht sich u. a. auf die Wahl der Terminologie, die Inhalte der ausgesprochenen Empfehlungen, die Ausführlichkeit sowie den Zweck des Berichts. Es ist nicht empfehlenswert, einheitliche Berichte für alle Beteiligten zu erstellen (Ärzte, Kostenträger, Patienten), da es inhaltlich unterschiedliche Anforderungen gibt und auch Datenschutzgründe unterschiedliche Berichte erfordern.

Bei der Dokumentation der Therapieergebnisse sollte deutlich werden, in welchem Ausmaß sie dazu beigetragen haben, dass eine Patientin an gewünschten Lebensbereichen (wieder) teilnehmen kann (Fries, 2007; Frommelt & Grötzbach, 2010; Grötzbach, 2010). Damit reicht eine Dokumentation, die sich auf die Darstellung rein funktioneller Fortschritte (z. B. Zunahme der Sprechlautstärke, Reduktion phonematischer Paraphasien oder Abnahme von Sprechblockaden) beschränkt, nicht aus. Der Zusammenhang zwischen funktionellen Verbesserungen einerseits und einer erhöhten Lebensqualität andererseits sollte deshalb unbedingt hergestellt werden. Hierzu gehört auch eine Einschätzung der Auswirkung noch bestehender logopädischer Störungen auf den Alltag einer Patientin. Diese Information ist essenziell, um die Fortsetzung einer Therapie zu begründen.

Fallbeispiel

Therapieergebnisse: hyperfunktionelle Dysphonie

„... Der Stimmklang ist deutlich klarer, resonanzreicher und kräftiger (RBH-System: vorher: R2B1H2, nachher: R1B0H1). Aktivitäten und Partizipation in Bereichen des Privatlebens (Singen im Chor, Diskussionen mit Freunden) sind nun ohne stimmliche Einschränkung möglich. In der vor Kurzem aufgenommenen Lehrtätigkeit berichtet Frau Seidl jedoch von schneller Stimmermüdung und geringer Belastbarkeit der Stimme. Als angehende Lehrerin ist Frau Seidl auf eine belastbare Stimme zur Berufsausübung angewiesen. Eine Fortsetzung der Therapie ist deshalb sehr zu empfehlen."

▶ TIPP

Gliederung Therapiebericht

1. Biografische Angaben
2. Anamnese
3. Diagnose
4. Art der Diagnostik
5. Ergebnis der Diagnostik
6. Therapieziele
7. Therapieinhalte
8. Therapieergebnisse
9. Epikrise/Prognose
10. Weiteres Vorgehen/Maßnahmen/Prognose

Beispiel

Therapieziel und Therapieverlauf
Stand nach 10 Therapien: 1× wöchentlich
Der 2;9-jährige Tim wurde in einer sprachtherapeutischen Praxis vorgestellt, weil sich die Familie Sorgen macht: „Tim spricht nur wenige Wörter."
Ziel: Anregung des Wortschatzspurtes
Zu Beginn der Therapie verfügte Tim im Alter von 2;9 über einen Wortschatz von weniger als 50 Wörtern (Wortschatztagebuch der Mutter); Zweiwortsätze waren nicht möglich. Tim erhielt 10 Stunden Inputspezifizierung mit dem Ziel: Auslösung des Wortschatzspurtes. Der Wortschatz des nun 3;4-Jährigen beträgt jetzt ca. 110 Wörter mit täglich steigender Tendenz, er benutzt durchgängig Zweiwortkombinationen.

Gutachten

Eine besondere Form der Dokumentation stellt das Gutachten dar. Es wird mit der Absicht in Auftrag gegeben, eine oder mehrere Fragen schlüssig zu beantworten. Zu den Fragen gehört beispielsweise, wie sich eine Aphasie auf die Geschäftsfähigkeit einer Person auswirkt, ob ein Kind über ausreichende sprachliche Fähigkeiten zur Einschulung in die Regelschule verfügt oder ob die Durchführung einer stationären Rehabilitation dazu geeignet ist, die (sprachlichen und psychischen) Folgen einer Laryngektomie zu minimieren. Gutachten werden in der Regel zwar von Ärzten erstellt, sie greifen bei logopädischen Fragestellungen jedoch häufig auf die Expertise der Logopädinnen zurück. Da die Schlussfolgerungen eines Gutachtens mit erheblichen Konsequenzen verbunden sind, sollten sie mit besonderer Sorgfalt erstellt werden.

Ein **Gliederungsvorschlag für Gutachten** könnte folgendermaßen aufgebaut sein:

- Angaben zur Person
- Untersuchungsanlass
- Anamnese
- Fragestellung
- geplantes diagnostisches Vorgehen und dessen Begründung/Untersuchung
- Darstellung der Ergebnisse der einzelnen Testverfahren
- Integration und Beantwortung der Fragestellung
- Förderschwerpunkte/Therapieempfehlungen
- Literaturverzeichnis
- Anhang (z. B. Testunterlagen)

Aufbewahrungsfristen

Für alle Dokumentationsarten gilt, dass Aufbewahrungsfristen zu beachten sind. So müssen Dokumente, die Anamnesen, Diagnosen, Therapieverläufe, Therapieergebnisse oder Epikrisen enthalten, mindestens zehn Jahre lang aufbewahrt werden (vgl. § 10 Abs. 3 Muster Berufsordnung Ärzte [MBO-Ä]; Stand: November 2006). Es empfiehlt sich sogar, Dokumentationen 30 Jahre lang aufzuheben, da erst nach dieser Frist Schadensersatzansprüche verjähren (vgl. § 199 Abs. 2 Bürgerliches Gesetzbuch [BGB]). Aufgrund dieser Vorgaben sollte jede Klinik und jede logopädische Praxis über ein gut durchdachtes und den Anforderungen des Datenschutzes entsprechendes Archivierungssystem verfügen.

Ergebnis-Dokumentation – Darstellung von Testergebnissen

Das mit Abstand wichtigste Dokument logopädischen Handelns ist die Ergebnis-Dokumentation, mit der das **Resultat** einer Therapie transparent dargestellt wird. Um dies zu erreichen, sollte sie aus nachvollziehbaren Daten bestehen. Dazu eignen sich insbesondere Rohwerte, Prozentränge und T-Werte, die zum Beispiel als Ergebnisse eines psychometrisch abgesicherten Tests zur Ermittlung der Baseline erhoben werden.

- Die **Rohwerte** beziehen sich dabei auf Punktwerte, die sich aus der Zuordnungsvorschrift eines Tests ergeben (Beushausen, 2007a, 41; Petermann & Macha, 2005). Sie können z. B. aus der Anzahl richtig gelöster Aufgaben, der Reaktionszeit auf einen Reiz oder aus den Beurteilungswerten einer Ratingskala bestehen.
- Mit den **Prozenträngen** werden die Rohwerte in Standardwerte überführt, die einen Vergleich der Leistungen einer Person mit den Leistungen aller Personen aus der Normstichprobe ermöglichen (Beushausen, 2007a, 41). Wenn eine Person beispielsweise in einer Aufgabe einen Prozentrang von

55 erreicht, so bedeutet dies, dass 45 % der Personen aus der Normstichprobe in derselben Aufgabe eine bessere Leistung erzielt haben. Umgekehrt haben 55 % der Personen aus der Normstichprobe in der Aufgabe ein gleich gutes oder schlechteres Ergebnis erreicht.

- Die **T-Werte** stellen eine Umwandlung der Prozentränge mit dem Ziel dar, Aussagen über die Leistungen zu treffen, die eine Person in einer bestimmten Aufgabe erzielt. Der Mittelwert der T-Werte liegt bei 50, die Standardabweichung beträgt 10 T-Werte. Damit geben T-Werte zwischen 40 und 60 eine durchschnittliche, T-Werte höher als 60 eine überdurchschnittliche und T-Werte unterhalb von 40 eine unterdurchschnittliche Leistung wieder (Beushausen, 2007a, 42).

Fallbeispiel

5;0-jähriger Junge mit Wortschatzdefiziten
Wortschatz
Durchführung des allgemeinen Wortschatztestes für 3- bis 5-jährige Kinder (AWST-3-5) mit 5;0 Jahren: Fynn erreicht einen T-Wert von 55 (Eingangsdiagnostik mit 4;0: T-Wert 35 = unterdurchschnittlich) und liegt damit im Normbereich. Die Wortschatzentwicklung ist damit nun altersgerecht.

Die Umwandlung der Rohwerte in Prozentränge und T-Werte kann Tabellen entnommen werden, die in den Test-Handanweisungen zu finden sind (vgl. z. B. die Handanweisung zum Aachener Aphasie Test [Huber et al., 1983, 133 ff.]). Aus der Gegenüberstellung der Werte bei Therapiebeginn mit denselben Werten bei Therapieende ergibt sich der Nachweis für (signifikante) Veränderungen.

Darstellung zählbarer Rohwerte

Wenn zur Ermittlung der Baseline kein psychometrisch abgesichertes Messinstrument genutzt wird, dann sollten die Rohwerte (z. B. Anzahl korrekt artikulierter Laute, Häufigkeit von Lesefehlern pro DIN-A4-Seite, Anzahl falscher Verbstellungen während einer zehnminütigen Unterhaltung) bei Therapiebeginn und -ende wiedergegeben werden. Ihr Vergleich führt zum Nachweis einer Leistungsverbesserung, einer Leistungsstagnation oder einer Leistungsverschlechterung. Wird der Vergleich statistisch abgesichert, dann sind

- das statistische Analyseverfahren,
- die Ergebnisse der statistischen Berechnung und
- die Irrtumswahrscheinlichkeit anzugeben.

Dies schafft nicht nur Transparenz, sondern ermöglicht auch eine Einschätzung der Güte eines Effektivitätsnachweises. Dabei ist selbstverständlich darauf zu achten, dass ein für die Daten angemessenes Analyseverfahren angewendet wird.

Personenorientierte Darstellung

Die Ergebnis-Dokumentation beschränkt sich jedoch nicht auf die bloße Wiedergabe von Werten und statistischen Kennzahlen. Vielmehr ist ein Zusammenhang zwischen dem jeweiligen Therapieergebnis und den Auswirkungen des Ergebnisses auf den Alltag eines Patienten herzustellen. Konkret geht es um die Angabe, wie eine Therapie dazu beigetragen hat, **Alltagsaktivitäten** und dadurch die **Teilhabe** am Leben in der Gesellschaft zu fördern (Fries, 2007; Frommelt & Grötzbach, 2010; Grötzbach & Iven, 2009; Iven & Grötzbach, 2009). So wird in dem folgenden Beispiel deutlich, dass Frau Mattheis ihr Hobby wieder ausüben kann.

Fallbeispiel

Frau Mattheis hatte bei Therapiebeginn erhebliche Probleme, zweistellige Zahlen aufzuschreiben. Von 50 diktierten Zahlen konnten lediglich 12 korrekt geschrieben werden. In der Mehrzahl der Fälle kam es zu Vertauschungsfehlern, bei denen Frau Mattheis die Zehner- und Einerstelle miteinander verwechselte (z. B. „25" statt „52"). Bei Therapieende wurde von den 50 Zahlen keine mehr falsch geschrieben. Damit kann Frau Mattheis wieder, wie gewünscht, an ihren Bingo-Spielabenden teilnehmen.

Durch die Verknüpfung der Funktionsverbesserungen mit den Aktivitätsfortschritten wird zum einen die Forderung des Gesetzgebers erfüllt, die Teilhabe von erkrankten Personen in den Mittelpunkt der Therapie zu stellen (vgl. § 1 SGB IX). Zum anderen wird dadurch das Modell der Internationalen Klassifikation der Funktionsfähigkeit, Behinderung und Gesundheit (ICF) (ICF, 2005) umgesetzt, das neben den Körperfunktionen auch die Aktivitäten und Teilhabe beschreibt (Frommelt & Grötzbach, 2005; Grötzbach & Iven, 2009; Rentsch, 2005a). Die Verknüpfung führt schließlich auch zu einer **personenorientierten Darstellung** (DRV, 2009, 26), da auf diejenigen Aktivitäten und sozialen Rollen eingegangen wird, deren Verbesserung eine Patientin in die Logopädie führt (Goerg & Tesak, 2007).

Die Inhalte einer überzeugenden Dokumentation sind damit klar vorgegeben. Fraglich ist jedoch, ob und wie sie in der Praxis umgesetzt werden. Daher wird im Folgenden ein Beispiel analysiert, das zufällig aus einer großen Anzahl von Dokumentationen ausgewählt worden ist. Bei dem Beispiel handelt es sich um einen logopädischen Abschlussbericht, der von einer Logopädin erstellt worden ist, die in einer Klinik für neurologische Frührehabilitation arbeitet.

8.3 Fallbeispiel

Die 68-jährige Frau Deller erleidet aufgrund eines Verschlusses der Arteria cerebri media links einen Schlaganfall mit einer Hemiparese rechts und einer Aphasie. Sie wird daher nach ihrer Verlegung von der Schlaganfallstation (engl.: Stroke Unit) in die Abteilung Frührehabilitation vier Wochen lang logopädisch behandelt. Am Ende der Behandlung erstellt die Logopädin folgenden Bericht, den sie an ihre Kolleginnen einer weiterführenden Rehabilitationsklinik sendet:

Fallbeispiel

Bericht
*„**Kommunikation:** Es besteht eine schwere bis mittelschwere Aphasie, die noch nicht diagnostiziert werden kann. Eine Unterhaltung über den Alltag ist nur mit ausgeprägter Hilfe möglich, meist gelingt es Frau Deller nicht, Gedanken oder Wünsche zu äußern. Es bestehen Wortfindungsstörungen und eine ausgeprägte Echolalie.*
***Ziele/Schwerpunkte:** Verbale Verständigung über Alltag und Grundbedürfnisse*
***Verlauf/Entlassungsstatus:** Frau Deller ist eine wache, freundlich zugewandte Patientin, die meist zu Scherzen aufgelegt ist. Ihre sprachlichen Fehler nimmt sie meist mit Humor. Sie war ebenso aufgeschlossen anderen Patienten gegenüber und hat sich mit Freude mit u. a. aphasischen Patienten ihren Möglichkeiten entsprechend unterhalten.*
***Empfehlung:** Sprachtherapie zur Verbesserung der Verständigung im Alltag, vor allem über Bedürfnisse und Wünsche."*
(Quelle: Abschlussbericht Sprachtherapie einer Klinik für neurologische Frührehabilitation)

8.3.1 *Analyse*

Der Abschlussbericht beginnt unter dem Punkt Kommunikation nicht wie erwartet mit einer Beschreibung der sprachlichen Schwierigkeiten von Frau Deller, sondern mit der Vergabe der **Diagnose** schwere bis mittelschwere Aphasie. Eine Diagnose sollte jedoch erst dann gestellt werden, wenn die (sprachlichen) Symptome mithilfe eines Tests oder einer orientierenden Untersuchung erfasst worden sind. Bei der Einschätzung der Aphasie als schwer bis mittelschwer handelt es sich zudem um eine **Quantifizierung,** die allein auf der subjektiven Beurteilung der behandelnden Logopädin beruht. Da die subjektive Beurteilung nicht von Kolleginnen geteilt werden muss, ist ihr Wert zweifelhaft.

Die Logopädin weist im einleitenden Nebensatz darauf hin, dass die Aphasie noch nicht diagnostiziert werden kann. Dies stellt einen Widerspruch zum Hauptsatz dar, der die Diagnose Aphasie bereits enthält. Richtig wäre die Aussage gewesen, dass die Aphasie noch keinem Syndrom zugeordnet werden

kann, da sich Frau Deller in der Akutphase ihrer Erkrankung befindet (Huber & Ziegler, 2000; Huber et al., 1997).
Die Beschreibung der sprachlichen Fähigkeiten von Frau Deller, die dem Einleitungssatz folgt, vermittelt allerdings einen guten Eindruck ihrer Schwierigkeiten (ausgeprägte Hilfe eines Gesprächspartners aufgrund von Wortfindungsstörungen und einer Echolalie). Die Symptome werden jedoch nicht quantifiziert, damit **fehlt eine Baseline** bei Aufnahme. Eventuelle Leistungsverbesserungen können daher bei Therapieende nicht nachgewiesen werden.

Das Therapieziel „verbale Verständigung über Alltag und Grundbedürfnisse" ist aus drei Gründen unzureichend:

1. Es ist unklar, wer das Ziel definiert hat.
2. Das Ziel ist nicht operationalisiert und damit nicht messbar.
3. Es bleibt offen, was unter Alltag und Grundbedürfnissen zu verstehen ist.

Eine Evaluation der Therapie ist damit jenseits subjektiver Einschätzungen nicht möglich. Der Abschlussbericht verliert dadurch erheblich an Wert.
Ebenso mangelhaft wie die Definition des Therapieziels ist die Darstellung der sprachlichen Leistungen bei Entlassung. Zum einen wird auf das **Therapieziel kein Bezug** genommen. Damit bleibt offen, ob Frau Deller sprachliche Fortschritte erreicht hat. Zum anderen werden nicht-sprachliche Charakteristika geschildert (freundlich zugewandt, zu Scherzen aufgelegt, Humor, aufgeschlossen), die möglicherweise schon immer bestanden haben und daher kein Therapieergebnis darstellen.
Erfreulich ist, dass eine **Empfehlung zur Weiterbehandlung** ausgesprochen wird. Das Ziel der Weiterbehandlung ist jedoch vage definiert (Verbesserung der Verständigung). Daran ändert auch der Zusatz nichts, dass es vor allem um die Verständigung über Bedürfnisse und Wünsche gehen soll.

8.3.2 Konsequenzen

Der widersprüchliche, lückenhafte, falsche und vage Inhalt des Abschlussberichts führt dazu, dass

- die behandelnde Sprachtherapeutin einen fachlich wenig überzeugenden Eindruck hinterlässt,
- diejenigen, die der Wirksamkeit von Aphasietherapie skeptisch gegenüberstehen (vgl. van Cranenburgh, 2007, 315; Grond et al., 2004), in ihrer Meinung bestärkt werden,
- der Anspruch der Sprachtherapie, auf einem hohen Niveau zu arbeiten, nur rudimentär erfüllt wird,
- die Vorgaben des Gesetzgebers und der Kostenträger nach einer qualitativ hochwertigen Dokumentation nicht umgesetzt werden,

- die Kostenträger der Klinik daher eventuell weniger oder gar keine Patientinnen mehr zuweisen.

Angesichts dieser Konsequenzen wundert es, mit welch geringer Sorgfalt der Abschlussbericht verfasst worden ist. Die Gründe dafür mögen in einer fehlenden Schulung, in einer Naivität hinsichtlich der Bedeutung von (sprachtherapeutischen) Berichten oder in einer Unlust gepaart mit Interessenlosigkeit liegen. Möglicherweise spielen auch finanzielle Gründe eine Rolle: Die Zeit, die für die Erstellung einer Dokumentation benötigt wird, kann in der Regel nicht gesondert abgerechnet werden. Entsprechend gering mag daher der Anreiz sein, sich ausreichend Zeit für das Schreiben einer Dokumentation zu nehmen.

Fazit

Dokumentationen stellen kein lästiges Übel dar, das nebenbei oder auf die Schnelle zu erledigen ist. Vielmehr spiegeln sie das Wissen und die Qualität sprachtherapeutischen Handelns wider. Dadurch tragen sie wesentlich zu der Meinung bei, die sich die Öffentlichkeit über die Sprachtherapie bildet. Dokumentationen sollten zeitnah geschrieben werden und auch Informationen über das jeweilige Therapieergebnis und die Bedeutung noch bestehender Beeinträchtigungen enthalten. Bei der Dokumentation ist darauf zu achten, dass sie aktuell, fachlich korrekt und schlüssig ist (DRV, 2009). Darüber hinaus sollte von der Person, um die es in der Dokumentation geht, ein Bild entstehen (Frommelt et al., 2005).

EXKURS

Sprachtherapeutische Dokumentationen auf dem Prüfstand

Im Juni 2010 erhielten alle sprachtherapeutischen Praxen im Umkreis einer mittelgroßen Universitätsstadt einen Brief von einer großen Gemeinschaftspraxis für HNO, Phoniatrie und Pädaudiologie. In dem Brief werden die Therapeutinnen gebeten, *„Therapieberichte zu und nach den jeweiligen Behandlungen ... durchzuführen. Wir wissen, dass in den Logopädenkreisen die sogenannte Therapiepflicht teilweise kontrovers diskutiert wird, aber als phoniatrisch-pädaudiologische Versorgungspraxis ... müssen wir auf Therapieberichten bestehen"* (aus dem Brief einer Gemeinschaftspraxis für HNO, Phoniatrie und Pädaudiologie).

Die Aufforderung, Therapieberichte zu erstellen, ist für die sprachtherapeutischen Praxen ebenso peinlich wie überflüssig. Denn es kann aufgrund der gesetzlichen Regelungen keinen Zweifel daran geben, dass Therapieberichte zu schreiben sind. Eine kontroverse Diskussion darüber entbehrt somit jeglicher Grundlage. Warum hat es trotzdem Praxen gegeben, die sich ihrer Verpflichtung offensichtlich entzogen haben? Ein Grund dafür könnte gewesen sein, dass die Erstellung von Dokumentationen als ein überflüssiges Übel empfunden worden ist. Vielleicht hat auch die Überlegung eine Rolle gespielt, dass man sich die Zeit für die Dokumentation sparen kann, ohne große Nachteile fürchten zu müssen. Diese Überlegung ist zumindest in finanzieller Hinsicht nicht falsch: Im Gegensatz zur stationären Rehabilitation hängt die Entlohnung ambulanter Therapien nicht davon ab, dass ein vollständiger Therapiebericht bei den zuweisenden Ärztinnen vorliegt.

Keiner der beiden Gründe vermag jedoch zu überzeugen. Im Gegenteil: Sie spiegeln eine unprofessionelle Haltung wider und schaden dadurch dem Renommee der Sprachtherapie. Sie lassen sich auch aufgrund der Ausbildung nicht nachvollziehen, da in den Logopädieschulen sehr viel Wert auf die Erstellung von Rahmenplänen gelegt wird (Bayerisches Staatsministerium für Unterricht und Kultus, 2000). Natürlich kann es sich bei den angeschriebenen Praxen um Ausnahmefälle handeln. Doch selbst wenn das der Fall sein sollte, entschuldigt es die unterlassenen Dokumentationen nicht.

Manti (2004) befragte in diesem Zusammenhang 99 Logopädinnen und Sprachtherapeuten zu ihrem Dokumentationsverhalten. 53 % der Testpersonen gaben an, dass sie pro Patient und Therapieeinheit drei bis fünf Minuten für die Dokumentation benötigen. Nahezu 98 % der Testpersonen führen immer eine Anamnese und fast 94 % eine Eingangsbefunderhebung durch. Im Vergleich dazu erhoben weniger als die Hälfte einen Verlaufs- oder Abschlussbefund. 72 % dokumentierten handschriftlich. Nur 30 % nahmen die Aufzeichnungen direkt im Anschluss an die Therapie vor. 11 % der Testpersonen gaben an, nicht nach jeder Therapieeinheit zu dokumentieren.

Für eine sorgfältige Therapiedokumentation sprechen mehrere Gründe. Einige von ihnen listen die Ärztinnen und Ärzte der oben genannten Gemeinschaftspraxis auf, indem sie schreiben:

„[Wir] müssen ... aus drei Gründen [auf Therapieberichten bestehen]:

- *Rückkoppelung für uns als fachärztliche Verordner, damit wir sehen und lesen können, was Sie in der Therapie machen.*
- *Damit wir die Therapie von unserer Seite auch den Eltern aus Ihren fachtherapeutischen Erläuterungen mit (begleitend) erklären können.*
- *Als Rechtfertigung und Begründung vor den Krankenkassen und Prüfungsstellen*

(aus dem Brief einer Gemeinschaftspraxis für HNO, Phoniatrie und Pädaudiologie).

Diesen Gründen ist noch hinzuzufügen, dass sich Therapiefortschritte und die Auswirkungen verbleibender Störungen nur mithilfe von Dokumentationen darstellen lassen. Denn der Gesetzgeber und die Kostenträger erwarten nicht nur qualitativ hochwertige Dokumentationen (vgl. § 125 Abs. 1 SGB V; DRV, 2009), sondern auch die Verwendung wirksamer und wirtschaftlicher Therapiemethoden (vgl. § 12 Abs. 1 SGB V).

Übungsaufgabe

- Begründen Sie, warum die Dokumentation ein wesentlicher Bestandteil der logopädischen Therapie ist.
- Stellen Sie dar, welche Elemente eine logopädische Dokumentation enthalten sollte, um den Therapieverlauf vollständig abzubilden.
- Nennen Sie die Inhalte, die in den SOAP-Notes Beachtung finden.
- Diskutieren Sie die Vor- und Nachteile von zwei Dokumentationsarten, die in der Logopädie Anwendung finden.
- Nennen Sie zwei Aspekte, die bei der Erstellung einer logopädischen Dokumentation zu beachten sind.

9 Evidenzbasierte Sprachtherapie

Dieses Kapitel beschäftigt sich mit

- *den Möglichkeiten und Grenzen der EBP sowie*
- *dem Stand der Sprachtherapie auf dem Weg zur EBP und zeigt*
- *eine Perspektive zur Integration von EBP in das therapeutische Selbstverständnis auf.*

Die amerikanischen Sprachtherapeuten Alan Kamhi und Kenn Apel führten Anfang 2011 in der Zeitschrift Language Speech and Hearing Services in Schools einen Disput zu der Frage, ob Wissenschaftlichkeit – und damit der EBP-Ansatz – mit der therapeutischen Praxis vereinbar sei. Während Apel (2011) Wissenschaftlichkeit als grundlegende Haltung eines jeden Therapeuten einfordert, erklärt Kamhi (2011), dass ein wissenschaftliches Vorgehen der Natur einer flexiblen, spontanen und dynamisch-patientenorientierten Sprachtherapie entgegenstehe. Außerdem propagiere ein statischer EBP-Begriff ein einheitliches – nämlich lediglich das empirisch nachgewiesene – klinische Vorgehen. Apel hält dem entgegen, dass Kliniker ein ebenso großes Interesse wie Forscher hätten, Nachweise aus Studien für das zu finden, was praktisch funktioniere. Dieses Interesse zeige sich aktuell darin, dass die empirische Datenlage für die Sprachtherapie verbessert werden solle, um eine evidenzbasierte klinische Entscheidungsfindung zu stützen. Die ASHA habe dafür das National Center for Evidence-Based Practice in Communication Disorders eingerichtet, das mehrere systematische Reviews von praktisch relevanten Fragen erstelle, so z. B. zur Wirkung des Trainings der orofazialen Muskulatur auf die Sprachentwicklung (McCauley et al., 2009). In einer Umfrage hätten 225 praktisch tätige Sprachtherapeuten die Klärung dieser Frage als wichtig für ihre klinische Praxis angesehen. Kliniker suchten externe Evidenz für die von ihnen genutzten Therapieformen – so Apel – und müssten, wie Forscher auch, die Wirksamkeit ihrer therapeutischen Angebote nachweisen. Kamhi sieht die nötigen Wirksamkeitsnachweise im individuellen Fortschritt des einzelnen Patienten und stellt fest, dass Kliniker lediglich ihr rationales Denken nutzen müssten, um im Einzelfall die für ihren Klienten beste Entscheidung zu treffen.

Die geschilderte Diskussion ist auch für die deutsche Sprachtherapie aktuell: Während manche Sprachtherapeuten einen unüberwindbaren Graben zwischen Wissenschaftlichkeit und klinischer Praxis vermuten, verstehen andere beide Bereiche als zwei untrennbar miteinander verbundene Seiten derselben Medaille.

Im Rahmen der Auseinandersetzung mit dem EBP-Konzept in der Sprachtherapie erscheint es notwendig, die Möglichkeiten und Grenzen einer **evidenzbasierten Sprachtherapie** aufzuzeigen.

9.1 Möglichkeiten der EBP

Das Konzept der „Evidenzbasierten Praxis" (EBP) hat in den letzten zehn bis fünfzehn Jahren die sprachtherapeutische Forschung und Versorgung international erheblich beeinflusst. Die Leitfrage des EBP-Ansatzes fassen Bury und Mead (1998, 7) so zusammen: *„How do you know that what you do works?"* Die Möglichkeiten der EBP liegen darin, Therapien auf der Basis von wissenschaftlichen Belegen durchzuführen. Sie bestehen außerdem aus Argumenten, die gegenüber Zuweisern und Kostenträgern z. B. zur Genehmigung einer (intensiven) Therapie genutzt werden können. Da die Argumente auf den Ergebnissen wissenschaftlicher Untersuchung beruhen, kann ihnen kein (finanzieller) Eigennutz unterstellt werden.

Ziele und Umsetzung

Die EBP hat das Ziel, die Qualität medizinisch-therapeutischer Entscheidungen zu verbessern. Dies wird erreicht, indem sie Entscheidungen nicht der Intuition der Experten überlässt, sondern die Präferenzen der Patientinnen, die klinische Expertise der Fachkräfte und Belege aus wissenschaftlichen Untersuchungen berücksichtigt. Damit stellt die EBP nicht, wie häufig fälschlich angenommen wird, eine reine Datenmedizin dar. Sie ist auch nicht ausschließlich für Spezialisten gedacht. Sie wendet sich vielmehr auch an die Patientinnen, deren Perspektiven mithilfe der Narration in die EBP eingehen.

In der EBP geht es nicht darum, die gesamte wissenschaftliche Literatur für ein bestimmtes Gebiet (z. B. für die Sprachtherapie) zu kennen. Sie favorisiert vielmehr ein **problemorientiertes Vorgehen:** Treten in der klinischen Arbeit Fragen auf, sollen sie zunächst möglichst präzise erfasst werden. Sie können dann mithilfe der vorhandenen wissenschaftlichen Evidenzen sowie durch Nutzung der eigenen Expertise oder der Expertise von Fachkollegen beantwortet werden. Bei der Umsetzung der Evidenzen und der Expertise ist jedoch auf die Präferenzen der Patienten zu achten. Denn Entscheidungen, bei denen die Wünsche und Ressourcen eines Betroffenen nicht berücksichtigt werden, laufen Gefahr, von dem Betroffenen (und seinen Angehörigen) nicht akzeptiert zu werden.

Implementierung in die Praxis

Das Implementieren von EBP in die sprachtherapeutische Praxis erfordert vom Anwender theoretisches Wissen über die EBP und einen konkreten Plan zur Umsetzung. Es ist nicht möglich, EBP innerhalb kürzester Zeit für alle Praxisbereiche zu implementieren. Die Implementierung ist ein Prozess, bei dem man

damit beginnt, sich einer häufig vorkommenden Fragestellung anzunehmen und dafür Evidenzbeweise zu recherchieren. Um dies im Praxisalltag bewältigen zu können, ist die Beteiligung des ganzen Praxisteams gefragt. Nur wenn alle die Notwendigkeit und die Umsetzung von EBP erkannt haben, ist die Grundlage gegeben, auf der die Implementierung von EBP möglich ist. Dies geht nicht ohne das Bereitstellen von Arbeitszeit seitens des Arbeitgebers. Ihre Bereitstellung wird sich für den Arbeitgeber allerdings wieder auszahlen, da die Mitarbeiter qualitativ hochwertige Therapien durchführen. Deshalb werden wahrscheinlich mehr Patienten in die Praxis kommen.
Auch die Einstellung der Patienten hat sich verändert. Sie sind nicht mehr diejenigen, die zur verordneten Behandlung erscheinen, ohne sich mit dem Thema Sprachtherapie auseinandergesetzt zu haben. Sie informieren sich in Zeitschriften, Büchern, Ratgebern oder im Internet vor Beginn einer Behandlung über Therapieformen und -konzepte. Mit EBP können Therapeutinnen dem Anspruch der Patienten, Angehörigen, Kostenträger, Ärzte und nicht zuletzt sich selbst gegenüber gerecht werden, Behandlungen nach der gegenwärtig besten externen, wissenschaftlichen Evidenz durchzuführen.

Vorteile der EBP

Entscheidet man sich dafür, EBP zu implementieren, führt dies häufig zu einem Umdenken. Der Praxisalltag wird neu durchdacht, und bereits umgesetzte EBP-Inhalte werden überprüft und bewertet. Der Therapeut denkt eher darüber nach, warum er wie handelt, und er kann seine Argumente auch gegenüber Kollegen, Patienten, Angehörigen, Ärzten oder Kostenträgern vertreten. Man weiß, dass man kompetent arbeitet. Dies führt zu einer größeren Zufriedenheit der Therapeuten. Da zufriedene Patienten die beste Werbung für eine Praxis sind, hat wissenschaftliches Arbeiten auch einen ökonomischen Aspekt, denn Patienten nehmen sehr wohl wahr, wenn Therapeuten kompetent nach wissenschaftlichen Ergebnissen arbeiten.
Zusätzlich wird die Argumentation gegenüber Kostenträgern erheblich erleichtert, wenn messbare Parameter und Dokumentationen vorliegen.
Die Beschäftigung mit der EBP lohnt sich daher aus vielerlei Gründen. Sie ist ein notwendiger Bestandteil der Sprachtherapie und Teil des therapeutischen Selbstverständnisses. Ihre Anwendung führt zu effizienten und effektiven Therapien. Daran sind nicht nur die Kostenträger, die Zuweiser, der Gesetzgeber und die Fachkräfte interessiert, sondern auch die Patienten und ihre Angehörigen.

9.2 Grenzen der EBP

Die Begründer der EBM haben mit Recht gefordert, dass medizinisch-therapeutische Entscheidungen auf der Grundlage von Fakten zu treffen sind (van Cranenburgh, 2007, 388). Der Glaube an die Effektivität einer Therapie soll

durch wissenschaftliche Nachweise ersetzt werden. Aber eine nur an Wirksamkeitsbelegen ausgerichtete Therapie stößt rasch an ihre Grenzen, denn wissenschaftliche Belege lassen sich nicht immer auf die individuelle Situation einer bestimmten Patientin beziehen. Sie stellen vielmehr Verallgemeinerungen und damit **Abstraktionen** dar, deren Übertragung auf den Einzelfall schwierig oder sogar völlig unmöglich sein kann.
Wenn die Übertragung von Evidenzen in die Praxis mit Schwierigkeiten verbunden sein kann, wie groß ist dann ihre Bedeutung für den (sprach)therapeutischen Alltag? Um diese Frage zu beantworten, sollen im Folgenden die Konsequenzen erläutert werden, die sich aus der EBM für die Praxis ergeben. Dazu wird exemplarisch eine wissenschaftliche Untersuchung mit ihren Möglichkeiten, aber auch mit ihren Grenzen vorgestellt. Bei der Untersuchung handelt es sich um eine Meta-Analyse randomisiert-kontrollierter Studien, die von Bhogal et al. (2003) publiziert worden ist. In ihrer Untersuchung ging es um den Nachweis, dass Aphasietherapie effektiv ist.

9.2.1 Meta-Analyse zur Effektivität von Aphasietherapie

Ausgangspunkt der Meta-Analyse war die Hypothese von Bhogal et al. (2003), dass Aphasietherapie nur dann effektiv ist, wenn sie intensiv durchgeführt wird. Um ihre Annahme zu überprüfen, durchsuchten sie die Literatur nach allen Studien, in denen die Effektivität von Aphasietherapie experimentell untersucht wurde. Sie schränkten ihre Suche allerdings zeitlich ein, indem sie nach Studien suchten, die zwischen Januar 1975 und Mai 2002 veröffentlicht wurden. Außerdem gaben sie zwei inhaltliche Kriterien vor, die von den Studien erfüllt werden mussten:

- Zum einen mussten die Studien aus einer **Behandlungsgruppe** und einer **Kontrollgruppe** bestehen. Während die Teilnehmer der Behandlungsgruppe Aphasietherapie erhielten, bekamen die Patienten der Kontrollgruppe entweder keine Therapie oder eine Schein-Therapie. Die Zuordnung der Patienten zu einer der beiden Gruppen musste zufällig (randomisiert) erfolgt sein.
- Zum anderen begrenzten sie die **Ätiologie** der Aphasie auf den **Schlaganfall.** Andere Ursachen für eine Aphasie, wie z. B. das Schädel-Hirn-Trauma, operative Eingriffe am Gehirn oder eine Demenz, wurden somit aus der Meta-Analyse ausgeschlossen.

Für die Suche nutzten sie eine medizinische Suchmaschine (Medline), die auf der Basis der Suchkriterien fünf Studien identifizierte. Fünf weitere Studien konnten ermittelt werden, indem die Literaturverzeichnisse der bereits gefundenen Studien und die Literaturangaben von systematischen Übersichtsarbeiten ausgewertet wurden. Am Ende des Suchprozesses standen Bhogal et al. (2003) damit insgesamt zehn Studien mit einer Gesamtzahl von 864 Patientinnen zur Verfügung.

9.2.2 Ergebnisse der Meta-Analyse

Für jede der zehn Studien wurden die jeweilige Behandlungsmethode, die Therapiedauer (gemessen in Wochen) und die Therapieintensität (gemessen in Therapiestunden pro Woche) notiert. Außerdem wurde geprüft, ob sich die Patientinnen der Behandlungsgruppe im Vergleich zu den Patientinnen der Kontrollgruppe sprachlich verbesserten (positive Studien) oder nicht (negative Studien). Das Ausmaß der Verbesserung wurde schließlich ebenso bestimmt wie die Messinstrumente, die zur Ermittlung der sprachlichen Fortschritte eingesetzt wurden. Zu ihnen gehörten mehrere Tests, von denen nur der Token-Test (Orgass, 1976a; 1976b) in Deutschland gebräuchlich ist.

Die statistische Analyse der erhobenen Daten ergab folgende Resultate:

- Von den zehn Studien waren fünf positiv und fünf negativ.
- In den positiven Studien erhielten die Patientinnen im Durchschnitt 7,8 Stunden pro Woche Therapie (minimal 5 Stunden, maximal 10 Stunden).
- Die Therapiedauer der positiven Studien umfasste im Mittel 18 Wochen (minimal 8 Wochen, maximal 22 Wochen).
- In den negativen Studien erhielten die Patientinnen im Durchschnitt 2,4 Stunden pro Woche Therapie (minimal 2 Stunden, maximal 3,8 Stunden).
- Die Therapiedauer der negativen Studien umfasste im Mittel 22,9 Wochen (minimal 20 Wochen, maximal 26 Wochen).
- Im Mittel betrug die Gesamtzahl der Therapiestunden in den positiven Studien 108 Stunden (minimal 60 Stunden, maximal 156 Stunden). Im Gegensatz dazu bestand die durchschnittliche Gesamtzahl in den negativen Studien aus nur 43,6 Stunden (minimal 30 Stunden, maximal 52 Stunden).
- Die positiven Studien hatten im Vergleich zu den negativen eine signifikant kürzere Therapiedauer und eine signifikant höhere Therapieintensität.

Aus diesen Resultaten zogen Bhogal et al. (2003) den Schluss, dass *„für die Wiederherstellung der sprachlichen Funktionen nach einer Aphasie eine intensive, zwei bis drei Monate dauernde Therapie benötigt wird. Bei fehlender Intensität besteht die Gefahr, dass keine Fortschritte erreicht werden"* (Bhogal et al., 2003, 991; eigene Übersetzung).

9.2.3 Möglichkeiten und Grenzen der Ergebnisse

Unter intensiver Therapie verstehen Bhogal et al. eine Maßnahme, die aus neun Stunden Therapie pro Woche besteht und elf Wochen dauert (Bhogal et al., 2003, 991). Da ihre Angaben statistisch sehr gut abgesichert sind, sind sie als starke Empfehlungen in die Leitlinien zur Behandlung von Aphasien eingegangen (vgl. Bauer et al., 2002; Diener & Putzki, 2008). Außerdem gibt es seit der Meta-Analyse keinen Zweifel mehr daran, dass Aphasietherapie effektiv ist (Albert, 2003; Breitenstein et al., 2017). Darüber hinaus bedeuten die Studienergebnisse, dass:

- die bisherige Praxis in Deutschland, vor allem in der ambulanten Versorgung eine niederfrequente Aphasietherapie durchzuführen (Schlenck & Perleth, 2004), geändert werden muss;
- die Forderung nach einer intensiven Aphasietherapie nicht auf finanziellen Interessen, sondern auf der Umsetzung wissenschaftlicher Belege beruht;
- es effizienter ist, eine intensive Aphasietherapie mit der Aussicht auf sprachliche Fortschritte anzubieten als eine niederfrequente Therapie, die selbst dann unwirksam bleibt, wenn sie Monate dauert.

Die Ergebnisse der Meta-Analyse können schließlich auch dazu verwendet werden, eine Therapieintensität zu begründen, die im aktuellen Heilmittelkatalog (2017) nicht vorgesehen ist. Dabei dürfte es schwer sein, der Begründung zu widersprechen, da sie sich auf das zurzeit beste verfügbare medizinische Wissen bezieht.

Trotz dieser weitreichenden Konsequenzen lassen die Ergebnisse der Meta-Analyse jedoch eine Reihe von Fragen offen. Die wichtigsten von ihnen sind in Tabelle 9.1 aufgeführt.

Tab. 9.1: Offene Fragen zum Konzept der intensiven Aphasietherapie (eigene Darstellung)

Faktor	Offene Frage
Therapieintensität	Ist Aphasietherapie auch dann effektiv, wenn sie mit weniger als neun, jedoch mit mehr als vier Stunden pro Woche durchgeführt wird?
Therapiemethode	Lassen sich mit jeder intensiv durchgeführten Therapiemethode signifikante Verbesserungen erreichen?
Therapieergebnis	Führt die intensive Aphasietherapie nur zu Funktionsverbesserungen oder auch zu Aktivitätsfortschritten?
Begleiterkrankung	Werden durch die intensive Aphasietherapie auch dann Erfolge erreicht, wenn zusätzlich zur Aphasie neuropsychologische Beeinträchtigungen, wie z. B. Gedächtnis- oder Aufmerksamkeitsprobleme, vorliegen?
Ätiologie	Gilt der Wirksamkeitsnachweis auch für Aphasien, die nicht durch einen Schlaganfall verursacht werden?

Neben diesen Fragen ist zu klären, wie die Vorgabe von neun Stunden Therapie pro Woche erreicht werden kann. Außerhalb universitärer oder stationärer Einrichtungen dürfte es eher schwer sein, ca. zwei Stunden Aphasietherapie pro Tag anzubieten. Um die Vorgabe dennoch erfüllen zu können, wird die Einzeltherapie durch weitere Angebote (wie z. B. Gruppentherapie, computergestützte Therapie, Eigenübungsaufgaben, Angehörigen- und Laientherapie) ergänzt werden müssen (Grötzbach, 2004b). Allerdings ist (bislang) nur wenig über die Effektivität der verschiedenen Angebote und noch weniger über die Wirksamkeit ihrer Kombination bekannt.

Bis zur Klärung der offenen Fragen werden daher Entscheidungen zu treffen sein, die nicht durch wissenschaftliche Belege, sondern durch die eigene Expertise zu legitimieren sind. Dies bedeutet:

Fazit
Die EBP und das Wissen von Therapeutinnen stehen weder in Konkurrenz noch in Verdrängung zueinander. Vielmehr stellen die Ergebnisse der EBP Therapieempfehlungen dar, die vor ihrer Umsetzung hinsichtlich des Nutzens für einen Patienten zu prüfen sind. Dazu werden das Wissen und die Erfahrung benötigt, die in der Ausbildung, während der Berufsausübung und in Fort- und Weiterbildungen erworben werden.

9.3 Stellenwert der EBP in der Sprachtherapie

9.3.1 Wirksamkeit der Therapie

Ein gutes Beispiel dafür, dass der EBP-Ansatz auch in Deutschland die sprachtherapeutische Versorgung gegenwärtig tiefgreifend beeinflusst, ist die Diskussion um die flächendeckende Einführung eines Screenings auf umschriebene Entwicklungsstörungen der Sprache und des Sprechens (UESS) im Vorschulalter im Jahr 2009. Nach der Internationalen Klassifikation der Erkrankungen der WHO (ICD-10) liegt eine umschriebene Entwicklungsstörung des Sprechens und der Sprache (F80) vor, wenn sich die sprachlichen Fähigkeiten eines Kindes deutlich unterhalb der Norm befinden und sich diese Abweichung nicht unmittelbar aus einem Intelligenzdefizit, einer sensorischen oder neurologischen Störung oder aus Umweltfaktoren heraus erklären lässt. Sechs bis acht Prozent aller Kinder sind davon betroffen. Das Institut für Qualität und Wirtschaftlichkeit im Gesundheitswesen IQWiG hatte den Auftrag, zu untersuchen, ob ein vorschulisches flächendeckendes Screening von SSES einen gesellschaftlichen Nutzen bringt. Das IQWiG konstatierte als Ergebnis seines systematischen Reviews:

- dass bisher keine überzeugenden Beweise für die Wirksamkeit von Sprachtherapie bei Kindern und Jugendlichen vorliegen. Es sind lediglich einige Belege für kurzfristige Effekte verfügbar, nicht für deren Nachhaltigkeit oder für deren Relevanz im Hinblick auf die schulische und psychosoziale Entwicklung,
- dass die bisher vorliegenden Studien überwiegend von zweifelhafter Qualität sind, wobei sich in den beiden Studien mit der größten angenommenen Ergebnissicherheit (Gillam et al., 2008; Glogowska et al., 2000) keine positiven Effekte von professioneller Sprachtherapie nachweisen ließen,
- dass die meisten Studien wegen gravierender Mängel in der empirischen Methodik nur begrenzt aussagekräftig sind. Zudem zeigen sie eine erhebliche Heterogenität und Unterschiedlichkeit der jeweils erprobten The-

rapiemethoden und der behandelten Zielpopulationen. Die jeweiligen Studiendesigns und -ergebnisse sind nicht lückenlos dokumentiert. Eine systematische Auswertung ist deshalb nicht möglich.

Solche systematischen Analysen des Forschungsstandes liefern tatsächlich ein wenig ermutigendes Bild bezüglich der Wirksamkeit von Sprachtherapie bei Sprachentwicklungsstörungen. Bei vielen spezifischen Erscheinungsformen und Therapieverfahren fehlen überzeugende Wirksamkeitsnachweise. Auch im Hinblick auf andere Aspekte von Sprachentwicklungsstörungen kann aus den bisher vorliegenden Studien und Überblicksarbeiten die Wirksamkeit professioneller sprachtherapeutischer Interventionen bei Sprachentwicklungsstörungen keineswegs als unumstritten nachgewiesen gelten.
Die Kritik am Forschungsstand bezüglich der Wirksamkeit von Sprachtherapie bei UESS richtet sich also vor allem darauf, dass der Wirknachweis bisher nicht auf die Ergebnisse von adäquat durchgeführten RCTs gestützt werden kann. Obwohl RCTs für den Nachweis von Therapiewirksamkeit weithin als konkurrenzlos eingeschätzt werden, findet sich diese Methode in der Sprachtherapieforschung nur sehr selten. In den wenigen verfügbaren RCTs, die in den vergangenen ca. 25 Jahren durchgeführt wurden, konnte die Wirkung von Sprachtherapie nicht überzeugend nachgewiesen werden (Cholewa, 2010).

9.3.2 Therapiemethoden

Zu vielen spezifischen Erscheinungsformen und Therapieverfahren fehlen bisher völlig überzeugende Wirksamkeitsnachweise. Diese überaus skeptische Einschätzung des aktuellen Forschungsstandes mag zunächst verwundern, insbesondere angesichts der zahlreichen in den 1980er und 1990er Jahren publizierten Überblicksarbeiten, in denen die Wirksamkeit von Sprachtherapie bei vielen Störungsbildern als mehr oder weniger überzeugend belegt erachtet worden war (z. B. Reilly et al., 2004). In solchen traditionellen Übersichtsarbeiten (narrative Reviews, Kap. 2) erfolgte die Auswahl der berücksichtigten Studien jedoch meist nach subjektiven und wenig transparenten Kriterien. Sie berücksichtigen oftmals die empirisch-methodische Qualität der Studien nicht hinreichend, was leicht dazu führen kann, dass die Wirkeffekte von Therapiemaßnahmen überschätzt werden.
In der eingangs genannten Studie von Glogowska et al. (2000) wurde für einen Zeitraum von zwölf Monaten die Wirkung von Sprachtherapie untersucht, wie sie Kindern mit spezifischer Sprachentwicklungsstörung im britischen Gesundheitssystem routinemäßig in sogenannten community-clinics angeboten wird. Die sprachlichen Fortschritte der behandelten Kinder erwiesen sich als genauso gering wie die Fortschritte einer unbehandelten Kontrollgruppe. Die Autoren schlussfolgern, dass ein Zuwarten und Beobachten der Kinder ebenso sinnvoll sei wie Sprachtherapie. In dieser Studie wurde jedoch nicht kontrol-

liert, welche Therapiemethode angewandt wurde. Es werden vermutlich sehr heterogene Methoden zum Einsatz gekommen sein.

Fehlende Effektivitätsnachweise

Fakt ist, dass für die Mehrheit der Therapiemethoden keine Effektivitätsnachweise vorliegen. Dies gilt auch für Methoden, die schon seit Jahren in Gebrauch sind, wie z. B. die Modalitätenaktivierung in der Aphasietherapie (Lutz, 2009) oder die PACE-Therapie (Edelman, 1987). Die hinter den Methoden stehenden Theorien können zwar richtig sein, dennoch müssen *„auch in der Theorie sehr plausibel erscheinende Methoden ... erst noch ihren praktischen Nutzen erweisen. Eine überzeugende Theorie ist etwas anderes als eine wirkungsvolle Therapie"* (van Cranenburgh, 2007, 388).

Tatsächlich gibt es Beispiele dafür, dass Therapiemethoden trotz einer fundierten Theorie weitaus weniger effektiv sind, als Generationen von Anwendern gedacht haben. So führte eine Effektivitätsprüfung der Bobath-Therapie, die seit über 50 Jahren in der Physiotherapie zur Behandlung schlaganfallbedingter Bewegungsstörungen eingesetzt wird, zu dem Ergebnis, dass sie anderen physiotherapeutischen Verfahren nicht überlegen ist (Schönweiler, 2010). Ein weiteres Beispiel betrifft die Facio-Orale Trakt-Therapie (Nusser-Müller-Busch, 2004), deren theoretische Basis zwar richtig sein mag, für die jedoch kein Effektivitätsnachweis existiert. Mit dieser Tatsache wird sogar noch kokettiert, wenn es heißt: *„Die Therapie des Facio-Oralen Trakts nach Coombes ist wissenschaftlich nicht bewiesen – und doch findet sie zunehmend Verbreitung"* (Fuchs, 2004, 194).

Therapiemethoden sollten sich jedoch nicht trotz fehlender Effektivitätsnachweise durchsetzen, sondern gerade weil wissenschaftliche Belege vorliegen.

Fazit

Das theoretische Fundament, das Alter und die Gebrauchshäufigkeit einer Therapiemethode sagen nichts über ihre Effektivität aus. Eine Methode ist auch nicht allein deshalb effektiv, weil sie von einer anerkannten Autorität entwickelt worden ist oder von ihr empfohlen wird.

Die Wirksamkeit einer Therapiemethode lässt sich nur dann feststellen, wenn sie evaluiert wird. Dazu können wissenschaftliche Studien ebenso beitragen wie Überprüfungen logopädischer Fortschritte am Ende einer Therapie. Es liegt damit auch in der Verantwortung der praktisch tätigen Sprachtherapeutin, den Mangel an evidenzbasierten Therapiemethoden zu beseitigen.

9.3.3 Diagnostikverfahren

In den vergangenen Jahren hat sich die Zahl der informellen Prüfverfahren und standardisierten und normierten Tests in der Sprachtherapie beinahe verdoppelt: Waren es 2006 noch 40 Verfahren (Beushausen, 2007a), sind nun nahezu 80 Tests für Sprach-, Sprech-, Stimm- und Hörstörungen verfügbar. Dies ist eine erfreuliche Entwicklung, denn die Diagnostik gehört zu den Kernkompetenzen der Sprachtherapie. Auf der anderen Seite erfordert diese Entwicklung von den Anwenderinnen einen kritischen Umgang bei der Beurteilung der Güte eines Verfahrens und der Auswahl eines Tests im praktischen Einsatz.

Theoretisches Grundkonzept

Tests basieren auf theoretischen Grundannahmen und Modellen zum Spracherwerb, zur Sprachentwicklung und zu Ursachenzusammenhängen von Sprachstörungen. Diese müssen im Manual eines Tests offengelegt werden und sind von den Testnutzern im Vorfeld genau zu prüfen. Jeder Testanwender muss sich fragen, welche Sicht er auf Spracherwerb oder Sprachstörung mit Anwendung des Tests akzeptiert. Wie wichtig die Frage nach den zugrunde liegenden Sprachverarbeitungsmodellen und Ursache-Symptomzuordnungen eines Tests ist, zeigt das folgende Beispiel aus der Dysarthriediagnostik. Die Frenchay-Dysarthrie Untersuchung und die Untersuchung neurologischer Sprechstörungen (UNS) werden in dem folgenden Beispiel unter der Fragestellung verglichen: Wie wird eine Dysarthrie definiert?

Beispiel

Diagnostik bei Dysarthrie

„Die Frenchay Dysarthrie Untersuchung (Enderby & Palmer, 2008) erlaubt eine Klassifikation dysarthrischer Störungen nach fünf Hauptsyndromen. Die insgesamt 28 Untertests sind acht Störungsbereichen und zwei Fragekomplexen zu beeinflussenden Faktoren zugeordnet, den Funktionssystemen Respiration, Stimme, Lippen, Kiefer, Gaumensegel und Zunge sowie den Aspekten Reflexaktivität und Verständlichkeit. Jede der Aufgaben wird auf einer neunstufigen Skala bewertet. Die Untertests sind sehr heterogen konstruiert: Sie beinhalten neben einer Beurteilung nicht-sprachlicher motorischer Leistungen (Breitziehen der Lippen, Herausstrecken der Zunge) auch Fragen an den Patienten (Schwierigkeiten mit der Speichelkontrolle), visuelle Beobachtungen beim Sprechen oder in Ruhe (Zunge, Kiefer) auditive Urteile (Tonhöhendifferenzierung) oder einfache Messungen mit der Stoppuhr. Nachteilig ist, dass die Mehrzahl der Aufgaben nicht-sprachliche Störungsaspekte überprüfen. Wegen der Vermischung sprechmotorischer und nicht-sprachlicher motorischer Störungen lassen die Untertests keine eindeutigen Rückschlüsse auf dysarthrische Defizite zu. In der Dysarthriediagnostik reichen visuelle und auditive Beobachtungen

dysarthrischer Symptome allein nicht aus, so bleibt sowohl die Erfassung der pathophysiologischen Ursachen als auch der funktional relevanten Symptome unzulänglich. Beispielsweise findet sich in der Aufgabengruppe 2 der Frenchay Dysarthrie Untersuchung eine Skala zur Salivation, die den Störungen reflektorischer Funktionen zugeordnet wird. Für dieses Symptom gibt es jedoch eine Reihe unterschiedlichster Ursachen, die nicht näher differenziert werden. Der Bereich der Verständlichkeit des Sprechens als wesentliches Erfolgskriterium in der Therapie sollte ergänzend mithilfe von Schätzskala, Transkriptionsverfahren oder Verfahren zur Wortidentifikation überprüft werden. Dies gilt auch für den Bereich der stimmlich-prosodischen Parameter. Eine Normierung für den deutschen Sprachraum steht noch aus." (Rupp, 2007a, 180).

„Mit der UNS: Die Untersuchung neurologischer Sprechstörungen (Breitbach-Snowdon, 2003) liegt ein informelles Prüfverfahren vor, das im Bereich der Dysarthriediagnostik zur Therapieplanung eingesetzt werden kann. Es differenziert zwischen physiologischen und pathologischen Reflexen. Ein Subtest beschäftigt sich explizit mit stimmlichen und prosodischen Fähigkeiten und trägt damit der rhythmischen Beeinträchtigung einer Dysarthrie/Dysarthrophonie Rechnung. Insgesamt legt die UNS mehr Wert auf qualitative Beschreibungen der Bewegungsabläufe statt auf quantitative Parameter, was für die individuelle Therapieplanung relevant ist. Leider ist die UNS nicht standardisiert oder normiert, und das Manual ist auch in der dritten Auflage noch nicht ganz ausgereift. Der Bereich der Verständlichkeit des Sprechens als entscheidendes Therapieziel kommt leider zu kurz und sollte durch andere Messmittel ergänzt werden." (Rupp, 2007b, 245).

Erfüllung der Gütekriterien

Neben der Erfüllung der drei **Hauptgütekriterien Objektivität, Reliabilität** und **Validität** sollte ein Test normiert sein (Kap. 7). Bei zweisprachigen Kindern sind für das Deutsche normierte Testverfahren in der Diagnostik jedoch nur begrenzt einsetzbar. Es stellt sich das Problem, dass die auf Einsprachigkeit fußenden diagnostischen Methoden Unterschiede in der zweisprachigen Entwicklung nicht berücksichtigen. Sie führen dadurch zu einer Verfälschung der getesteten sprachlichen Fähigkeiten und können damit eine Unterschätzung sprachlicher Leistungen nach sich ziehen.

Weitere Parameter in der Testbeurteilung im Rahmen der Kriteriumsvalidität sind die **Sensitivität** und die **Spezifität eines Tests.**

- Sensitivität ist die Fähigkeit eines Tests, das vorliegende Verhalten zu identifizieren, das heißt, ein positives Ergebnis zu erbringen, wenn der gesuchte Zustand auch vorliegt, zum Beispiel eine Sprachstörung.
- Spezifität ist definiert als die Fähigkeit eines Tests, ein negatives Ergebnis zu produzieren, wenn der gesuchte Zustand nicht vorliegt, also ein Kind beispielsweise keine Sprachstörung hat.

Je aufwendiger Tests sind, desto mehr wird man ausschließen wollen, dass sie unnötig durchgeführt werden und Wert auf eine hohe Spezifität legen. Je größer hingegen die Gefahren sind, die durch das Übersehen einer Störung entstehen, umso mehr wird man Wert auf eine hohe Sensitivität legen. Ein idealer Test wäre daher sowohl hoch spezifisch als auch hoch sensitiv. Ein Test mit geringerer Sensitivität birgt die Gefahr, „falsch negativ" zu beurteilen, also zu wenig Probanden zu erkennen, die zum Beispiel eine Sprachstörung aufweisen. Eine zu wenig ausgeprägte Spezifität in einem Test führt dazu, „falsch positiv" zu urteilen, also Kinder fälschlicherweise als sprachgestört zu klassifizieren.

Wie steht es um die Qualität der sprachtherapeutischen Testverfahren? Das IQWiG sichtete im Rahmen seines systematischen Reviews auch Tests für die **Diagnostik von UESS** und kam zu dem Schluss:
„Unter den 17 Tests, für die eine Validierung mit einem Referenztest publiziert ist, gibt es bisher keinen, für den die diagnostische Güte, bezogen auf UESS, hinreichend untersucht ist und eine vollständige und valide Vierfeldertafel (zur Spezifität und Sensitivität) vorliegt oder ableitbar wäre. (...)
Zusammenfassend kann festgestellt werden, dass Aussagen über die Eignung vorliegender deutschsprachiger Tests zur Identifikation von UESS auf Basis bisher vorhandener Evidenz nicht getroffen werden können. Die Publikation von Studien, die diese Daten liefern könnten, ist aber für die nähere Zukunft angekündigt." (IQWiG, 2009, IV).

Dieses ernüchternde Urteil wird durch den letzten Satz relativiert. Testentwicklungen unterliegen einem langwierigen Arbeitsprozess. Viele der relativ neuen Tests befinden sich noch in der Phase der Datenerhebung zu Parametern der Spezifität und Sensitivität. Tabelle 9.2 zeigt eine Vierfeldertafel, in der Daten zur Spezifität und Sensitivität üblicherweise dargestellt werden. Um die Werte für einen Test zu berechnen, braucht es in der Regel ein zweites Diagnoseinstrument, z. B. einen bereits psychometrisch abgesicherten Sprachentwicklungstest, oder es wird in einer Längsschnittstudie, z. B. anhand von Schulnoten oder Ähnlichem, das zu untersuchende Merkmal abgesichert.

Tab. 9.2: Vierfeldertafel zur Berechnung der Sensitivität und Spezifität eines Tests

	Tatsächliche Situation		
Diagnose aufgrund des Testergebnisses lautet:	**Krank (positiv)**	**Gesund (negativ)**	**Diagnostischer Voraussagewert (predictive value):**
Positiver Test (also krank)	Richtig-positiv A	Falsch-positiv B	A geteilt durch (A+B) Sensitivität
Negativer Test (also gesund)	Falsch-negativ C	Richtig-negativ D	D geteilt durch (D+C) Spezifität

Aber auch Nebengütekriterien, wie die **Ökonomie** und **Nützlichkeit,** spielen eine wichtige Rolle bei der Auswahl eines geeigneten Tests.

Ökonomie

Von Tests erwartet man, dass der Aufwand der Testung im Verhältnis zum Nutzen steht. Ein Test ist dann ökonomisch, wenn er eine kurze Durchführungszeit beansprucht, wenig Material verbraucht, einfach zu handhaben, schnell und bequem auswertbar ist. Weiterhin gelten Tests als ökonomisch, die als Gruppentest durchführbar sind. Dies trifft z. B. auf Lese-Rechtschreibtests zu, auf Sprachentwicklungstests oder klinische Tests jedoch häufig nicht.

Nützlichkeit

„Ein Test ist dann nützlich, wenn er ein Verhaltens- oder Persönlichkeitsmerkmal erfasst, für dessen Erfassung und Beurteilung ein praktisches Bedürfnis besteht" (Lienert & Raatz, 1998, 13). In der Regel haben Sprachtherapeutinnen das Bedürfnis, mit einem Test

- eine eindeutige Klassifikation einer Störung zu erlangen,
- Hinweise auf mögliche Ziele und Inhalte der Therapie von Kommunikationsstörungen abzuleiten und
- sprachliches Verhalten auf verschiedenen Ebenen zu messen.

In Bezug auf die Auswahl eines geeigneten Testverfahrens bezeichnet die Nützlichkeit eines Tests den Wert eines Testergebnisses im Vergleich zu anderen möglichen Testergebnissen ähnlicher Testverfahren.

▶ **TIPP**

Leitfragen zum kritischen Umgang mit Tests (Beushausen, 2007b)
- Welche Fragestellung habe ich?
- Wie sind meine Interessen bei der Testanwendung?
- Welche Konsequenzen hat die Testung?
- Welche alternativen Informationsquellen gibt es?
- Welche Theorie und welche Konstruktionsprinzipien liegen dem Test zugrunde?
- Sind die Gütekriterien erfüllt?
- Wie ökonomisch ist der Test?
- Welche Relevanz hat der Test für die Therapie?

Vor- und Nachteile standardisierter Tests

Die Vorteile des Einsatzes von standardisierten Tests liegen in der Vergleichbarkeit eines Einzelergebnisses, das an einem Patienten erhoben wurde, mit den Durchschnittswerten einer Gruppe gesunder oder ähnlich beeinträchtigter Personen in Form einer Norm. Die Aussage des Ergebnisses ist in der Regel valide und reliabel und das Ergebnis ist objektiv interpretierbar. Mess- und Interpretationsfehler werden so minimiert. Klinische Tests erlauben zudem die Aussage, ob eine Sprachstörung im Testsinne vorliegt oder nicht. Dabei sind statistische Vergleichswerte, wie Prozentränge und T-Werte, für Therapeuten besonders hilfreich, da sie subjektiv variierende Einschätzungen über das, was eine Sprachstörung ist und was nicht, objektivieren.
Nachteile von standardisierten Sprachtests liegen im Bereich der **ökologischen Invalidität.** Die Kommunikationssituationen finden in einem künstlichen Rahmen statt, und Rückschlüsse von den Testleistungen auf die tatsächlichen sprachlichen Leistungen im Alltag sind nicht immer verlässlich. Hinzu kommt ein linguistischer Reduktionismus, wenn notgedrungen nur ausgewählte Aspekte sprachlicher Fähigkeiten in einem Test überprüft werden können.

9.3.4 Therapiematerialien

Ein Bereich, in dem den Prinzipien der EBP in der Sprachtherapie nur geringe Aufmerksamkeit geschenkt wird, ist die Publikation neuer Therapiematerialien. Allein im Bereich der Aphasietherapie werden jedes Jahr mehrere Bilder-, Text- und Aufgabensammlungen veröffentlicht, deren Aufbau, Durchführung und Anwendungsmöglichkeiten häufig unklar sind. Es scheint, als ob Autorinnen und Verlagen eher daran liegt, intuitiv zusammengestelltes Therapiematerial herauszubringen, als auf Qualitätskriterien zu achten. Eine Übersicht über diejenigen Kriterien, die ein gutes Therapiematerial erfüllen sollte, gibt Tabelle 9.3.

Tab. 9.3: Qualitätskriterien für logopädische Therapiematerialien (nach Grötzbach, 2009, 244)

Kriterium	Frage
Anwendungs-bereich	Für welche Patienten ist das Material geeignet?
Krankheitsphase	Für welche Phase der Erkrankung (akut, post-akut, chronisch) lässt sich das Material einsetzen?
Aufbau	Nach welchen (linguistischen) Kriterien ist das Material zusammengestellt?
Instruktion	Liegen genaue Instruktionen zur Durchführung vor?
Schwierigkeitsgrad	Steigt das Material in seinem Schwierigkeitsgrad kontinuierlich an („shaping-Prinzip")?
Effektivität	Ist die Effektivität des Materials nachgewiesen?
Ergebniseffekte	Können mit dem Material Generalisierungs-, Transfer- und Langzeiteffekte erreicht werden?

Da für die Mehrheit der veröffentlichten Therapiematerialien die Fragen aus Tabelle 9.3 nicht zufriedenstellend beantwortet werden können, sollten sie nicht verwendet werden. Vermutlich wird sich ihre Qualität dann rasch verbessern. Außerdem wäre es hilfreich, wenn neu veröffentlichte Materialien sehr viel kritischer als bislang üblich rezensiert werden. Es gilt, Kolleginnen über die Vor- und Nachteile eines Materials zu informieren.

Verwendung konkreter Gegenstände

Nicht anders gestaltet sich die Analyse des Therapiematerials in der **Sprachtherapie mit Kindern** (Schulz, 2008). Das Angebot an Therapiematerial für die Behandlung von Sprachentwicklungsstörungen ist mannigfaltig und besteht überwiegend aus Bildkarten. Im Sinne einer theoriegeleiteten Therapie sind diese jedoch als einziges Material nicht ausreichend. Vielmehr sollten auch konkrete Gegenstände in der Kindersprachtherapie Verwendung finden. Die theoretische Basis dafür liefern Erkenntnisse aus Spracherwerb, kindlicher Spielentwicklung und Lerntheorie.

- **Erkenntnisse zum Spracherwerb.** Im kindlichen Spracherwerb stellen der Aufbau von Konzepten und die Aneignung unterscheidender Merkmale innerhalb der Konzepte eine wichtige Basis für die Sprachentwicklung dar. Bürki Garavaldi (2005, 28) stellt in dem Zusammenhang heraus, dass ein Kind unterscheidende sprachliche Merkmale *„nur dann erfassen kann, wenn es zuerst auf der Handlungsebene vielerlei Unterschiede wahrnehmen und integrieren konnte."* Bedeutungsunterschiede spielen im Spracherwerb eine große Rolle, wie die Verwendung von Aktiv- und Passivkonstruktionen zeigt. Für die Wahrnehmung der Unterschiede reicht die Auseinandersetzung mit Bildkarten nicht aus. Es bedarf konkreter Gegenstände, die Handlungssituationen ermöglichen. In Bezug auf die Therapie auf der semantisch-lexikalischen, syntaktisch-morphologischen sowie auf der pragmatischen Ebene sind Gegenstände von besonderer Bedeutung (Reddemann-Tschaikner, 2002), denn Bildmaterial ist abstrakt und beansprucht höhere Verarbeitungsleistungen.

- **Erkenntnisse zur Spielentwicklung.** Welche Relevanz Gegenständen in der Kindersprachtherapie zukommt, zeigt sich in der Orientierung am Stand der Spielentwicklung eines sprachgestörten Kindes. Dazu zählen das sensomotorische Spiel sowie das Symbol-, Rollen- und Regelspiel. Innerhalb des **sensomotorischen Spiels** im ersten und zweiten Lebensjahr exploriert das Kind mit Gegenständen und untersucht sie hinsichtlich seiner Funktion und Beschaffenheit. Ab etwa einem Jahr kommt eine weitere Spielform dazu: Mit dem **Symbolspiel** kann das Kind nun Gegenstände als Stellvertreter für andere einsetzen. Mit etwa vier Jahren tritt dann zunehmend das **Rollenspiel** auf (Oerter, 2008), in dem das Kind eine fiktive Rolle einzunehmen lernt. Eine weitere Form des kindlichen Spiels, die sich jedoch nur selten im Vorschulalter zeigt, ist das **Regelspiel**. Ein erstes Regelverständnis zeigen Kinder schon im Alter von vier bis fünf Jahren, jedoch ist dies noch stark durch den Impuls des Handelns eingeschränkt (Oerter, 2008). Das Gros der sprachentwicklungsgestörten Kinder befindet sich im Vorschulalter und damit im Alter der Konstruktions-, Symbol- oder Rollenspiele. In allen diesen Spielformen hantiert es mit konkreten Gegenständen. Demgegenüber steht eine Fülle von Therapiematerialien, die als Regelspiele konzipiert wurden und mit Bildkarten arbeiten.
- **Erkenntnisse aus der Lerntheorie.** Auch aus Sicht der Lerntheorie ist eine Verwendung von konkreten Gegenständen in der Kindersprachtherapie von großer Bedeutung. So werden beim Umgang mit Gegenständen zahlreiche Wahrnehmungskanäle aktiviert. Durch ein ausgeprägtes Netz an neuronalen Verknüpfungen werden Repräsentationen besonders stabil und ermöglichen somit einen nachhaltigen Lernerfolg. Jedes Kind hat den spontanen Drang, seine Umwelt aktiv zu erkunden. Dazu braucht das Kind ein Umfeld, in dem es die dingliche Welt erleben, be-greifen und erforschen kann (Bürki Garavaldi, 2005, 89).

Schulz (2008) nennt drei Anforderungen an Gegenstände, um als Therapiematerial eingesetzt zu werden:

1. **Manipulierbarkeit.** Gegenstände sollten so ausgewählt sein, dass sie selbst veränderbar sind und mit ihnen typische Manipulationen durchgeführt werden können. Die Materialien sollten ... *„so beschaffen sein, dass es bestimmte Handlungen auslöst und zu Manipulation reizt"* (Franke, 2001, 40). Derartige Manipulationen sind mit Bildkarten nur schwer vorstellbar.

2. **Realitätsnähe.** Eine weitere Anforderung, die an die Gegenstände als Therapiematerial gestellt werden sollte, ist die Realitätsnähe. Gegenstände werden als realitätsnah verstanden, wenn sie in ihren äußeren Erscheinungsmerkmalen, wie Form, Größenverhältnis oder Farbe, Realobjekten nachempfunden sind. Realitätsnahe Gegenstände können als notwendig für die Konzeptbildung angesehen werden, da ein Konzept neben den Funktionen auch die äußeren Merkmale eines Objektes beinhaltet.
3. **Sprachsystematische Orientierung.** Sprachsystematisches Wissen bildet einen wichtigen Bestandteil der Therapieplanung. Die Berücksichtigung psycholinguistischer Erwerbsregeln ist ein wichtiges Kriterium bei der Auswahl geeigneten Materials. So ist beispielsweise die Erwerbsreihenfolge des Plurals in der Morphologie-Therapie ein wichtiges Kriterium für die Auswahl der zuerst zu behandelnden Form.

Neben diesen genannten Kriterien sollten die Objekte für die Kindersprachtherapie auch allgemeine Anforderungen erfüllen. Dazu zählt die Verwendung von lösungsmittelfreien Farben oder die Vermeidung von verschluckbaren Kleinteilen. Zusätzlich zu diesen Aspekten sollten aber auch ökonomische Überlegungen gelten. Damit sind Praktikabilität, Flexibilität im Einsatz und die platzsparende Aufbewahrung in der Praxis gemeint (Schulz, 2008).

Fazit

Für die Verwendung von Gegenständen als Therapiematerial in der Kindersprachtherapie spricht:

1. Konzepte bilden die Grundlage des Spracherwerbs und können überwiegend nur durch die aktive Auseinandersetzung mit konkreten Objekten aufgebaut werden.
2. Je anschaulicher und plastischer das Therapiematerial ist, desto höher ist der Lernerfolg.
3. Der überwiegende Anteil der Kinder mit Sprachentwicklungsstörungen befindet sich nicht im Regelspielalter.

Evaluation von Therapiematerial

Interessant wäre in diesem Zusammenhang eine Evaluation der Materialverwendung. So müssten sich aus theoretischer Sicht konkrete Gegenstände positiv auf den Behandlungsverlauf auswirken. Es sollte untersucht werden, ob die Materialverwendung einen Einfluss auf den Therapieerfolg bzw. Behandlungsverlauf hat. Die Evaluation von Therapiematerial ist insgesamt von großer Bedeutung. Auch Baumgartner und Giel (2000) betonen die Notwendigkeit der Evaluation von Therapiematerial: *„Manches, was wohl gestylt den Markt erreicht, wird trotz hoher Augenscheinvalidität keine hohe Effektivität bean-*

spruchen dürfen. Erscheint es nicht notwendig, solche Therapiematerialien erst dann auf dem Markt anzubieten, wenn sie hinreichend evaluiert worden sind?" (Baumgartner & Giel, 2000, 296).

9.4 Barrieren bei der Umsetzung von EBP in der Sprachtherapie

Bei der Implementierung von EBP spielen Widerstände und Unsicherheiten gegenüber EBP eine nicht unwesentliche Rolle. Viele Sprachtherapeuten schreckt der Begriff EBP ab, da sie ihn fast ausschließlich mit wissenschaftlichem Arbeiten verbinden. Der Praxisbezug ist noch vielen unbekannt, oder es herrscht die Meinung vor: *„Das habe ich so gelernt und mache es schon seit Jahren so, warum soll ich das wissenschaftlich belegen bzw. nach evidenzbasierten Möglichkeiten suchen!"* Häufig wird darauf verwiesen, dass Sprachtherapeuten in der Praxis weder die Zeit noch die Möglichkeit haben, sich Zugang zu wissenschaftlichen Informationen zu verschaffen. Es ist ihnen auch häufig nicht bewusst, welchen Sinn sie haben. Einige Therapeuten befürchten, dass die Implementierung von EBP bedeutet, dass sie selbst in der Praxis wissenschaftliche Untersuchungen durchführen müssen. Dies ist nicht der Fall, sie haben aber teilweise die Möglichkeit, an wissenschaftlichen Arbeiten mitzuwirken, wenn es z. B. darum geht, ein Messinstrument oder eine Therapieform in der Praxis zu untersuchen. Für diese Missverständnisse und die abwehrende Haltung gegenüber EBP sind die unterschiedlichen Qualifikationen in der Sprachtherapie nicht unerheblich. Während Logopäden und Sprachtherapeuten mit Bachelor- oder Masterabschluss sich meist mit dem Formulieren von Fragestellungen und der anschließenden Recherche auseinandergesetzt haben, ist dies bei Logopädie-Absolventen von Fachschulen überwiegend nicht der Fall. Dies betrifft gerade Therapeutinnen, die schon lange Jahre in der Praxis arbeiten und zum einen von ihrer Arbeitsweise überzeugt sind, zum anderen auch eine Scheu haben, sich mit den neuen Fachtermini auseinanderzusetzen. Hinzu kommt, dass wissenschaftliche Arbeiten überwiegend in Englisch verfasst sind, was zu einer Sprachbarriere führen kann.

Selbsteinschätzung EBP

In mehreren Studien wurden im angloamerikanischen Raum Sprachtherapeuten gebeten, ihre Fähigkeiten in EBP einzuschätzen (Chan et al., 2013; Meline & Paradiso, 2003; O'Connor & Pettigrew, 2009; Stephens & Upton, 2012; Zipoli & Kennedy, 2005). Die Bewertung der eigenen Kompetenz fiel umso besser aus, je höher der erreichte Studienabschluss war (Bachelor- versus Masterabschluss). 96 % der Befragten stimmten der Aussage *„I feel confident in my ability to read and understand the research literature"* zu. Dieser hohe Prozentsatz ist jedoch nicht verwunderlich, werden doch relevante Artikel hauptsächlich auf Englisch publiziert: der Muttersprache der Befragten.

9.4.1 Zeitbarriere

Der Mangel an Zeit für Literatur-Recherche und für die genaue Analyse bzw. Auswertung von Studien scheint die größte Barriere bei der Umsetzung EBP zu sein (Meline & Paradiso, 2003; O'Connor & Pettigrew, 2009; Zipoli & Kennedy, 2005), und zwar unabhängig davon, ob der sprachtherapeutische Arbeitsplatz eine Klinik oder eine Praxis ist (O'Connor & Pettigrew, 2009). Im Vergleich zu anderen Therapieberufen, wie Ergotherapie, Physiotherapie und Diätassistenten, bewerten Sprachtherapeuten den Zeitfaktor als größte Barriere (Metcalfe et al., 2001, Stephens & Upton, 2012). Doch selbst wenn Zeit und ausreichende Kenntnisse über die EBP vorhanden sind, ist es mit einigem Aufwand verbunden, auf evidenzbasierte Ergebnisse zuzugreifen. Dies liegt daran, dass sie in unterschiedlichen Medien (Bücher, Zeitschriften, Internet) veröffentlicht werden.

9.4.2 Zugriffsbarriere

Die genannten Studien aus dem angloamerikanischen Raum belegen weiter, dass die meisten Therapeuten unzufrieden mit dem **erschwerten Zugriff auf Studien** sind (Metcalfe et al., 2001; O'Conner & Pettigrew, 2009; Worrall & Bennett, 2001). Diese Unzufriedenheit scheint darin begründet zu sein, dass eine Suche in verschiedenen Datenbanken erforderlich ist, um alle relevanten Quellen zu erfassen. PUBMED – als eine häufig genutzte Datenbank – listet z. B. für Sprachtherapeuten wichtige Journale wie Aphasiology oder das Journal of Medical Speech-Language Pathology nicht (Worrall & Bennett, 2001). Zudem ist die Datenbank CINAHL nicht immer am Arbeitsplatz zugänglich, sondern bleibt zumeist großen Kliniken oder Hochschulen vorbehalten. Die Vielfalt der für die Sprachtherapie relevanten medizinischen, psychologischen und pflegewissenschaftlichen Datenbanken in den USA, England und Irland stellt auch für die dortigen Therapeuten ein Hindernis bei einer umfassenden Studienrecherche dar.

9.4.3 Wissensbarriere

Metcalfe et al. (2001) berichten, dass die befragten Sprachtherapeuten mangelnde EBP-Kenntnisse beklagten, um z. B. Studien in ihrer Evidenz bewerten zu können. Zudem stimmten 71 % der Sprachtherapeuten dem Item „Statistical analyses in papers not understandable" (Metcalfe et al., 2001, 437) zu. Zu hinterfragen ist bei diesen Ergebnissen, ob es sich dabei um eine unverständliche Darstellung von statistischen Werten handelt oder den Therapeuten die nötigen statistischen Kenntnisse fehlen (Spitzer, 2009; Chan et al., 2013).

9.4.4 Forschungsbarriere

Der zusätzliche Aufwand im Rahmen von EBP bezieht sich jedoch nicht nur auf den Zugriff, sondern auch auf die Umsetzung der evidenzbasierten Ergebnisse. Aufgrund der verschiedenen Ätiologien und Symptomatik ist es in der Sprachtherapie nur bedingt möglich, Studienergebnisse aus einem Therapiebereich auf einen anderen Bereich zu übertragen. Damit Therapeuten EBP in ihrem jeweiligen Bereich umsetzen können, sind spezifische Studien zu den Fragestellungen in den jeweiligen Therapiebereichen notwendig. Es finden sich häufig eine fehlende Studienlage und eine mangelnde Qualität der benötigten Studien. Nach Meline und Paradiso (2003) stimmten 44% der befragten Sprachtherapeuten dem Item zu, dass die meisten Studien, die sie bei einer Recherche finden, nicht interessant für sie seien. Obwohl sich die Ergebnisse der referierten Studien aufgrund von differierenden Ausbildungs- und Arbeitsplatzsystemen nur bedingt auf die Sprachtherapie im deutschsprachigen Raum übertragen lassen, ist zu vermuten, dass bei uns ähnliche Barrieren bei der Umsetzung von EBP im therapeutischen Alltag existieren.

Dass die für EBP benötigte Zeit nicht gesondert vergütet wird, mag ebenfalls dazu beitragen, dass der Anreiz gering ist, EBP in die Praxis zu übertragen. Außerdem bestehen bislang weder die zuweisenden Ärzte noch die Kostenträger auf einer Übernahme evidenzbasierter Ergebnisse in den therapeutischen Alltag. Es hat daher keine negativen Konsequenzen, wenn Evidenzen nicht umgesetzt werden. Dies kann sich jedoch ändern: Da die gesetzlichen Vorgaben alle Therapeutinnen dazu verpflichten, effektive und effiziente Therapiemethoden einzusetzen (vgl. § 12 Abs. 1 SGB V), besteht die Gefahr, dass diejenigen mit (finanziellen) Sanktionen belegt werden, die sich nicht an die Vorgaben halten. Damit gilt:

Fazit

Aufgrund der gesetzlichen Vorgaben, aber auch im eigenen Interesse sollte es selbstverständlich sein, evidenzbasiert zu arbeiten. Dazu gehört vor allem, Therapieergebnisse zu evaluieren. Nur dadurch kann der Skepsis gegenüber der Wirksamkeit von Sprachtherapie begegnet werden, die es nach wie vor gibt (Grond et al., 2004). Die Evaluationsergebnisse tragen außerdem dazu bei, die sprachtherapeutischen Professionen als wissenschaftlich und transparent arbeitende Professionen zu definieren.

9.5 Implementierung von EBP in der Sprachtherapie

Den Institutionen der Aus- und Weiterbildung kommt in den nächsten Jahren eine Schlüsselrolle für die Verbreitung des EBP-Ansatzes zu. Lehrmodule und Curricula zur EBP befinden sich gegenwärtig auch im sprachtherapeutischen Bereich an vielen Stellen in der Entwicklung (s. z. B. www.evidenssst.org, Brumfit, 2004; Schlosser & Sigafoos, 2009; Zipoli & Kennedy, 2005) oder werden bereits umgesetzt (Beushausen, 2009a). Überblicksarbeiten mit Erläuterungen, Hintergrundinformationen und Glossaren zu den zentralen konzeptuellen Elementen des EBP-Ansatzes werden entwickelt und sind zugänglich (z. B. Justice, 2008), und zahlreiche Websites zur EBP im Allgemeinen und zur Anwendung des Ansatzes in spezifischen Versorgungsbereichen wurden bereits installiert. 2016 ging für den deutschsprachigen Raum die Plattform Evidenssst für evidenzbasierte Praxis in der Stimm-, Sprech-, Sprachtherapie online www.evidenssst.org). Ein für den deutschen Sprachraum zukunftsweisendes Beispiel ist die sprachtherapeutische Datenbank SpeechBITE, die 2008 aus einer Initiative zur evidenzbasierten Praxis in Kooperation zwischen der Universität Sydney und dem Verband Speech Pathology Australia entstand. Ein weiteres nachahmenswertes Beispiel ist das Journal Evidence-Based Communication Assessment and Intervention, das sich ausschließlich mit EBP in der Sprachtherapie befasst.

Entscheidend für eine evidenzbasierte Sprachtherapie wird sein, inwieweit es gelingt, vermeintliche oder reale Zugangsbarrieren abzubauen, die zurzeit noch verhindern, dass EBP die klinisch Tätigen erreicht. Spitzer (2009) nennt folgende **Implementierungshilfen für EBP** in die Praxis der Sprachtherapie:

- **Konzeption und flächendeckendes Angebot von Fortbildungen zu EBP.** Verschiedene Module sollten für Sprachtherapeuten die für eine Studienbeurteilung wichtigen Grundbegriffe der Statistik vermitteln, Evidenzhierarchien erklären, diskutieren und Studien gemeinsam analysieren und bewerten. Die vermittelten Inhalte würden so der Barriere „fehlendes Wissen" entgegenwirken.
- **Gründung von Arbeitsgruppen zu EBP.** Je nach Arbeitsschwerpunkt bilden Sprachtherapeuten Kleingruppen, die ihr Wissen austauschen, Studien kritisch bewerten und die Ergebnisse anderen Gruppenmitgliedern vorstellen.
- **Benennung eines EBP-Beauftragten in den einzelnen Therapieeinrichtungen.** Die systematische Implementierung von evidenzbasierter Therapie kann durch die begrenzte Freistellung einer Person für EBP geschehen. Zu deren Aufgaben gehören u. a. die Bearbeitung von relevanten Fragestellungen, die Aufbereitung und Vorstellung von Studienergebnissen und die jährliche Teilnahme an einer EBP-Fortbildung.
- **Förderung struktureller Vorgaben am Arbeitsplatz.** Damit ist sowohl der Zugang zu Internet und Datenbanken gemeint, aber auch die Bereitstellung von Zeitressourcen für EBP, der Zugang zu Wissensressourcen sowie die finanzielle und zeitliche Unterstützung bei EBP-Fortbildungen.
- **Aufbau von eigenen sprachtherapeutischen Fachdatenbanken** sowie die **Gründung von Fachzeitschriften** zu sprachtherapeutischen Forschungsergebnissen und EBP in der Sprachtherapie.
- **Systematisches Aufbereiten von Forschungsergebnissen in frei zugänglichen, deutschsprachigen Reviews.** Deren Erstellung und Verfügbarkeit kann von den Mitgliedern der sprachtherapeutischen Verbände zur Aufgabe des jeweiligen Verbands erhoben werden.

Sobald EBP einen festen Bestandteil in der Ausbildung zum Sprachtherapeuten darstellt, kann sich nach und nach ein professionelles Selbstverständnis entwickeln, das die klinische Expertise, das Wissen und die Fertigkeiten der Suche nach externer Evidenz integriert (Abb. 9.1). EBP wird sich vom derzeitigen Status eines außerhalb der Berufsgruppen entstandenen und verankerten Spezialwissens zu einem grundlegenden Bestandteil sprachtherapeutischer Expertise entwickeln. Auf der Basis von EBP werden zukünftig therapeutische Entscheidungen getroffen werden.

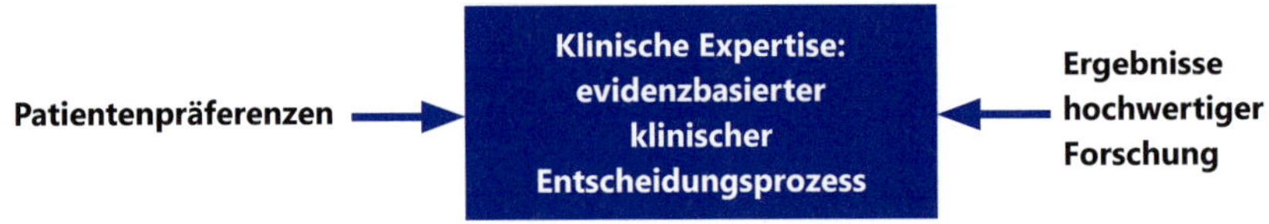

Abb. 9.1: Evidenzbasierte Sprachtherapie

Fazit

Die Umsetzung von EBP im sprachtherapeutischen Alltag ist nicht nur Sache jeder einzelnen Therapeutin. Auch die sprachtherapeutischen Arbeitgeber, wie Kliniken und Praxisbesitzer, sind aufgefordert, den EBP-Ansatz durch Bereitstellung von Ressourcen zu unterstützen und zu fördern. Die sprachtherapeutischen Verbände sollten im Auftrag ihrer Mitglieder EBP-Tools und Fortbildungen erstellen, Forschungsliteratur an geeigneter Stelle zentralisieren und systematische Reviews in Auftrag geben. Nicht zuletzt müssen die hochschulischen und berufsfachschulischen Lehrinhalte den EBP-Ansatz berücksichtigen. Nur so lassen sich derzeit noch bestehende Zugangsbarrieren abbauen.

Übungsaufgabe

- Diskutieren Sie die Möglichkeiten und Grenzen der evidenzbasierten Praxis.
- Nennen Sie zwei Möglichkeiten, wie Sie als Sprachtherapeutin Erkenntnisse der EBP in die therapeutische Praxis implementieren können.

10 Sprachtherapieforschung

In diesem Kapitel wird erläutert,

- *wie klinische Praxis und Forschung in der Sprachtherapie zusammenhängen,*
- *wie eine Sprachtherapieforschung gestaltet sein muss, um sinnvolle Ergebnisse zu erbringen und*
- *welchen Stellenwert Gesundheitsförderung und Prävention dabei einnehmen werden.*

10.1 Der Zusammenhang zwischen klinischer Praxis und klinischer Forschung

Viele Sprachtherapeuten fragen sich, ob sie mit der Einführung des EBP-Konzeptes nun selbst forschen müssen. Die Antwort lautet: Sie müssen nicht, aber sie können. Die vermeintliche Trennung zwischen praktisch tätigen Therapeuten auf der einen Seite und forschenden Theoretikern auf der anderen Seite ist ein hartnäckig vertretener Mythos in den sprachtherapeutischen Berufsgruppen. Um diese Trennung als eine künstliche zu entlarven, prägte Silverman bereits 1998 die Bezeichnung „Klinische Forscher" (zit. nach Haynes & Johnson, 2009) für alle Sprachtherapeuten. Seiner Meinung nach fußen klinische und wissenschaftliche Fertigkeiten in der Sprachtherapie auf ein und derselben Basisfähigkeit, nämlich der, Fragen zu stellen und Probleme zu lösen. Abbildung 10.1 zeigt Fähig- und Fertigkeiten, die sowohl Forscher als auch Kliniker aufweisen: Die Fähigkeit der genauen Beobachtung und des objektiven Urteils, des Managements, der Datenerhebung und der -analyse sowie die Fähigkeit, die eigene Wissensbasis durch Literaturstudium aktuell zu halten.

Klinisch tätige Therapeuten können die Sprachtherapieforschung aktiv unterstützen, denn Forschungsideen entspringen häufig der klinischen Praxis. Wissenschaftler informieren sich darüber, welche Phänomene bei einzelnen Klienten beobachtet werden und können dieses Phänomen dann an einer größeren Population untersuchen. Forschung wird so ein zirkulärer Prozess zwischen Praxis und Theorie:

- Kliniker beobachten Verbesserungen in der Kommunikationsfähigkeit ihrer Klienten.
- Diese Beobachtungen bilden die Basis zukünftiger Forschungsprojekte.
- Die gewonnenen Ergebnisse fließen als Wissensbasis in die therapeutische Praxis zurück.

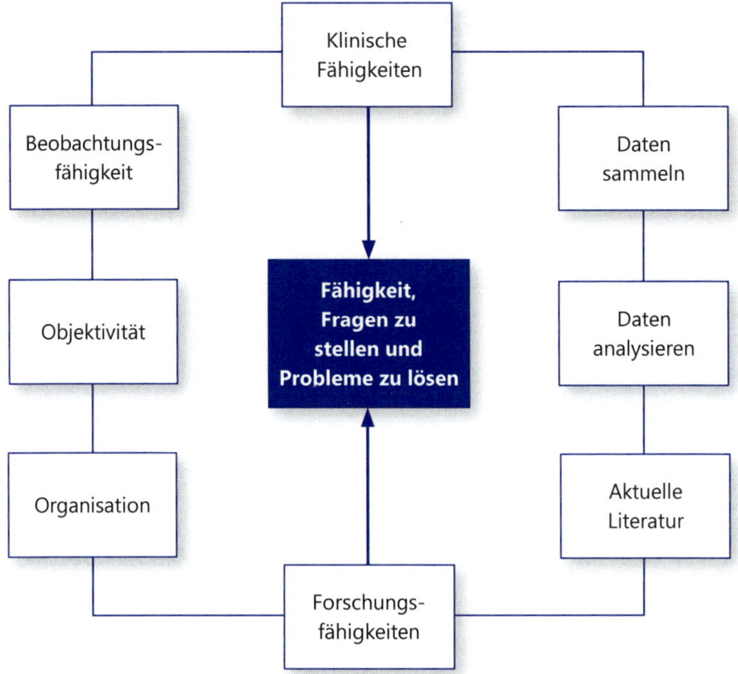

Abb. 10.1: Fähigkeiten von Forschern und Klinikern (in Anlehnung an Haynes & Johnson, 2009)

Wissenschaftler benötigen häufig die Mitwirkung von sprachtherapeutischen Einrichtungen für ihre Studien, in denen z. B. seltene Störungsbilder rekrutiert oder neue Tests an Patienten überprüft werden können. Ambulante und stationäre Einrichtungen können sich an solchen Projekten beteiligen und werden so in den wissenschaftlichen Prozess eingebunden. Hochschulen bieten häufig die Möglichkeiten, Themen für z. B. Bachelor- oder Masterarbeiten vorzuschlagen. Dabei können die Ergebnisse der Arbeiten sehr hilfreich für die Praxis sein.

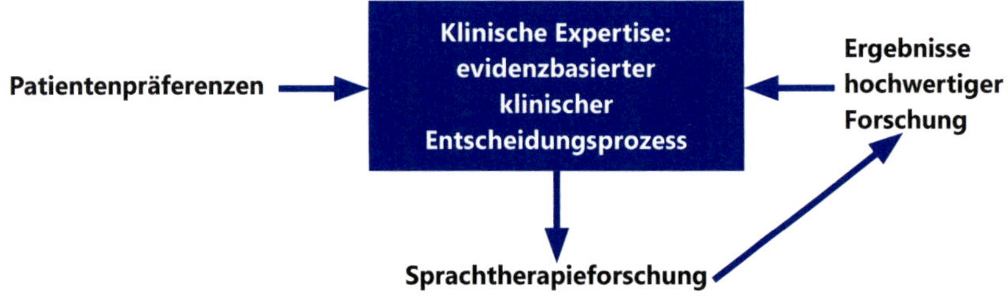

Abb. 10.2: Bedingungsgefüge: Klinische Praxis und Forschung

Abbildung 10.2 zeigt, wie sich auf der Grundlage von EBP aus der sprachtherapeutischen Expertise heraus die Sprachtherapieforschung weiterentwickeln kann. Die Ergebnisse einer solchen Forschung erweitern das evidenzbasierte Wissen. Voraussetzung dafür ist, dass Sprachtherapeuten die innere Haltung entwickeln, ein klinischer Forscher oder ein forschender Kliniker zu sein. Diese Haltung kann aus der Erkenntnis entstehen, dass es grundlegende Gemeinsamkeiten zwischen den klinischen Prozessen der Diagnostik und Therapie und dem Forschungsprozess gibt (Tab. 10.1).

Tab. 10.1: Gemeinsamkeiten des klinischen Prozesses und des Forschungsprozesses (in Anlehnung an Haynes & Johnson, 2009)

Diagnostik	Forschung	Therapie
Auswertung der Anamnese und der Vorgeschichte	Auswertung der Forschungsliteratur	Auswertung der Vorgeschichte und der Testergebnisse
Hypothesen bilden/ Auswahl der Diagnostikverfahren	Hypothesen formulieren/ Auswahl des Studiendesigns	Hypothesen bilden/ Auswahl einer Therapiemethode
Testdurchführung/ Beobachtung	Datenerhebung	Datensammlung zur Behandlung
Testauswertung	Datenanalyse	Behandlungsergebnisse systematisieren
Interpretation der Ergebnisse	Interpretation der Daten	Auswertung der Ergebnisse: Ist die Behandlung effektiv?
Therapieempfehlungen	Diskussion der Ergebnisse/ Ableitung von Empfehlungen	Empfehlungen für zukünftige Behandlungen
Diagnostikbericht verfassen	Artikel verfassen	Therapiebericht verfassen

10.2 Möglichkeiten für forschende Kliniker

Einführung eines Qualitätsmanagements

Die Einführung eines für alle Mitarbeiter einer Therapieeinrichtung geltenden einheitlichen Vorgehens bei Diagnostik, Dokumentation und Evaluation eröffnet eine Vielzahl an Evaluationsmöglichkeiten im Therapiealltag. Insbesondere Daten zur Prozess- und Ergebnisqualität lassen sich so in den jeweiligen Einrichtungen erheben. Da dazu bisher noch wenige Zahlen vorliegen, ist dies auch für die Sprachtherapie berufspolitisch äußerst wichtig. Mögliche **Fragestellungen für einrichtungsinterne Evaluationen** könnten sein:

- Wie hoch ist der Anteil der einzelnen Störungsbilder im Verhältnis zur Gesamtpatientenzahl in unserer Einrichtung?
- Wie lange dauert bei uns im Durchschnitt eine Sigmatismustherapie/ Stimmtherapie etc.?
- Wie viele der bei uns behandelten SSES-Kinder können später eine Regelschule besuchen?

- Gibt es Langzeiteffekte bei Myofunktioneller Therapie?
- Wie ist die durchschnittliche Verbesserung der Stimmqualität im RBH-System nach 20 Therapieeinheiten bei hyperfunktionellen Dysphonien?
- Wie bewerten Personen mit einer Aphasie ihre Lebensqualität vor und nach der Therapie?
- Wie viel Zeit wird für das Anfertigen von Berichten und Dokumentationen durchschnittlich benötigt?

Solche einrichtungsinternen Forschungsfragen ermöglichen nicht nur eine interne Qualitätssicherung, sondern bieten auch eine Argumentationsgrundlage für die Außendarstellung einer Einrichtung. Darüber hinaus werden durch einheitliche Dokumentationen auch institutionsübergreifende Erhebungen möglich. Die Studie **Retro Quant** (de Langen-Müller & Hielscher-Fastabend, 2007) ist dafür ein gutes Beispiel. In der multizentrischen Studie wurden die sprachtherapeutischen Dokumentationen von 502 Kindern retrospektiv analysiert. Damit wurden erstmals quantitative Aussagen zu Art, Häufigkeit und Zuverlässigkeit sprachtherapeutischer Diagnosen, Alter der behandelten Kinder, Dauer und Frequenz der Therapie, Maßnahmen der Evaluation und zum Therapieverlauf möglich. Daraus ließen sich erste Antworten auf die im Zuge von Sparmaßnahmen häufig gestellte Frage ableiten, ob deutsche Kinder nicht viel zu früh Sprachtherapie erhalten. In der Studie fielen insbesondere das sehr späte mittlere Therapie-Einstiegsalter der Kinder von 6;5 Jahren sowie eine geringe Übereinstimmung zwischen ärztlichen und sprachtherapeutischen Diagnosen auf.

Teilnahme an Forschungsprojekten und Forschungskooperationen

Durch Kooperationen mit Hochschulen und Forschungseinrichtungen können therapeutische Einrichtungen aktiv den Forschungsprozess mitgestalten. Häufig bilden sich regionale Netzwerke aus Kindertageseinrichtungen, Kliniken, Sprachheilzentren, Praxen und Hochschulen, die gemeinsam Forschungsfragen generieren und in der Praxis überprüfen. Die Ergebnisse kommen den Einrichtungen wieder zugute: So bleiben die Mitarbeiter über die neuesten Entwicklungen informiert und können die im Rahmen angewandter Forschung entstehenden Produkte anschließend in der therapeutischen Tätigkeit nutzen, wie z. B. PC-gestützte Trainingsprogramme, elektronische Dokumentationssysteme oder Fragebögen zur Patientenzufriedenheit. Aber auch die Hochschulen profitieren davon, da die Kooperationspartner den Zugang zu Patienten oder Klienten ermöglichen, an denen eine Fragestellung geprüft werden soll.
Ein Beispiel ist das Praxis- und Forschungsnetzwerk „Praxis Trifft Hochschule" (PTH) an der HAWK Hochschule Hildesheim. Ziel des Netzwerkes ist es, regional Praxiseinrichtungen und Hochschule zu vernetzen und gemeinsame Projekte durchzuführen. Forschungsanfragen bzw. Projektideen können online

über das digitale Briefkastenformular eingereicht werden (http://blogs.hawk-hhg.de/pth/).
Aber auch jeder einzelne Sprachtherapeut kann sich als Proband an Forschungsprojekten beteiligen. Immer wieder gibt es Online-Befragungen von Studierenden, die im Rahmen ihrer Bachelor- und Masterarbeiten Daten erheben. Je mehr Kolleginnen und Kollegen dem Aufruf zum Mitmachen folgen, umso aussagekräftiger ist das zu erwartende Ergebnis.

Therapieevaluation
Nicht zuletzt können und sollten Sprachtherapeuten auch selbst Einzelfallstudien im Rahmen der Therapieevaluation erstellen. In therapeutischen Einrichtungen werden häufig Patienten betreut, die besonders schnell Veränderungen erzielen. Durch eine Veröffentlichung (Kap. 2 und Kap. 7) können solche Ergebnisse für die Sprachtherapie nutzbar gemacht werden und Hinweise auf spezifische Patientenvariablen geben. Aber auch bei besonders komplizierten, z. B. komorbiden, Störungen sind Einzelfallstudien wertvoll. Wird ein einheitliches Studiendesign verwendet, lassen sich schließlich auch mehrere Einzelfallanalysen miteinander vergleichen.

10.3 Der EBP-Ansatz in der Sprachtherapieforschung

Die Kritik am aktuellen Forschungsstand zur Wirksamkeit von Sprachtherapie richtet sich vor allem darauf, dass Wirknachweise bisher nicht auf die Ergebnisse von adäquat durchgeführten randomisiert-kontrollierten Studien (RCTs) gestützt werden können. In den wenigen verfügbaren RCTs konnte die Wirkung von Sprachtherapie nicht überzeugend nachgewiesen werden. Die Gründe dafür liegen in der Heterogenität der zu untersuchenden Patientengruppen und der zugrunde liegenden Störungen sowie der Variabilität der Therapiesettings, der Therapiemethoden, der äußeren Faktoren und der Patientenmerkmale.

- **Komorbiditäten.** Bei vielen Sprachstörungen können verschiedene assoziiert auftretende nicht-sprachliche Störungen beobachtet werden, so z. B. Aufmerksamkeitsstörungen und motorische Störungen bei Sprachentwicklungsstörungen. Durch Komorbiditäten entsteht eine große Heterogenität der zu untersuchenden Population im Hinblick auf die zu erwartenden Wirkeffekte sprachtherapeutischer Interventionen (Woude, 2010).
- **Variabilität externer Faktoren.** Neben den verschiedenen internen Verursachungsfaktoren können auch externe Einflüsse der sozialen und sprachlichen Umgebung Art und Ausmaß einer Störung beeinflussen, beispielsweise eine ungünstige Eltern-Kind-Interaktion oder ein bilingualer Spracherwerbshintergrund bei SSES (Brinton & Fujiki, 2010).
- **Heterogenität der Störungen.** Im Unterschied zu vielen anderen medizinischen Bereichen sind die von der Sprachtherapie zu versorgenden Störungen durch ein erhebliches Maß an Heterogenität gekennzeichnet. So

werden beispielsweise unter Bezeichnungen wie „Sprachentwicklungsstörung" oder „Aphasie" vielfältige, qualitativ und bezüglich des Schweregrads äußerst unterschiedliche Störungsbilder zusammengefasst. Diese erfordern individualisierte sprachtherapeutische Vorgehensweisen und sind wahrscheinlich auch nur in unterschiedlichem Ausmaß sprachtherapeutisch beeinflussbar. Die individuelle Variabilität der Störungsbilder erschwert eine Überprüfung von Wirksamkeitseffekten in klinischen Blindstudien sowie eine Übertragung von Best-Practice-Standards auf die zahlreichen, im klinischen Alltag zu versorgenden Einzelfälle (Cholewa, 2010; Cholewa, 2018).

- **Variabilität der Maßnahmen.** Zur Verursachung von Sprachstörungen existieren unterschiedliche Ursachenmodelle, so z. B. bei SSES. Daraus resultieren variierende Therapieziele und Interventionen. Es gibt ein breites Spektrum von linguistischen, psycholinguistisch oder kommunikativ-pragmatisch begründeten Methoden, wie beispielsweise Verbesserung der Hörwahrnehmung und Produktion von bestimmten Sprachlauten, der phonologischen Bewusstheit, des Wortschatzumfangs, spezifischer grammatischer Kompetenzen, wie z. B. der Verarbeitung von Verb-Argumentstrukturen oder Bildung von Fragen, der Erzählfähigkeit, der syntaktischen Komplexität und der Sprechfreude oder der allgemeinen Verständlichkeit der Sprachäußerungen. Aber auch indirekte Ansätze, die über die Verbesserung der Eltern-Kind-Interaktion Einfluss auf das Bedingungsgefüge von SSES zu nehmen versuchen, werden angewandt (Cholewa, 2010).
- **Variable Therapiesettings.** Auch Dauer und Intensität der Therapiemaßnahmen sowie die Rahmenbedingungen, in denen die Therapien durchgeführt werden (z. B. Einzel-, Paar- oder Gruppentherapie, computergestützte Therapieverfahren, Art und Ausmaß der Beteiligung von Eltern), variieren erheblich (Weiss, 2010b).
- **Variable Patientenmerkmale.** Weiss (2010a) beschreibt die große Variabilität von Patientenmerkmalen in der Sprachtherapieforschung. Insbesondere der Grad der Motivation und der Grad der Selbstwahrnehmung führen ihrer Meinung nach zu heterogenen Patientenstichproben in Studien.

Erkenntnisse darüber, bei welcher Zielpopulation welche Therapiemethodik zu den erwünschten Therapieeffekten geführt hat und wie die Effekte von Sprachtherapie weiter optimiert werden können, sind angesichts der Heterogenität und Variabilität von Sprachstörungen mittels RCTs nicht erzielbar. Aus diesem Grund wird der Versuch, spezifische Therapiemethoden für große Zielpopulationen mit heterogenem Verursachungs- und Bedingungshintergrund – wie beispielsweise SSES – nachzuweisen, von vielen Autoren bei dem gegenwärtigen Stand der Forschung für voreilig erachtet (Cholewa, 2010; Dood, 2007; Parkinson & Humphrey, 2009).

10.4 Forschungsstrategie der Sprachtherapieforschung

Für die Sprachtherapieforschung bietet sich deshalb eine in mehrere Phasen gegliederte Forschungsstrategie an, wobei RCTs erst in späteren Phasen sinnvoll zum Einsatz kommen sollten (Fey & Finestack, 2009; Robey, 2004; Siegmüller & Höppe, 2018; Abb. 10.3).
Zunächst sollte die Wirksamkeit möglichst explizit ausformulierter Therapieprotokolle bei spezifischen Störungsbildern erprobt werden.

Einzelfallstudien

Mithilfe von multiplen, aufeinander abgestimmten Einzelfallstudien können theoretisch plausibel begründete und auf Einzelfälle zugeschnittene Therapiekonzepte erprobt werden. Der Einsatz von Einzelfallstudien mit detaillierter Kontrolle des zu behandelnden individuellen Störungsmusters und der dabei jeweils verwendeten individualisierten Therapiemethodik würde die Anbindung klinisch-praktisch tätiger Sprachtherapeuten an den Forschungsprozess fördern, da detaillierte Einzelfallstudien im Rahmen der klinischen Arbeit lokal auch von kleineren Forschungsteams praktikabler zu bewerkstelligen sind (Cholewa, 2010).

Studien mit kleinen homogenen Gruppen mit und ohne Kontrollgruppe

In Therapiestudien mit kleinen, möglichst homogenen Patientengruppen kann anschließend die Wirksamkeit von Therapiekonzepten für spezifische Störungen überprüft werden, um diejenigen zu identifizieren, deren weitere Evaluation mithilfe der Parallelgruppen-Methodik erfolgversprechend erscheint.

Randomisiert-kontrollierte Studien (RCTs)

Mit der Parallelgruppen-Methodik kann im nächsten Schritt ein empirisch stichhaltiger Efficacy-Nachweis angestrebt werden – also eine Einschätzung des maximalen Potenzials der Therapiemethode unter optimalen Bedingungen. Da dadurch vor allem die interne Validität der Wirksamkeitsvermutung überprüft werden soll, müssen mögliche Störvariablen sorgfältig kontrolliert werden. Erst nachdem die Therapiewirksamkeit unter Idealbedingungen stichhaltig nachgewiesen wurde, kann mithilfe der RCT-Methodik untersucht werden, ob die Wirkeffekte auch unter den suboptimalen und variablen Bedingungen des Versorgungsalltags in hinreichendem Maß standhalten (Effectiveness-Nachweis) und schließlich – in einem letzten Schritt – ob Aufwand und Nutzen in einem vertretbaren Verhältnis zueinander stehen (Efficiency-Nachweis).

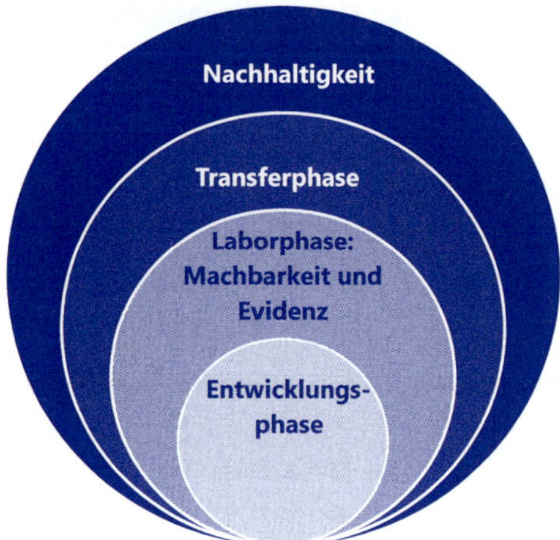

Abb. 10.3: Sprachtherapieforschung

Tab. 10.2: Phasen der Forschung in der Sprachtherapie (aus Beushausen, 2014b)

Forschungsphase	Schwerpunkt	Studiendesign	Praxisbezug	Akteure
Phase I	Konzeptentwicklung	– Formulierung theoretischer Annahmen, Kasuistiken, Manualentwicklung	Wissenstransfer	– Therapeutinnen – Forscherinnen
Phase II	Erste Prüfung der Konzepte in (nicht-kontrollierten) Pilotstudien	– Verlaufsbeschreibende Einzelfallstudien – Prä-post-Analysen in verschiedenen Populationen, Durchführbarkeitsstudien, Prozess-Outcome-Studien	Themengenerierung	
Phase III	Wirksamkeitsprüfung	– Efficacy-Studien/RCTs, – Experimentelle Einzelfallstudien	z. B. Teilnahme an multizentrischen Studien	
Phase IV	Anwendung unter Routinebedingungen/ Erhebung der klinischen Nützlichkeit	– Nicht randomisierte Effektivitätsstudien – Erweiterte Einschlusskriterien, zunehmend naturalistische Bedingungen, Anwendungsbeobachtungen	Wissenstransfer, Themengenerierung	
Phase V	Ökologische Nützlichkeit	– Patientinnenzufriedenheit, Kosteneffizienz	Beteiligung	
Phase VI	Kontrollierte Praxis	– Kontinuierlicher Vergleich mit Therapieverlaufsprofilen einzelner Patientinnen	Durchführung von Einzelfallanalysen	

Einen idealtypischen Ablauf von Forschungsphasen für die Sprachtherapieforschung, in dem Einzelfallstudien als Pilotstudien und Gruppenstudien als Machbarkeitsstudien der Wirksamkeitsprüfung vorangehen (Beushausen, 2014b), zeigt Tabelle 10.2. Parallel zur Wirksamkeitsstudie werden weiterhin experimentelle Einzelfallstudien durchgeführt, sodass ein Nebeneinander und jeweiliges Zuarbeiten von Einzelfall- und Gruppenstudie entsteht (Siegmüller & Höppe, 2018).
Dabei kommt der Entwicklungsphase (Phase 1: Konzeptentwicklung) besondere Bedeutung zu, denn hier muss zunächst eine theoretische Fundierung des Forschungsgegenstands vorgenommen werden. Erst dann können Wirksamkeitsannahme und Prognosen über zu erwartende Effekte gemacht werden. Auch Pilotstudien im Design der Einzelfallforschung können zur Entwicklung von Manualen beitragen. Die Entwicklung einer geeigneten Forschungsfrage (Funktioniert die Idee überhaupt?) ist dabei unerlässlich (Siegmüller & Höppe, 2018), denn anschließend muss entschieden werden, welches Forschungsdesign in der Lage ist, die gestellte Forschungsfrage zu beantworten.
Eine Phase der Praxisforschung stellt eine wichtige Ergänzung der klassischen Therapieevaluation dar. Das Prinzip einer solchen patientinnen-fokussierten Forschung besteht darin, kontinuierlich Daten aus Therapieverläufen zu sammeln und Patientinnen- oder Problemmerkmale von erfolgreichen und nicht erfolgreichen Therapien herauszufiltern.
Der Bezug zu den in der therapeutischen Praxis Tätigen ist in allen Forschungsphasen gegeben, indem relevante Forschungsfragen der Praxis systematisch aufgegriffen und deren Ergebnisse im Wissenstransfer den Praktikern wieder zur Verfügung gestellt werden. In Phase III und VI besteht die Möglichkeit, selbst forschend tätig zu werden, zum Beispiel in Einzelfallstudien oder durch die Teilnahme an multizentrischen Studien (Beushausen, 2014b und c).

Beispiele relevanter Forschungsfragen sind:

- die Evaluation und Effizienzüberprüfung bestehender diagnostischer und therapeutischer Verfahren in Einzelfallanalysen sowie in Gruppenstudien;
- die Evaluation therapeutischer Methodik und Didaktik, wie Therapiefrequenz, Feedbackverhalten, Intervalltherapie;
- die Entwicklung und Evaluation von Therapiebausteinen für verschiedene Störungsbilder;
- die Effektivität apparativer Therapieverfahren;
- die Untersuchung physiologischer Entwicklungs- und Verarbeitungsprozesse (sowohl während der kindlichen Sprachentwicklung als auch bezogen auf Veränderungen von Sprachverarbeitungsprozessen im hohen Alter) als Grundlage für die Beschreibung gestörter Prozesse;
- Grundlagenforschung im Bereich seltener Störungsbilder;
- die Überprüfung der Effektivität von Therapie in der chronischen Phase einer Erkrankung (z. B. Aphasietherapie nach einem neurologischen Ereignis).

Merke

Logische Abfolge in der Studienplanung:

1. zunächst theoriegeleitete Fragestellung für eine Studie entwickeln,
2. anschließend das passende Studiendesign (z. B. Einzelfallstudie oder RCT) wählen, das die Frage am besten zu beantworten vermag.

Evidenzbasierung ist ein notwendiger, aber umsichtig zu installierender Teil des Selbstverständnisses der akademischen Sprachtherapie. Angesichts einer noch am Anfang stehenden Forschungstradition bzw. wissenschaftstheoretischen Basierung ist die Frage nach der geeigneten Forschungsstrategie von großer Bedeutung. Jedoch ist der Sprachtherapie eine fundierte fachspezifische Kritik des EBP-Ansatzes – und nicht die ungeprüfte Übernahme der Vorannahmen und Modelle – anzuraten. Es sollte eine Adaptation der Methodik der EBP an den sprachtherapeutischen Kontext erfolgen und über geeignete Forschungsmethoden diskutiert werden (Beushausen, 2014b).

10.5 Forschung im Rahmen von Gesundheitsförderung und Prävention

Gesundheitsförderung und Prävention gewinnen auch in der Sprachtherapie immer mehr an Bedeutung. Zu den klassischen, am biomedizinischen Krankheitsmodell orientierten Präventionsmaßnahmen früherer Jahre kommen nun präventive Maßnahmen hinzu, die sich an bio-psycho-sozialen Krankheitsmodellen und salutogenetischen Konzepten orientieren. Dabei rückt die Emanzipation und Partizipation von kranken, aber auch gesunden Menschen in den Vordergrund. Chronische Erkrankungen, Alterserkrankungen und psychosoziale Störungen, denen eher durch Verhaltens- und Lebensstiländerungen vorgebeugt werden kann, stellen einen Kernbereich der neuen Maßnahmen dar.

➲ Definition

Gesundheitsförderung

Gesundheitsförderung soll allen Menschen ein höheres Maß an Selbstbestimmung über ihre Gesundheit ermöglichen und sie dadurch zur Stärkung ihrer Gesundheit befähigen.

Prävention

Unter Prävention versteht man die Verhütung von Krankheiten. Das Ziel ist einerseits, Krankheiten so früh wie möglich zu erkennen und schnell wirksam zu behandeln. Andererseits soll die Gesundheit so erhalten und gefördert werden, dass Krankheiten gar nicht erst entstehen können.

Prävention wird in primäre, sekundäre und tertiäre Prävention unterteilt:

- Die **primäre Prävention** (Krankheitsverhütung) soll bereits wirksam werden, wenn noch keine Krankheit aufgetreten ist. Sie umfasst die Förderung der Gesundheit und die Verhütung von Krankheit durch Beseitigung eines oder mehrerer ursächlicher Faktoren (z. B. Abbau verhaltensbedingter Risikofaktoren durch Gesundheitstraining) und durch Veränderungen von Umweltfaktoren, die ursächlich oder als Überträger an der Krankheitsentstehung beteiligt sind.
- Die **sekundäre Prävention** (Krankheitsfrüherkennung) hat zum Ziel, Krankheiten und Risikofaktoren möglichst frühzeitig zu erkennen und sie früh zu therapieren bzw. zu beseitigen, bevor Beschwerden oder Krankheitssymptome auftreten. Es werden krankheitsspezifische Früherkennungsuntersuchungen durchgeführt. Bei „Risikoträgern" werden Verhaltens- und Lebensstiländerungen zum Abbau der Risikofaktoren eingeleitet.
- Die **tertiäre Prävention** (Verhütung der Krankheitsverschlechterung) richtet sich an Patientinnen, bei denen bereits eine Krankheit oder ein Leiden manifest ist und behandelt wird. Hier ist das Ziel, die Folgeerkrankungen, „Rückfälle" und Verschlimmerungen bzw. Chronifizierungen zu verhindern.

Tertiäre Prävention und Rehabilitation überschneiden sich teilweise. Während Maßnahmen der tertiären Prävention rein krankheitsorientiert sind, zielt **Rehabilitation** darauf ab, Kranke und ihre Umwelt nicht nur medizinisch-therapeutisch, sondern auch psychosozial und schulisch-beruflich zu einem Leben mit Krankheit oder Behinderung zu befähigen.

Prävention und Gesundheitsförderung wurden oft als Synonyme gebraucht. In jüngster Zeit hat sich jedoch eine differenzierte Sichtweise durchgesetzt. Die sozial- und risikofaktorenorientierte medizinische Prävention wird als ein grundlegender „Interventionstypus" neben anderen, wie z. B. der Gesundheitsbildung, in die Gesundheitsförderung integriert. Gesundheitsförderung ist erst dann realisiert, wenn Verhaltensprävention als Beeinflussung individuellen gesundheitsbezogenen Handelns und Verhältnisprävention als Einwirken auf die materiellen, sozialen und kulturellen Lebens- und Umweltbedingungen für Gesundheit, Risiko und Krankheit miteinander verknüpft werden. Dahinter steht die Annahme, dass menschliches Handeln und Verhalten Ausdruck eines komplexen Lebensstils, Milieus oder einer Lebensführung sind. Aus dieser Erkenntnis speist sich die sogenannte Lebensweltorientierung (Setting-Ansatz) von Gesundheitsförderung und Prävention.

Schließlich erweist sich Prävention auch als politisch gewollt und wird unterstützt, z. B. durch Forschungsförderung in diesem Bereich. Die Sprachtherapie ist dabei aufgefordert, zielgruppenorientierte Präventionsmaßnahmen zu entwickeln und diese zu evaluieren. Aber auch gesundheitsförderliche sprachtherapeutische Angebote sind von Nöten. Vor dem Hintergrund des demografischen Wandels stellt die geriatrische Neurologie ein ständig wachsendes System dar, das eine Vielzahl an bislang nur wenig diskutierten Forschungsfragen aufwirft.

Communication wellness

Sprachtherapeuten als professionelle Dienstleister im Gesundheitssystem werden im Bereich der Gesundheitsförderung auch im Wellness-Bereich tätig. Unter dem Begriff der communication wellness (ASHA, 2007) wird die gezielte Anleitung und Beratung im Rahmen optimaler Kommunikation verstanden. Ein besonderer Bereich der communication wellness ist die effektive Kommunikation (communication effectiveness, ASHA, 2007), die sich mit der Entwicklung und Aufrechterhaltung des persönlichen und professionellen Kommunikationsstils bei Personen ohne Sprachstörungen befasst. Tabelle 10.3 zeigt sprachtherapeutische Maßnahmen im Rahmen der Gesundheitsförderung mit den dazugehörigen Zielgruppen und Institutionen.

Stellenwert der Forschung

Wie wichtig Forschung gerade im Bereich der Gesundheitsförderung und Prävention ist, zeigt die aktuelle Debatte zum Thema Sprachförderung und deren mangelnde Effektivität. Deutschlandweit werden die unterschiedlichsten Sprachförderansätze vom Elterntraining, über Schulung der Erzieherinnen bis hin zur Förderung betroffener Kinder in Kleingruppen und Einzelarbeit vertreten. Die Effektivität dieser Vorgehensweisen konnte nur für wenige Konzepte belegt werden.

Beispiele für Forschungsfragen, die sich für den Bereich der Gesundheitsförderung und Prävention für die Sprachtherapieforschung ergeben, wären etwa:

- Wirksamkeit von Sprachscreenings und Sprachförderungsmaßnahmen,
- Prävention von Stimmstörungen bei Berufssprechern,
- Prävention von Lese-Rechtschreibschwäche,
- Prävention von Demenz.

Tab. 10.3: Sprachtherapeutische Arbeitsbereiche in Gesundheitsförderung und Prävention

Gesundheitsförderung – Prävention – Wellness		
Thema	**Zielgruppen**	**Kooperierende Institutionen**
– Sprachförderung	Kinder, Erzieherinnen	Kindertagesstätten, Fortbildungsinstitute
– Beratung zum sprachfördernden Verhalten – Prävention von Sprachentwicklungsstörungen – Prävention von Stimmstörungen bei Kindern – Beratung zur Auswirkung von Lärm (Hören, Stimme, Konzentration, Lernfähigkeit, Stress) – Prävention von Hörstörungen	Eltern, Erzieherinnen, Lehrerinnen	Volkshochschule, Mütterzentren, Familienbildungsstätten, zentrale Lehrerfortbildungen der einzelnen Bundesländer, Kindertagesstätten
– Prävention von Stimmstörungen	Berufssprecher, Sänger, ältere Menschen	Call-Center-Agenturen, Schulen, Altenheime
– Artikulationstraining – Konzentrationstraining – Prävention von Schluckstörungen	Dialektsprecher, Migranten, ältere Menschen	Altenheime
– Businesskommunikation – Rhetorik – Stimmbildung	Berufstätige, Berufssprecher	Firmen, zentrale Lehrerfortbildungsinstitute
– Stressmanagement – Entspannungstechniken – Atemtechnik	Erwachsene	Firmen, Krankenkassen
– Prävention von Schlaganfällen	Erwachsene	Kliniken, Krankenkassen

Fallbeispiel

Die Studierende Frau Hinz möchte in ihrer Masterarbeit die Frage empirisch untersuchen, welche Therapieintensität bei interdentalen Sigmatismen bei Kindern zwischen 5 und 6 Jahren am schnellsten zum Erfolg führt. In der Forschungsliteratur kann sie dazu keine Studien finden. Sie plant zunächst ein RCT mit dem Vergleich einer Standardtherapie mit einer Therapieeinheit pro Woche und einer Intensivtherapie mit fünf Therapieeinheiten bei je 25 Kindern pro Gruppe mit isoliertem Sigmatismus interdentalis. Ein Therapiemanual hat sie schon erstellt. In der weiteren Literatur-Recherche und -Auswertung zu Intensität und Sigma-

tismus stößt sie jedoch auf viele ungeklärte Fragen. Der Stellenwert und die Wirkung des häuslichen Übens sind ungeklärt, Intensität besteht nicht nur aus Frequenz, sondern wird von mehreren Variablen beeinflusst, wie Therapieart, Dosis, Inter-Therapie-Intervall und Therapiezeitraum. Intensivtherapie bei Kindern könnte auf eine mangelnde Compliance auf Seiten der Eltern stoßen. Und sie fragt sich, wie wirksam eine mittlere Frequenz von zwei oder drei Übungseinheiten in der Woche wohl wäre. Diese Fragen kann sie nicht mit einem RCT beantworten, bzw. sie könnten als Störvariablen die Ergebnisse des RCT fraglich erscheinen lassen. Frau Hinz überlegt nun, ob sie nicht ein Fallseriendesign planen soll, bei dem die Frequenz individuell variiert und der Effekt häuslichen Übens zusätzlich kontrolliert werden kann.

Fazit

Sprachtherapieforschung sollte von allen Sprachtherapeutinnen mitgetragen werden. Als forschende Klinikerin kann jede am Forschungsprozess teilnehmen. Es gilt, auf der Basis einer kritischen Auseinandersetzung mit dem EBP-Ansatz und dessen Evidenzhierarchien eine eigene Forschungsstrategie für die Sprachtherapie zu entwickeln. Diese könnte über Einzelfallanalysen und kleine Gruppenstudien zum RCT führen. Ein Forschungsbereich, der zukünftig größere Bedeutung gewinnen wird, ist die Evaluation von sprachtherapeutischen Maßnahmen in der Gesundheitsförderung und Prävention.

Übungsaufgabe

- Was spricht gegen die Durchführung von RCTs in der Sprachtherapie?
- In welchen Bereichen können „forschende Kliniker" als Forschende tätig werden?

Lösungen zu den Übungsaufgaben

Kapitel 1

- Die drei Evidenzen der E_3BP sind die **klinische Expertise der Therapeut(inn)en, wissenschaftliche Belege aus der Literatur** und die **Patient(inn)en wünsche.**
- Die **Effizienz** gibt als Maß die Wirtschaftlichkeit eines Therapieansatzes oder einer Therapiemethode an: Mit gegebenen (therapeutischen) Ressourcen soll ein maximaler Nutzen (Therapieerfolg) erreicht werden (ökonomisches Maximalprinzip).

  Die **Effektivität** gibt als Maß die Wirksamkeit einer Therapie an: Dabei wird das Ergebnis, das durch eine Therapie erreicht worden ist, mit dem jeweils angestrebten Ziel verglichen. Ideal ist es, wenn Ergebnis und Ziel übereinstimmen. Ein mögliches Beispiel für eine Effektivitätsprüfung im logopädischen Kontext wäre eine Untersuchung, bei der die erste Patient(inn)en-Gruppe Therapiemethode 1 und die zweite Patient(inn)en-Gruppe Therapiemethode 2 erhält. Werden die Ergebnisse der beiden Gruppen bei Therapieende (t2) mit den Leistungen bei Therapiebeginn (t1) verglichen, kann festgestellt werden, ob sie zu signifikanten Verbesserungen führen. Ein Vergleich zwischen den beiden Gruppenergebnissen zeigt außerdem, ob eine Methode der anderen überlegen ist.

Kapitel 2

- In der EBM bezieht sich der Begriff „Evidenz“ auf Informationen und Resultate aus klinischen Studien, die einen Sachverhalt entweder bestätigen (verifizieren) oder widerlegen (falsifizieren).
- Zur Klärung eines Sachverhalts stehen mehrere Studientypen zur Verfügung, die sich in ihrem methodischen Aufwand erheblich voneinander unterscheiden. Die ausgewählten Studientypen wiederum beeinflussen die Güte der Evidenz. Dabei gilt: je methodisch aufwendiger ein Studientyp, desto höher die Qualität seiner Evidenz. Von der Güte der Evidenz, die in vier Stufen (I bis IV) eingeteilt wird, hängt die Konsequenz ab, die sich aus dem Studienergebnis für den (logopädischen) Alltag ergibt. Eine qualitativ hochwertige Evidenz ist mit einer starken Empfehlung (= Empfehlungsgrad A) verbunden. Dies bedeutet, sie ist in der Therapieplanung unbedingt zu berücksichtigen. Der Empfehlungsgrad B bedeutet eine Empfehlung: Die Evidenz sollte beachtet werden. C bedeutet eine schwache Empfehlung: Es bleibt dem Urteil der bzw. des Verantwortlichen überlassen, ob sie bzw. er die Evidenz anwenden möchte.
- Im Vordergrund von katamnestischen Untersuchungen steht die Frage, ob erreichte Therapieerfolge im Zeitverlauf stabil bleiben oder wieder verloren

gehen. Dazu werden die (sprachlichen) Leistungen der Vpn zu Therapiebeginn (t1), zu Therapieende (t2) und nach einer therapiefreien Zeit (t3) erhoben. Das therapiefreie Intervall umfasst üblicherweise einen Zeitraum von sechs oder zwölf Monaten. Um die Stabilität der Therapieerfolge zu prüfen, werden die Leistungen der Zeitpunkte t2 und t3 miteinander verglichen.

Kapitel 3

- Die Vorteile von Leitlinien sind, dass sie
  - für mehr Sicherheit bei der Wahl des (richtigen) diagnostischen und therapeutischen Vorgehens sorgen,
  - Angaben zur Effektivität und Intensität von Therapien enthalten,
  - das Spektrum (sprach-)therapeutischer Möglichkeiten abbilden und
  - als Referenz gegenüber Kostenträgern und verordnenden Ärzt(inn)en genutzt werden können.
- Mögliche Bezugsquellen für Leitlinien können zum Beispiel das Leitlinienregister der AWMF (Arbeitsgemeinschaft der Wissenschaftlichen Medizinischen Fachgesellschaften), das IQWiG (Institut für Qualität und Wirtschaftlichkeit im Gesundheitswesen) oder Fachzeitschriften sein.

Kapitel 4

- Die Präferenzen der Patientin lassen sich nur mithilfe von Narrationen (Erzählungen) in Erfahrung bringen. Diese Geschichten verraten sehr viel über die Person; sie enthalten die wichtigsten Ereignisse des Lebens der Betroffenen und enden häufig mit den Erwartungen, die in die Therapie gesetzt werden. Aufgabe des Logopäden ist dabei, die Angaben der Stimmpatientin so zu strukturieren, dass aus ihnen therapeutische Konsequenzen ableitbar sind.
- Eine paternalistische Zielsetzung, die ausschließlich von Therapeuten bestimmt wird, hat den Vorteil, dass diese für alle Patient(inn)en in jeder Krankheitsphase durchführbar ist. Allerdings kann ein solches Vorgehen dazu führen, dass die Präferenzen der Betroffenen nur unzureichend berücksichtigt werden und die Akzeptanz der Ziele durch die Patient(inn)en häufig nur gering ausgeprägt ist. Eine partizipative Zielvereinbarung hat den Vorteil, dass sich die Beteiligten mit den formulierten Zielen identifizieren können. Allerdings setzt dieses Vorgehen voraus, dass die Patient(inn)en aktiv am Zielsetzungsprozess teilnehmen können und wollen.
- Die PEDro-Skala hat das Ziel, die interne Qualität und statistische Aussagekraft von RCTs zu beurteilen. Mit GRADE steht ein weiterer systematischer Ansatz zur Verfügung, um die Qualität einer Evidenz und die Übertragbarkeit eines Studienergebnisses auf die Praxis zu beurteilen. Ein weiteres Prüfschema für die Güte von Forschungsergebnissen ist das für die Sprachtherapie entwickelte CATE, in dem beispielsweise die Größe und Zusam-

mensetzung einer Stichprobe betrachtet, Effektgrößen der Ergebnisse und deren Generalisierbarkeit auf andere Patient(inn)en hinterfragt werden und der Einfluss von Störvariablen diskutiert wird.

Kapitel 5

- Qualitätssicherungsprogramme, Befragungen (z. B. der Deutschen Rentenversicherung), Peer-Review-Verfahren.
- Ausgehend von der exakten Problembeschreibung müssen exakte Therapieziele formuliert werden. Global formulierte Ziele sind ebenso wenig evaluierbar wie vage definierte. Nicht evaluierbare Therapieziele haben unter anderem zur Folge, dass Patient(inn)en und Angehörigen keine zuverlässige Rückmeldung über Fortschritte gegeben werden kann, Therapieverlaufskontrollen nicht möglich sind oder Entscheidungen über die Fortführung bzw. das Ende der Therapie nur intuitiv getroffen werden können. Exakt definierte Ziele können zum Beispiel mittels der Goal Attainment Scale gestuft werden, bevor sie am Ende des vereinbarten Zeitraumes gemeinsam von den Patient(inn)en und den Fachkräften evaluiert werden.
- Evaluationen in der Logopädie beziehen sich hauptsächlich auf den Nachweis von Funktionsverbesserungen (z. B. Reduktion von Wortfindungsstörungen, Zunahme korrekt artikulierter Laute, Trinken ohne Verschlucken). Die erreichten Verbesserungen müssen jedoch nicht zwingend mit Aktivitätsfortschritten verbunden sein (z. B. sich unterhalten, gemeinsam Essen gehen, mit Gleichaltrigen spielen). Dadurch sind viele Wirksamkeitsnachweise nur eingeschränkt gültig: Sie enthalten keine Informationen darüber, in welchem Ausmaß Patient(inn)en als Folge der Funktionsverbesserungen gewünschte Alltagsaktivitäten (wieder) durchführen können. Funktionsverbesserungen machen jedoch nur dann Sinn, wenn sie zu Aktivitätsfortschritten beitragen.

Kapitel 6

- Eine Wirksamkeitsprüfung zielt darauf ab, kausale Zusammenhänge zwischen der Anwendung einer spezifischen therapeutischen Maßnahme und einem signifikant verbesserten bzw. verschlechterten sprachlichen Leistungsniveau zu identifizieren.
- Im logopädischen Kontext sind unter anderem der Übungseffekt und der Generalisierungseffekt nachzuweisen. Beim Übungseffekt zeigt sich die Leistungsverbesserung nur bei den Items oder Aufgaben, die Gegenstand der Therapie sind (Verbesserung nur für geübte Items). Beim Generalisierungseffekt zeigt sich die Leistungsverbesserung auch bei Items oder Aufgaben, die mit dem Therapiematerial strukturell übereinstimmen, die jedoch nicht Gegenstand der Therapie sind (Verbesserung auch für ungeübte Items).

Kapitel 7

- Therapieeffekte lassen sich unter anderem mittels einer Vorher-Nachher-Untersuchung oder einer systematischen Beobachtung erfassen. Bei einer Vorher-Nachher-Untersuchung (auch ABA-Plan genannt) wird die sprachliche Leistung vor der Therapie bestimmt (A-Phase). Daran schließt sich eine Therapiephase (B-Phase) an. Um Fortschritte im Zeitverlauf der Therapie zu dokumentieren, können während der Intervention erneute Messungen vorgenommen werden. Direkt im Anschluss an die Therapie (A-Phase) ist der sprachliche Leistungsstand zu erheben, um das Therapieergebnis festzuhalten. Von einer systematischen Beobachtung wird gesprochen, wenn bestimmte zu beobachtende Ereignisse zum Gegenstand einer Erhebung gemacht und Regeln angegeben werden, die den Beobachtungsprozess so eindeutig festlegen, dass die Beobachtung zumindest theoretisch nachvollzogen werden kann. Zur Planung einer Beobachtung gehören vor allem die Angaben, was genau beobachtet werden soll, wie das Beobachtete zu protokollieren ist und unter welchen Bedingungen die Beobachtung erfolgt.
- Eine teilnehmend-verdeckte Beobachtung würde erfolgen, wenn eine Logopädin bzw. ein Logopäde die Eltern-Kind-Interaktion beim gemeinsamen Eisenbahnspiel beobachten würde, um Anzahl und Art der sprachlichen Korrekturen der Eltern auszuwerten. Die therapierende Person würde sich dabei aktiv in das Spiel einbringen, ihre Intention bleibt sowohl den Eltern als auch dem Kind allerdings verborgen. Eine nicht-teilnehmende Beobachtung führen Lehrlogopäd(inn)en durch, während sie Therapien von Auszubildenden supervidieren. Sofern die beobachteten Personen über die Supervision nicht informiert sind, wird von einer nicht-teilnehmend-verdeckten Beobachtung gesprochen.

Kapitel 8

- Nach den Vorgaben des Gesetzgebers sind Dokumentationen von Behandlungsverläufen für alle Personen verpflichtend, die medizinisch-therapeutische Leistungen erbringen. Der Deutsche Bundesverband für Logopädie e.V. greift diese gesetzliche Verpflichtung auf und stellt fest, dass Dokumentationen unverzichtbarer Bestandteil der interdisziplinären Kommunikation sind. Denn nur mit ihrer Hilfe ist es möglich, den Informationsaustausch zwischen allen Personen sicherzustellen, die an der logopädischen Therapie beteiligt sind. Gleichzeitig spiegeln Dokumentationen das Wissen und die Qualität logopädischen Handelns wider.
- Um den logopädischen Therapieverlauf vollständig zu dokumentieren, sollte die Dokumentation Informationen zu den subjektiven Angaben, zur Diagnostik, zu Therapieziel und -verlauf, zum Therapieergebnis sowie zur Epikrise enthalten. Die subjektiven Angaben sind mit Informationen zur

Krankheitsgeschichte, den aktuell bestehenden Problemen und den individuellen Therapiezielen zu konkretisieren. Der Gliederungspunkt Diagnostik enthält eine Objektivierung der subjektiven Angaben mittels empirischer Methoden. Daran schließen sich die Angaben der messbaren Therapieziele und der Therapiemethode sowie eine Darstellung der therapierten Leistungen bei Therapieende an. Den Abschluss der Dokumentation bildet die Epikrise und damit die kritische Würdigung des Therapieergebnisses verbunden mit Empfehlungen für weiterführende Maßnahmen.

- Die SOAP-Notes enthalten subjektive Angaben, objektiv erhobene Daten, eine Datenauswertung und -beurteilung sowie eine Behandlungsplanung. Als konkrete Inhalte sind zum einen Angaben zu den gegenwärtig bestehenden Problemen aus Sicht der Betroffenen sowie Angaben zur Art der verwendeten Messinstrumente und eine Darstellung der Messergebnisse zu nennen. Daran schließen sich die Zusammenfassung von Symptomen zu einem Syndrom, eine Beurteilung des Schweregrades und differenzialdiagnostische Überlegungen sowie die Definition von Therapiezielen und die Erstellung des Behandlungsplans an.
- Ein selbst konzipierter Bericht bietet die Vorteile, dass die Gliederung und der Umfang selbst bestimmt werden können. Zudem ist es möglich, eigene Dokumentationsschwerpunkte festzulegen. Als nachteilig ist die Tatsache zu bewerten, dass keine Standardisierung möglich ist und die selbst festgelegten Inhalte eventuell nicht die Bedürfnisse der Adressaten treffen. Ein vorgegebenes Formular dagegen bietet Therapeut(inn)en ein hohes Maß an Standardisierung und ermöglicht durch eingepflegte Freizeilen häufig auch die Darstellung individueller Inhalte. Der Nachteil eines Formulars besteht darin, dass interessierende Inhalte auf dem Formular fehlen können. Darüber hinaus könnte die Gliederung des Formulars als zu grob eingeschätzt werden.
- Bei der Erstellung der Dokumentation ist zum einen darauf zu achten, die erkrankte Person vor dem inneren Auge lebendig werden zu lassen. Dabei hilft eine authentische Darstellung der Persönlichkeit und des sozialen Umfeldes einer Patientin bzw. eines Patienten. Zum anderen ist auch der achtsame und sensible Umgang mit Sprache zu beachten. Durch Formulierungen wie „die Aphasikerin" anstelle von „Frau Bergmann" wird die Patientin auf ein Krankheitssyndrom reduziert, hinter dem ihre Individualität verschwindet.

Kapitel 9

- Die Chancen der EBP liegen darin, dass Therapien auf Basis von wissenschaftlichen Belegen durchgeführt werden können. Diese Belege können zudem gegenüber Zuweisern und Kostenträgern als Argumentationsbasis, z. B. für die Genehmigung einer Therapie, genutzt werden. Da die Argumente auf den Ergebnissen wissenschaftlicher Untersuchungen beruhen, kann ihnen kein Eigennutz unterstellt werden. Die Grenzen der EBP sind in der Regel erreicht, wenn es um die Übertragung ihrer Ergebnisse auf die Situation einer bestimmten Patientin oder eines bestimmten Patienten geht. Der Grund dafür liegt im Ziel der EBM, zu allgemeingültigen Aussagen zu kommen. Der Einzelfall interessiert dabei wenig. Außerdem findet Forschung unter idealtypischen Bedingungen statt, die dem therapeutischen Alltag nur in geringem Ausmaß entsprechen. Es ist daher vor Beginn einer Therapie zu prüfen, inwieweit Forschungsergebnisse auf die individuellen Umstände einer erkrankten Person zutreffen bzw. zu übertragen sind.

- Eine Möglichkeit, um EBP-Ergebnisse in der klinischen Praxis umzusetzen, ist die systematische Literatur-Recherche und Beurteilung von Studien, die Antwort auf eine konkrete Fragestellung geben können. Sofern relevante Ergebnisse identifiziert werden konnten, ist im Rahmen einer Kompatibilitätsprüfung sicherzustellen, dass die Ergebnisse mit den Präferenzen und Zielen der Patient(inn)en übereinstimmen. Der Patientenwille hat dabei Vorrang vor jeder noch so gut begründeten therapeutischen Entscheidung. Eine weitere Möglichkeit zur Umsetzung von EBP-Erkenntnissen in der klinischen Praxis ist die Vermittlung evidenzbasierter Patienteninformationen.

Kapitel 10

- In den verfügbaren RCTs konnte die Wirkung von Sprachtherapie nicht überzeugend nachgewiesen werden. Die Gründe hierfür liegen in der Heterogenität der zu untersuchenden Patientengruppen und der zugrunde liegenden Störungen sowie der Variabilität der Therapiesettings, der Therapiemethoden, der äußeren Faktoren und der Patientenmerkmale.
- **Einführung eines Qualitätsmanagements.** Die Einführung eines einheitlichen Vorgehens bei Diagnostik, Dokumentation und Evaluation für alle Mitarbeiter in einer Therapieeinrichtung eröffnet eine Vielzahl an Evaluationsmöglichkeiten im Therapiealltag.

  Teilnahme an Forschungsprojekten und Forschungskooperationen. Durch Kooperationen mit Hochschulen und Forschungseinrichtungen können therapeutische Einrichtungen aktiv den Forschungsprozess mitgestalten. Häufig bilden sich regionale Netzwerke aus Kindertageseinrichtungen, Kliniken, Sprachheilzentren, Praxen und Hochschulen, die gemeinsam Forschungsfragen generieren und in der Praxis überprüfen.

  Einzelfallanalysen. Nicht zuletzt können und sollten Sprachtherapeuten Kasuistiken und Einzelfallanalysen erstellen. In therapeutischen Einrichtungen werden häufig Patienten betreut, die besonders schnell Veränderungen erzielen.

Glossar

ABA-Untersuchungsplan	Der am häufigsten verwendete Aufbau einer Therapie; beginnend mit der Ermittlung der Baseline (A-Phase), Durchführung der Therapie (B-Phase) und endend mit der Ergebniskontrolle (A-Phase)
Abhängige Stichprobe	Wiederholter Datenvergleich von einer oder mehreren Versuchspersonen mit dem Ziel, Leistungsveränderungen zu messen
Abhängige Variable (Experiment)	Stellt in einem Experiment die Größe dar, die gemessen wird (z. B. Reaktionszeit, Anzahl richtiger oder falscher Antworten)
Abhängige Variable (Therapie)	Stellt in einer Therapie das Ergebnis dar, das mittels Messung, Befragung oder Beobachtung ermittelt wird
Baseline	Empirisch ermitteltes Leistungsniveau vor Beginn einer Therapie oder Intervention
Benchmarking	Systematischer und kontinuierlicher Vergleich der Struktur-, Prozess- und Ergebnisqualität zwischen verschiedenen (klinischen) Einrichtungen oder innerhalb einer Einrichtung
Beobachtungsplan	Enthält Beschreibungen und Kodierungsvorschriften für zu beobachtende Ereignisse
Bias	Verzerrung von Studienergebnissen, z. B. durch (unbewusste) Beeinflussung der Versuchspersonen
Deskriptive Statistik	Zusammenfassung und Beschreibung von Daten, um die Ergebnisse einer Untersuchung übersichtlich darzustellen. Zwei Hauptmerkmale sind die Maße der zentralen Tendenz und Streuungsmaße
Doppel-Blind-Studie	Die Zuordnung der Versuchspersonen zur Interventions- oder Kontrollgruppe ist weder den Versuchspersonen selbst noch dem Versuchsleiter bekannt
Effektivität	Wirksamkeit einer Therapie unter Alltagsbedingungen
Effektstärke/ Effektgröße	Ausmaß eines Unterschiedes zwischen zwei Merkmalen. Z. B. Cohen-Koeffizient: eine Effektstärke von 0.2 gilt als klein, ab 0.5 als mittel und ab 0.8 als groß
Efficacy	Wirksamkeit einer Therapie unter Idealbedingungen
Effizienz	Wirtschaftlichkeit einer Therapiemaßnahme (Kosten-Nutzen-Verhältnis)

Eingabekontrolle	Schutz erhobener Daten vor unbefugten Änderungen oder Löschungen
Einzelfallforschung im SSD	In der Einzelfallforschung (engl. single subject research) werden Studien nach verschiedenen Versuchsplänen (single subject designs [SSD]) durchgeführt
Epikrise	Zusammenfassende kritische Würdigung eines Krankheitsverlaufs mit Empfehlungen für die weitere Behandlung
Ergebnisqualität	Beschreibt den Grad der Übereinstimmung zwischen Therapieziel und Therapieergebnis
Ethikkommission	Gremium, das die ethische Unbedenklichkeit von Untersuchungen an Patienten prüft
Evaluation	Prüfung der Wirksamkeit einer Therapie oder Intervention mithilfe empirischer Verfahren
Evidenz	Information aus einer Studie, die einen Sachverhalt bestätigt (verifiziert) oder widerlegt (falsifiziert)
Evidenzbasierte Medizin	Das Treffen medizinisch-therapeutischer Entscheidungen, wobei in die Entscheidungen die Präferenzen der Patienten, die Expertise der Fachkräfte und Belege aus der Literatur eingehen
Evidenzbasierte Patienteninformation	Wissenschaftlich abgesicherte Informationen für Patient(inn)en, die ihnen eine aktive Teilnahme an medizinischen Entscheidungsprozessen ermöglichen
Evidenzbasierte Praxis	Übernahme der Prinzipien der evidenzbasierten Medizin in die klinische Routine
Fallstudie (Kasuistik)	Ausführliche Darstellung eines einzigen Patienten
Gemeinsame Entscheidungsfindung	Entscheidungen über Behandlungsoptionen werden gemeinsam von Patientinnen und medizinisch-therapeutischen Professionellen getroffen. Voraussetzung dafür ist ein gegenseitiger Informationsaustausch
Generalisierungseffekt	Leistungsverbesserung nicht nur für therapierte, sondern auch für untherapierte Items
Goal attainment scaling (GAS)	Zielsetzungsverfahren, bei dem Ziele partizipativ definiert und evaluiert werden
Inferenzstatistik	Berechnung, ob ein Ergebnis einer Untersuchung zufällig zustande gekommen ist oder auf die unabhängigen Variablen zurückgeführt werden kann; untersucht wird also ein Zusammenhang zweier Werte

Interdisziplinarität	Form der Zusammenarbeit, bei der medizinisch-therapeutische Professionen ihr Handeln an gemeinsamen, übergeordneten Zielen ausrichten
Interessenkonflikt	Entsteht, wenn die Durchführung einer Untersuchung mit materiellen Vorteilen für den Versuchsleiter verbunden ist
Katamnestische Untersuchung	Untersuchung der Nachhaltigkeit von Therapieeffekten (Langzeiteffekte)
Kausaler Zusammenhang	(Signifikante) Leistungsverbesserungen sind ausschließlich auf therapeutisch induzierte Faktoren und nicht auf Störvariablen zurückzuführen
Klinische Expertise	Das Wissen und die Erfahrungen der Fachkräfte
Kohortenstudie	Beobachtung einer Gruppe von Personen (Kohorte) über einen definierten Zeitraum
Kontrollierte Einzelfallforschung	Systematische Kontrolle der (sprachlichen) Leistungen einer Person mit dem Ziel, Leistungsveränderungen als Folge einer Therapie oder Intervention zu erfassen
Korrelationskoeffizient	Maß für den Grad des linearen Zusammenhangs zwischen zwei mindestens intervallskalierten Merkmalen; er kann Werte zwischen −1 und +1 annehmen
Langzeiteffekt	Erreichte Therapieerfolge bleiben auch dann stabil, wenn keine Therapie mehr durchgeführt wird
Latenz	Zeit nach dem Ende der Baseline bis zum Eintreten einer Leistungsänderung
Leitlinie	Sammlung juristisch nicht verbindlicher Empfehlungen für die Behandlung einer bestimmten Störung
Leitlinienregister	Alphabetisch geordnete oder nach medizinischen Fachgebieten sortierte Auflistung von Leitlinien
Level	Differenz zwischen der letzten Baseline-Erhebung und der ersten Interventions-Erhebung
Literatur-Recherche	Systematische Suche in der Literatur, z. B. nach Belegen für die Wirksamkeit einer bestimmten Therapiemethode
Median	In einer Auflistung von Zahlenwerten ist der Median der Wert, der an der mittleren (zentralen) Stelle steht, wenn man die Werte der Größe nach sortiert
Medizinische Dokumentation	Sammeln, Ordnen und Aufbewahren von medizinischen Informationen mit der Absicht, sie anderen Personen zu übermitteln oder sie zu einem späteren Zeitpunkt auszuwerten

Meta-Analyse	Statistisches Verfahren, mit dem die Ergebnisse mehrerer Studien, die sich auf ein und dieselbe Frage beziehen, zu einer neuen, qualitativ besseren Gesamtaussage zusammengefasst werden
Mittelwert	Der Mittelwert wird auch Durchschnittswert oder arithmetisches Mittel genannt; dabei wird eine Gruppe von Zahlen addiert und anschließend durch deren Anzahl dividiert
Modalwert	Der häufigste Wert innerhalb einer Messung
Multidisziplinarität	Form der Zusammenarbeit, bei der jede medizinisch-therapeutische Profession ihre eigenen Therapieziele bestimmt und verfolgt; eine Orientierung an übergeordneten, gemeinsamen Zielen fehlt
Multiprofessionalität	Mitarbeiter(innen) unterschiedlicher Professionen erbringen zu gleicher Zeit medizinisch-therapeutische Leistungen für eine bestimmte Patientin
Narration	Form der Anamneseerhebung, bei der sich Patientinnen und medizinisch-therapeutische Professionelle als gleichberechtigte Gesprächspartnerinnen gegenüberstehen
Nicht-parametrische statistische Verfahren	Können für kleine Datenmengen und für Daten eingesetzt werden, die nicht normalverteilt oder intervallskaliert sind und für die keine Mittelwerte oder Streuungsmaße vorliegen
Ökologische Validität	Zusammenhang zwischen den Ergebnissen eines kognitiven Tests und dem tatsächlich gezeigten Verhalten im Alltag
Parametrische statistische Verfahren	Setzen Daten voraus, die eine Berechnung des Mittelwerts und der Streuung zulassen sowie normalverteilt und intervallskaliert sind
Partizipativer Zielsetzungsprozess	Definition von Therapiezielen gemeinsam durch Fachkräfte und Patientinnen
Paternalistische Zielsetzung	Definition von Therapiezielen ausschließlich durch Fachkräfte
Paternalistischer Zielsetzungsprozess	Definition von Therapiezielen ausschließlich durch Fachkräfte
Peer-Review-Verfahren	Begutachtung von Strukturen, Prozessen und Ergebnissen durch ausgewiesene Experten, die in der Regel anonym bleiben

Personenorientierte Darstellung	Wiedergabe des Therapieverlaufs einer Patientin, bei dem auf die Verwendung von Textbausteinen, Therapieziellisten oder ICF-Core Sets verzichtet wird
Placebo	Ein Medikament, das keinen Wirkstoff enthält, oder eine Therapie, die nur zum Schein durchgeführt wird
Präferenz der Patienten	Die Wünsche und Hoffnungen, mit denen Patienten eine Therapie beginnen
Prognose	Aussagen über den vermuteten weiteren Verlauf einer Erkrankung
Prospektive Studie	Die Daten der Studie liegen bei Untersuchungsbeginn nicht vor
Prozentrang	Standardwert, der einen Vergleich zwischen der Leistung eines Patienten mit den Leistungen aller Patienten aus der Normstichprobe ermöglicht
Prozessqualität	Beschreibt die Güte von Therapiedurchführungen
Qualitätssicherungsprogramm	Multidimensional aufgebautes Erhebungsinstrument, mit dem die Struktur-, Prozess- und Ergebnisqualität einer klinischen Einrichtung ermittelt werden
Randomisiert-kontrollierte Studie	Experimentelle Studie, bei der Versuchspersonen zufällig der Interventions- und Kontrollgruppe zugewiesen und die Leistungen der Patientinnen zu Studienbeginn und -ende erhoben (kontrolliert) werden
Randomisierung	Zufällige Zuordnung von Versuchspersonen zur Interventions- oder Kontrollgruppe
Replikation	Wiederholte Durchführung einer Therapie oder Intervention
Retrospektive Studie	Die Daten der Studie liegen bei Untersuchungsbeginn bereits vor
Rohwerte	Punktwerte, die sich aus der Zuordnungsvorschrift eines Tests ergeben
Signifikanz	Die Ergebnisse eines statistischen Tests sind nicht durch Zufall entstanden
Spannweite	Differenz zwischen dem größten und dem kleinsten Wert
Sprechende Medizin	Diagnostischer Zugang zu den Patienten, bei dem die Narration einen ebenso hohen Stellenwert einnimmt wie die körperliche oder apparative Untersuchung
Standardabweichung	Die Quadratwurzel aus der Varianz wird als Standardabweichung, Streuung oder mittlere Abweichung bezeichnet

Stichprobenumfang	Anzahl der untersuchten Einheiten einer Studie (z. B. Anzahl der Probanden)
Störvariable	Nicht-therapeutisch induzierter Faktor (z. B. Spontanremission), der zu einer (signifikanten) Leistungsverbesserung führt
Strukturqualität	Beschreibt die Infrastruktur einer Einrichtung, die Qualifikation der Therapeutinnen und die Güte ihres Arbeitsumfelds
Systematische Übersichtsarbeit	Zusammenstellung und Bewertung aller Studien, die zu einer bestimmten Frage veröffentlicht worden sind
Transdisziplinarität	Ausweitung der beruflichen Tätigkeit auch auf die Durchführung medizinisch-therapeutischer Maßnahmen, die nicht zum Aufgabengebiet einer Profession gehören
Transfereffekt	(Signifikante) Leistungsverbesserungen beschränken sich nicht nur auf Therapiesituationen, sondern zeigen sich auch im Alltag
Trend	Beurteilung der Zu- oder Abnahme einer Leistung in Baseline und Intervention
T-Werte	Standardwert, der eine Aussage über die Leistung einer Patientin bei der Lösung einer bestimmten Aufgabe ermöglicht; T-Werte zwischen 40 und 60 geben eine durchschnittliche, T-Werte größer als 60 eine überdurchschnittliche und T-Werte kleiner als 40 eine unterdurchschnittliche Leistung wieder
Übungseffekt	Nachweis von Leistungsverbesserungen ausschließlich für therapierte Items
Unabhängige Stichprobe	Datenvergleich von zwei oder mehreren Versuchspersonen bzw. von mindestens zwei Gruppen von Versuchspersonen mit dem Ziel, Leistungsunterschiede zu erfassen
Unabhängige Variable (Experiment)	Stellt in einem Experiment das Material dar, das Versuchspersonen erhalten (z. B. Bilder)
Unabhängige Variable (Therapie)	Stellt in einer Therapie das Material dar, mit dem die Therapie durchgeführt wird
Variabilität	Maß für die Konstanz der Leistungsänderung in Baseline und Intervention

Varianz	Die Varianz ist ein Streuungsmaß, welches die Verteilung von Werten um den Mittelwert kennzeichnet. Sie ist das Quadrat der Standardabweichung. Berechnet wird die Varianz, indem die Summe der quadrierten Abweichungen aller Messwerte vom arithmetischen Mittel durch die Anzahl der Messwerte dividiert wird
Varianzanalyse	ANOVA (von engl. analysis of variance) Gruppe statistischer Verfahren zur Hypothesenprüfung
Verfügbarkeitskontrolle	Sicherung erhobener Daten vor zufälliger Zerstörung oder Verlust
Visuelle Analogskala	Ratingskala, bei der die Antwortmöglichkeiten nicht verbal, sondern grafisch vorgegeben werden
Vorher-Nachher-Studie	Eine Untersuchung, bei der die Leistungen der Versuchspersonen vor Beginn und nach dem Ende einer Intervention gemessen werden
Wahrscheinlichkeit	Die Wahrscheinlichkeit wird als p angegeben und beträgt immer einen Wert zwischen 0 und 1. In der Regel wird eine Wahrscheinlichkeit von 95 % oder 99 % angegeben; das bedeutet, das p-Werte bis 0.01 oder bis 0.05 als Beleg dafür gelten, dass das Ergebnis statistisch signifikant, also überzufällig ist
Wirksamkeitsprüfung	Herstellung eines kausalen Zusammenhangs zwischen der Durchführung einer bestimmten Therapie und einer sich daraus ergebenden (signifikanten) Leistungsverbesserung
Zugangskontrolle	Schutz erhobener Daten vor dem Zugriff unbefugter Personen

Abkürzungsverzeichnis

AAT	Aachener Aphasie Test
ANELT	Amsterdam-Nijmegen Everyday Language Test
AV	Abhängige Variable
AWMF	Arbeitsgemeinschaft der Wissenschaftlichen Medizinischen Fachgesellschaften
BDSG	Bundesdatenschutzgesetz
BG	Berufsgenossenschaft
BGB	Bürgerliches Gesetzbuch
CETI	Communicative Effectiveness Index
CINAHL®	Cumulative Index to Nursing and Allied Health Literature
dbl	Deutscher Bundesverband für Logopädie e.V.
DeGEval	Deutsche Gesellschaft für Evaluation e.V.
DGKJPP	Deutsche Gesellschaft für Kinder- und Jugendpsychiatrie und -psychotherapie
DGN	Deutsche Gesellschaft für Neurologie
DGPP	Deutsche Gesellschaft für Phoniatrie und Pädaudiologie
DIN	Deutsches Institut für Normung e.V.
DRG	Diagnostic Related Group
DRV	Deutsche Rentenversicherung
E_3BP	Evidenz-(aus drei Bereichen)-basierte Praxis
EBM	Evidenzbasierte Medizin
EBP	Evidence-Based-Practice (Evidenzbasierte Praxis)
EBPI	Evidenzbasierte Patienteninformation
EFQM	European Foundation for Quality Management
ERIC	Education Resources Information Center
GAB	Gesellschaft für Aphasieforschung und -behandlung
GAS	Goal attainment scaling
GKV	Gesetzliche Krankenversicherung
GRADE	Grading of Recommendations Assessment, Development and Evaluation
ICF	International Classification of Functioning, Disability and Health (Internationale Klassifikation der Funktionsfähigkeit, Behinderung und Gesundheit)
IQWiG	Institut für Qualität und Wirtschaftlichkeit im Gesundheitswesen
ISO	International Organization for Standardization

KTQ	Kooperation für Transparenz und Qualität im Gesundheitswesen
MBO-Ä	Muster Berufsordnung Ärzte
MEDLINE	Medical Literature Analysis and Retrieval System Online
MFS	Myofunktionelle Störung
PACE	Promoting Aphasics' Communicative Effectiveness PBE
PBM	Patient Based Medicine
PBE	Praxisbasierte Evidenz
PEDro	Physiotherapy Evidence Database
PKV	Private Krankenversicherung
PRISMA	Preferred Reporting Items for Systematic reviews and Metaanalyses
PsycLIT	Psychological Literature
RCT	Randomized Controlled Trial (Randomisiert-kontrollierte Studie)
RCTs	Randomisiert-kontrollierte Therapiestudien
SGB	Sozialgesetzbuch
SOAP	Subjective, objective, assessment, plan
SOVTE	Semi-occluded vocal tract exercises
SSD	Single Subject Design
SSES	Spezifische Sprachentwicklungsstörung
SpeechBITE	Speech Pathology Database for Best Interventions and Treatment Efficacy
StGB	Strafgesetzbuch
TÜV	Technischer Überwachungsverein
UESS	Umschriebene Entwicklungsstörung des Sprechens und der Sprache
UV	Unabhängige Variable
VAS	Visuelle Analogskala
Vp	Versuchsperson
Vpn	Versuchspersonen
WHO	World Health Organization (Weltgesundheitsorganisation)

Literatur

Aichert, I.; Ziegler, W. (2010): Therapie bei chronischer Sprechapraxie. In: Forum Logopädie 24(3): 6-13.

Albert, M. L. (2003): Aphasia therapy works. In: Stroke 34: 992.

Albert, M. L.; Sparks, R. W.; Helm, N. A. (1973): Melodic intonation therapy for aphasia. In: Archives of Neurology 29: 130-131.

Apel, K. (2011): Science is an Attitude: A Response to Kamhi. Lang Speech Hear Serv Sch 42: 65-68.

Arbeitsgemeinschaft der Wissenschaftlichen Medizinischen Fachgesellschaften (2010): Leitlinienregister. http://www.awmf-online.de [Stand: 15.12.2010].

Asay, T. P.; Lambert, M. J. (1999): The Empirical Case for the Common Factors in Therapy: Quantitative Findings. In: Hubble, M.; Duncan, B. L.; Miller, S. D. (Eds.): The Heart & Soul of Change: What Works in Therapy. Washington, D. C.: American Psychological Association.

ASHA (2007): Resources and activities related to communication wellness and speech-language pathology. http://www.asha.org/uploadedFiles/slp/clinical/prevention/CommunicationWellness2007.pdf

Baschek, I.-L. (1977): Bestimmung der Bildhaftigkeit (I), Konkretheit (C) und Bedeutungshaltigkeit (M) von 800 Substantiven. In: Zeitschrift für Experimentelle und Angewandte Psychologie 24: 335-369.

Bauer, A.; de Langen-Müller, U.; Glindemann, R.; Schlenck, C.; Schlenck, K. J. (2002): Qualitätskriterien und Standards für die Therapie von Patienten mit erworbenen neurogenen Störungen der Sprache (Aphasie) und des Sprechens (Dysarthrie). In: Aktuelle Neurologie 29: 63-75.

Baumgartner, S.; Giel, B. (2000): Qualität und Sprachtherapie. In: Grohnfeldt, M. (Hrsg.): Lehrbuch der Sprachheilpädagogik und Logopädie. 1. Auflage. Stuttgart u. a.: Kohlhammer, 274-308.

Baumgärtner, A. (2017): Intensität in der Aphasietherapie. In: Grötzbach, H. (Hrsg.): Therapieintensität in der Sprachtherapie/Logopädie. Idstein: Schulz-Kirchner, 41-68.

Bayerisches Staatsministerium für Unterricht und Kultus München (2000): Lehrpläne für die Berufsfachschule für Logopädie. München: Staatsinstitut für Schulpädagogik und Bildungsforschung.

Becker, H. (2006): Evidenz-basierte Praxis – Brauchen wir therapeutische Leitlinien? In: ergoscience 1: 81-83.

Benech, I.; Wilson, A. E.; Dowell, A. C. (1996): Evidence-based practice in primary care: past, present, future. In: J Eval Clin Pract 2: 249-263.

Bernstein Ratner, N. (2006): Evidence-based practice: An examination of its ramification for the practice of speech-language pathology. In: Language, Speech, and Hearing Services in Schools 39: 78-88.

Berthier, M. L. (2005): Poststroke aphasia: epidemiology, pathophysiology and treatment. In: Drugs Aging 22: 163-182.

Beushausen, U. (2005): Evidenz-basierte Praxis in der Logopädie – Mythos und Realität. In: Forum Logopädie 19(2): 6-11.

Beushausen, U. (2007a): Testhandbuch Sprache. Bern: Hans Huber.

Beushausen, U. (2007b): Testtheoretische Grundlagen. In: Beushausen, U. (Hrsg.): Testhandbuch Sprache. Bern: Hans Huber, 31-44.

Beushausen, U. (2009a): Evidenzbasierte Praxis in der Lehre. In: Forum Logopädie 23(5): 28-33.

Beushausen, U. (2009b): Therapeutische Entscheidungsfindung in der Sprachtherapie. München: Elsevier.

Beushausen, U. (2014a): Qualitätsmanagement, Evaluation und Evidenzbasierung. In: Grohnfeldt, M. (Hrsg.): Grundwissen der Sprachheilpädagogik und Sprachtherapie. Stuttgart: Kohlhammer, 359-366.

Beushausen, U. (2014b): Chancen und Risiken einer evidenz-basierten Sprachtherapie. In: Logos 2: 15-21.

Beushausen, U. (2014c): Forschungsmethoden. In: Grohnfeldt, M. (Hrsg.): Grundwissen der Sprachheilpädagogik und Sprachtherapie. Stuttgart: Kohlhammer, 67-73.

Beushausen, U. (2016a): Evidenz-basiert arbeiten in der Sprachtherapie. In: Sprachtherapie aktuell 3(1) e2016-06: 1-9.

Beushausen, U. (2016b): Grundlagen und Merkmale der Qualitätssicherung. In: Grohnfeldt, M. (Hrsg.): Kompendium der akademischen Sprachtherapie und Logopädie. Band 1: Sprachtherapeutische Handlungskompetenzen.

Beushausen, U. (2017): Stichwort Dokumentation. Frühförderung Interdisziplinär 4. http://dx.doi.org/10.2378/fi2017.art21d

Beushausen, U.; Haug, C. (2011): Stimmstörungen bei Kindern. München: Ernst Reinhardt.

Beushausen, U.; Walther, W. (2009): Entscheidungen im therapeutischen Prozess. In: Beushausen, U. (Hrsg.): Therapeutische Entscheidungsfindung in der Sprachtherapie. München: Elsevier, 39-58.

Beushausen, U.; Walther, W. (2010): Clinical Reasoning in der Logopädie. In: Forum Logopädie 24(4): 30-37.

BGB: Bürgerliches Gesetzbuch. JURIS GmbH. https://www.gesetze-im-internet.de/bgb [Zugriff: 22.01.2018].

BGB: Bürgerliches Gesetzbuch (2010): 66. Auflage. München: Beck.

Bhogal, S. K.; Teasell, R. W.; Speechley, M. R. (2003): Intensity of aphasia therapy, impact on recovery. In: Stroke 34: 987-993.

Bie, R.; Kool, J. (2004): Wissenschaftliches Arbeiten. In: Hüter-Becher, A.; Dölken, M. (Hrsg.): Berufliches Recht, wissenschaftliches Arbeiten. Stuttgart: Thieme, 148-152.

Biniek, R. (1993): Akute Aphasien. Stuttgart: Thieme.

Blanco, J.; Mäder, M. (1999): Dokumentation, Messung und Qualitätsmanagement. In: Frommelt, P.; Grötzbach, H. (Hrsg.): NeuroRehabilitation. Berlin: Blackwell, 629-644.

Blomert, L.; Kean, M. L.; Koster, C.; Schokker, J. (1994): Amsterdam-Nijmegen Everyday Language Test. In: Aphasiology 8: 381-407.

Bockmann, A.; Kiese-Himmel, C. (2006): ELAN (Eltern Antworten) Eltern-Fragebogen zur Wortschatzentwicklung im frühen Kindesalter. Göttingen: Hogrefe.

Bombor, G. (2009): Entwicklung einer allgemeinen Einführungshilfe von evidenzbasierter Praxis (EBP) im Therapiealltag. HAWK Hildesheim: Hausarbeit Theoretische Grundlagen Logopädie.

Borgetto, B.; Born, S.; Bünemann-Geißler, D.; Düchtig, M.; Kahrs, A.-M.; Kasper, N.; Menzel, M.; Netzband, A.; Reichel, K.; Reßler, W.; Schmidt, M.; Seiferth, W.; Thieme, H.; Winkelmann, B. (2007): Die Forschungspyramide – Diskussionsbeitrag zur Evidenzbasierten Praxis in der Ergotherapie. In: ergoscience 2: 56-63.

Borgetto, B.; Siegel, A. (2009): Gesellschaftliche Rahmenbedingungen der Ergotherapie, Logopädie und Physiotherapie. Eine Einführung in die sozialwissenschaftlichen Grundlagen des beruflichen Handelns. Bern: Hans Huber.

Borgetto, B.; Spitzer, L.; Pfingsten, A. (2016): Die Forschungspyramide. In: Forum Logopädie 30(1): 24-28.

Bornman, J.; Murphy, J. (2006): Using the ICF in goal setting: Clinical application using Talking Mats™. Disability Rehabilitation: Assistive Technology 1(3), 145–154. 10.1080/17483100612331392745

Bortz, J. (2005): Statistik für Human- und Sozialwissenschaftler. 6. Auflage. Berlin: Springer.

Bortz, J.; Bongers, D. (1984): Lehrbuch der empirischen Sozialforschung. Berlin: Springer.

Bortz, J.; Döring, N. (2006): Forschungsmethoden und Evaluation für Human- und Sozialwissenschaftler. 4. Auflage. Heidelberg: Springer.

Bortz, J.; Lienert, G. A. (2008): Kurzgefasste Statistik für die klinische Forschung: Leitfaden für die verteilungsfreie Analyse kleiner Stichproben. 3. Auflage. Berlin: Springer.

Bovend'Eerdt, T. J. H.; Botell, R. E.; Wade, D. T. (2009): Writing SMART rehabilitation goals and achieving goal attainment scaling: a practical guide. In: Clinical Rehabilitation 23: 352-361.

Brady, M. C.; Kelly, H.; Godwin, J.; Enderby, P. (2012): Speech and language therapy for aphasia following stroke. Cochrane Database of Systematic reviews. CD000425. Doi: 10.1002/14651858. CD000425.pub3.

Brand, T. (2005): Qualitätsmanagement in der Rehabilitation. In: Wallesch, C. W. (Hrsg.): Neurologie: Diagnostik und Therapie in Klinik und Praxis. München: Urban & Fischer, 1247-1254.

Breitenstein, C.; Grewe, T.; Flöel, A.; Ziegler, W.; Springer, L.; Martus, P.; Huber, W.; Willmes, K.; Ringelstein, E. B.; Häusler, K. G.; Abel, S.; Glindemann, R.; Domahs, F.; Regenbrecht, F.; Schlenck, K.-J.; Thomas, M.; Obrig, H.; de Langen, E.; Rocker, R.; Wigbers, F.; Rühmkopf, C.; Hempen, I.; List, J.; Baumgärtner, A. (2017): Intensive speech and language therapy in patients with chronic aphasia after stroke: a randomised, open-label, blinded-endpoint, controlled trial in a health care setting. http://dx.doi.org/10.1016/S0140-6736(17)30067-3

Breitbach-Snowdon, H. (2003): UNS – Untersuchung neurologisch bedingter Sprech- und Stimmstörungen. 3., vollständig überarbeitete Auflage. Köln: ProLog Therapie- u. Lernmittel.

Brinton, B.; Fujiki, M. (2010): "The social stuff is everything": How social differences in development impact treatment for children with language impairment. In: Weiss, A. (Ed.): Perspectives on individual differences affecting therapeutic change in communication disorders. New York: Psychology press, 7-28.

Broca, P. P. (1861): Perte de la parole, ramollissement chronique et destruction partielle du lobe antérieur gauche du cerveau. Nachdruck in: Tesak, J. (Hrsg.): Arbeiten zur Aphasie. Idstein: Schulz-Kirchner, 137-138.

Broca, P. P. (1865): Sur le siège de la faculté du language articulé. In: Bulletins de la Société Anthropologique de Paris, 377-393.

Brumfit, S. (2004): Innovations in professional education in speech language therapy. London: Whurr.

Bucher, P. O.; Boyer, I. (2009): ICF in der Aphasietherapie: Ambulante Rehabilitation. In: Grötzbach, H.; Iven, C. (Hrsg.): ICF in der Sprachtherapie. Idstein: Schulz-Kirchner: 61-78.

Bühler, S.; Grötzbach, H.; Frommelt, P. (2005): ICF-basierte Zieldefinition in der Neurorehabilitation. In: Neurologie & Rehabilitation 11(4): 204-211.

Bundesarbeitsgemeinschaft für die Rehabilitation (2008): ICF-Praxisleitfaden 2: Trägerübergreifende Informationen und Anregungen für die praktische Nutzung der ICF in medizinischen Rehabilitationseinrichtungen. Frankfurt am Main.

Bundesarbeitsgemeinschaft leitender Klinikärzte für Kinder- und Jugendpsychiatrie und -psychotherapie (2007): Leitlinien zur Diagnostik und Therapie von psychischen Störungen im Säuglings-, Kindes- und Jugendalter. Köln: Deutscher Ärzte Verlag.

Büning, H.; Trenkler, G. (1998): Nichtparametrische statistische Methoden. Berlin: de Gruyter.

Bürki Garavaldi, M. (2005): Handlungs-Spiel-Räume und Sprache. Handlungs- und entwicklungsorientierte Sprachtherapie mit kleinen Kindern in Theorie und Praxis. 2. Auflage. Luzern: SZH.

Bury, T.; Mead, J. (1998): Evidence-based healthcare. A practical guide for therapists. Oxford: Butterworth Heinemann.

Cataldo, M. (2010): Aktivitätenorientierte Therapie bei Sprechapraxie: Eine Einzelfallstudie. RWTH Aachen: Bachelor-Arbeit.

Chalmers, I.; Enkin, M.; Keirse, M. J. N. C. (1989): Effective care in pregnancy and childbirth. Oxford: Oxford University Press.

Chan, A. K.; McCabe, P.; Madill, C. J. (2013): The implementation of evidence-based practice in the management of adults with functional voice disorders: a national survey of speech-language pathologists. In: Int J Speech Lang Pathol 15(3): 334-44. doi: 10.3109/17549507.2013.783110.

Charon, R. (2006): Narrative Medicine. Oxford: Oxford University Press.

Cholewa, J. (2010): Strategien der Sprachtherapieforschung bei Störungen der Sprachentwicklung. Empirische Sprachheilpädagogik, Nr. 3, 48-68.

Cholewa, J. (2018): Die Funktion kognitiver Modelle in der Sprachtherapieforschung. In: Haring, R.; Siegmüller, J. (Hrsg.): Evidenzbasierte Praxis in den Gesundheitsberufen: Chancen und Herausforderungen für Forschung und Anwendung. Stuttgart: Springer, 33-48.

Cochrane Gesellschaft (2016): Für wen ist diese Webseite? http://www.wissenwas wirkt.org/about [Stand: 01.11.2016]

Cochrane, A. (1972): Effectiveness and efficiency. Random reflections on Health services. London: Nuffield Provincial Hospitals Trust.

Cruice, M.; Worrall, L.; Hickson, L.; Muison, R. (2005): Measuring quality of life: Comparing family members' and friends' ratings with those of their aphasic partners. In: Aphasiology 19(2): 111-129.

da Cunha Pereira, G.; de Oliveira Lemos, I.; Dalbosco Gadenz, C.; Cassol, M. (2017): Effects of Voice Therapy on Muscle Tension Dysphonia: A Systematic Literature Review. DOI: http://dx.doi.org/10.1016/j.jvoice.2017.06.015

Dallmeier, P.; Thies, C. (2009): Logopädische Berichte in der Aphasietherapie – Einbindung alltagsrelevanter, klientenzentrierter Ziele. HAWK Hildesheim: Bachelor-Arbeit.

Dallmeier, P.; Thies, C.; Grötzbach, H.; Beushausen, U. (2011): Zielsetzung in der Aphasietherapie. Eine empirische Untersuchung von Rehabilitationsberichten. In: Forum Logopädie 25(2): 24-27.

dbl Deutscher Bundesverband für Logopädie (2010): Berufsleitbild Logopädin/Logopäde. www.dbl-ev.de

dbl Deutscher Bundesverband für Logopädie (Hrsg.) (2004): Dokumentationsleitlinien Logopädie. Idstein: Schulz-Kirchner.

de Langen-Müller, U.; Hielscher-Fastabend, M. (2007): Retro quant – retrospektive Erfassung quantitativer Daten der Sprachtherapie mit Kindern in Deutschland. In: Die Sprachheilarbeit 52(2): 48-62.

De Bleser, R.; Cholewa, J.; Stadie, N.; Tabatabaie, S. (2004): LeMo. München: Elsevier.

DeGEval – Deutsche Gesellschaft für Evaluation e. V. (Hrsg.) (2008): Standards für Evaluation. 4., unveränderte Auflage. Mainz.

Dehn-Hindenberg, A. (2008): Patientenbedürfnisse in der Physiotherapie, Ergotherapie und Logopädie. Idstein: Schulz-Kirchner.

Dehn-Hindenberg, A. (2010): Gesundheitskommunikation im Therapieprozess. Idstein: Schulz-Kirchner.

Deutsche Rentenversicherung Bund (DRV) (2009): Der ärztliche Reha-Entlassungsbericht. Berlin: DRV Bund Geschäftsbereich Presse- und Öffentlichkeitsarbeit.

Deutsche Rentenversicherung Bund (DRV) (2016): Reha-Therapiestandard Schlaganfall – Phase D. Auflage 01/2016. Berlin: Deutsche Rentenversicherung Bund, Geschäftsbereich Sozialmedizin und Rehabilitation.

Deutsche Rentenversicherung Bund (DRV) (2017): Strukturierter Qualitätsdialog. Bereich 0430 – Reha-Qualitätssicherung, Epidemiologie und Statistik, 10704 Berlin.

Deutscher Bundestag (Hrsg.) (2004): Bericht der Bundesregierung über die Lage behinderter Menschen und Entwicklung ihrer Teilhabe. Berlin: Drucksache 15/4575.

Diener, H.C. (Hrsg.) (2012): Leitlinien für Diagnostik und Therapie in der Neurologie. Stuttgart: Thieme.

Diener, H.C.; Hacke, W.; Fersting, M. (2004): Schlaganfall. Stuttgart: Thieme.

Diener, H.C.; Putzki, N. (2008): Leitlinien für Diagnostik und Therapie in der Neurologie. Stuttgart: Thieme.

Dijkers, M.; Murphy, S.; Krellmann, J. (2012): Evidenced based practice for rehabilitation professionals: concepts and controversies. In: Archives of Physical Medicine and Rehabilitation 93, Suppl 2, S165-176.

DIMDI (Hrsg.) (2005): Internationale Klassifikation der Funktionsfähigkeit, Behinderung und Gesundheit. Neu-Isenburg: Medizinische Medien Informations GmbH.

Doesborgh, S. J. C.; van de Sandt-Koenderman, M. W. E.; Dippel, D. W. J.; van Harskamp, F.; Koudstaal, P. J.; Visch-Brink, E. G. (2004): Effects of semantic treatment on verbal communication and linguistic processing in aphasia after stroke: a randomized controlled trial. In: Stroke 35: 141-146.

Dollaghan, C. (2007): The handbook for evidence-based practice in communication disorders. Baltimore: Paul H. Books.

Dood, B. (2007): Evidence-Based Practice and Speech Language Pathology: Strengths, Weaknesses, Opportunities and Threats. In: Folia Phoniatr Logop 59(3): 118-129.

Draaisma, D. (2008): Geist auf Abwegen. Berlin: Eichborn.

Drechsler, R. (1999): Interdisziplinäre Teamarbeit in der Neurorehabilitation. In: Frommelt, P.; Grötzbach, H. (Hrsg.): NeuroRehabilitation – Grundlagen, Praxis, Dokumentation. Berlin: Blackwell, 54-64.

Drechsler, R. (2000): Interdisziplinäre Zusammenarbeit. In: Sturm, W.; Herrmann, M.; Wallesch, C.-W. (Hrsg.): Lehrbuch der klinischen Neuropsychologie. Lisse: Swets & Zeitlinger, 713-723.

Duden Band 5 (2001): Das Fremdwörterbuch. 7. Auflage. Mannheim: Dudenverlag.

Edelman, G. (1987): Promoting Aphasics' Communicative Effectiveness. Bicester: Winslow Press.

Eicher, I. (2009): Sprachtherapie planen, durchführen, evaluieren. München: Ernst Reinhardt.

Enderby, P.; Palmer, R. (2008): FDA - 2 Frenchay Dysarthrie Asessment - 2. Übersetzt und bearbeitet von Grosstück, K.; Oehlrich, R., 1. Auflage 2012. Idstein: Schulz-Kirchner.

Enge, M.; Koch, A.; Müller, T.; Vorländer, T. (2010): Einführung von Qualitätsmanagement in der medizinischen Rehabilitation – aktuelle Herausforderungen für die Einrichtungen. In: Die Rehabilitation 49, 383-392.

Ewert, T.; Geyh, S.; Grill, E.; Cieza, A.; Zaisserer, S.; Stucki, G. (2005): Die Anwendung der ICF in der Neurorehabilitation anhand des ICF-Modellblattes und der ICF Core-Sets. In: Neurologie & Rehabilitation 11(4): 179-188.

Fey, M. E.; Finestack, L. H. (2009): Research and development in child language intervention: A five-phase model. In: Schwartz, R. G. (Ed.): Handbook of child language disorders. New York: Psychology Press.

Finn, P.; Bothe, A.; Bramlett, R. (2005): Science and pseudoscience in communication disorders: Criteria and applications. In: American Journal of Speech-Language Pathology 14: 172-186.

Franke, U. (2001): Artikulationstherapie bei Vorschulkindern. Diagnostik und Didaktik. 6. Auflage. München u. a.: Ernst Reinhardt.

Freivogel, S. (2004): Evidenzbasierte Konzepte in der motorischen Rehabilitation. In: Neurologie & Rehabilitation 10(5): 233-238.

Fries, W. (2005): Neuropsychologische Rehabilitation nach erworbener Hirnschädigung in der Welt von ICF und SGB IX: Wie weit reicht der Therapieauftrag? In: Wendel, C.; Heel, S.; Lucius-Hoene, G.; Fries, W. (Hrsg.): Zukunftswerkstatt Klinische Neuropsychologie. Regensburg: Roeder, 73-87.

Fries, W. (2007): Reha-Philosophie: Konzepte und Strukturen für eine Teilhabe-orientierte ambulante wohnortnahe Rehabilitation. In: Fries, W.; Lössl, H.; Wagenhäuser, S. (Hrsg.): Teilhaben! Stuttgart: Thieme, 7-16.

Fries, W.; Dustmann, D.; Fischer, S.; Lojewski, N.; Ortner, K.; Petersen, C.; Pott, C.; Rehbein, M.; Scholler, I. (2005): Projektarbeit: Therapeutische Strategien zur Umsetzung von ICF und SGB IX in der ambulanten wohnortnahen neurologischen Rehabilitation zur Verbesserung der Teilhabe am Leben in der Gesellschaft. In: Neurologie & Rehabilitation 11(4): 218-226.

Fröhlich, U.; Ringler, U.; Struck, T.-S.; Wohlert, J. (2008): Hierarchische Wortlisten zur Therapie von Wortfindungsstörungen. EWS Rostock: Bachelor-Arbeit.

Frommelt, P.; Grötzbach, H. (2005): Einführung der ICF in die Neurorehabilitation. In: Neurologie & Rehabilitation 11(4): 171-178.

Frommelt, P.; Grötzbach, H. (2007a): Zielsetzung in der Schlaganfallrehabilitation. In: Dettmers, C.; Bülau, P.; Weiller, C. (Hrsg.): Schlaganfall Rehabilitation. Bad Honnef: Hippocampus, 121-133.

Frommelt, P.; Grötzbach, H. (2007b): Die ICF und das Modell einer kontext-sensitiven Neurorehabilitation. In: Praxis Klinische Verhaltensmedizin und Rehabilitation 78: 210-216.

Frommelt, P.; Grötzbach, H. (2008): Das Narrative in der Neurorehabilitation. In: Neurologie & Rehabilitation 14(1): 3-11.

Frommelt, P.; Grötzbach, H. (2010): Kontextsensitive Neurorehabilitation: Einführung in die klinische Neurorehabilitation. In: Frommelt, P.; Lösslein, H. (Hrsg.): NeuroRehabilitation. Heidelberg, Berlin: Springer, 3-22.

Frommelt, P.; Grötzbach, H.; Ueberle, M. (2005): NILS – ein Instrument zur sozialmedizinischen Beurteilung auf der Basis der ICF. In: Neurologie & Rehabilitation 11(4): 212-217.

Fuchs, P. (2004): F.O.T.T.: Mythos oder messbar? In: Nusser-Müller-Busch, R. (Hrsg.): Die Therapie des Facio-Oralen Trakts. Berlin: Springer, 193-209.

Gauggel, S.; Bellino, J. (2002): The effects of goal setting on the arithmetic performance of brain-damaged patients. In: Archives of Clinical Neuropsychology 17(3): 283-294.

Gelb, A. (1937): Zur medizinischen Psychologie und philosophischen Anthropologie. In: Acta Psychologica III(2): 193-272.

Gerber, S.; Gurland, G. (1989): Applied pragmatics in the assessment of aphasia. In: Seminars in Speech and Language 10: 263-279.

Giel, B. (Hrsg.) (2005): Dokumentationsbögen Sprachtherapie. Dortmund: Modernes Lernen.

Giel, B.; Iven, C. (2009): Evaluationsforschung in der Sprachtherapie. In: Grohnfeldt, M. (Hrsg.): Lehrbuch der Sprachheilpädagogik und Logopädie. Band 3. Diagnostik, Prävention und Evaluation. 2. Auflage. Stuttgart: Kohlhammer, 116-131.

Gillam, R.; Loeb, D.; Hoffman, L.; Bohman, T.; Champlin, C.; Thibodeau, L.; Widen, J.; Brandel, J.; Friel-Patti, S. (2008): The efficacy of Fast ForWord Language intervention in school-age children with language impairment: a randomized controlled trial. In: Journal of Speech and Hearing Research 51: 97-119.

Glindemann, R.; Pössl, J.; Ziegler, W.; Goldenberg, G. (2004): Erfahrungen mit individuellen Therapiezielen bei Patienten mit Aphasie. In: Die Sprachheilarbeit 49: 298-305.

Glogowska, M.; Roulstone, S.; Enderby, P.; Peters, T. (2000): Randomised controlled trial of community based speech and language therapy in preschool children. In: British Medical Journal 321: 908-999.

Glück, W. (2007): Wortschatz- und Wortfindungstest für 6- bis 10-Jährige (WWT 6-10). München: Elsevier.

Glunz, M.; Reuß, C.; Schmitz, E.; Stappert, H. (2004): Laryngektomie. Heidelberg: Springer.

Goerg, K.; Tesak, J. (2007): Die Selbstsicht aphasischer Personen mit Bezug auf das neoklassische Aphasiekonzept und die ICF. In: Tesak, J. (Hrsg.): Arbeiten zur Aphasie. Idstein: Schulz-Kirchner, 99-103.

Goldstein, K.; Scheerer, M. (1941): Abstract and concrete behavior: An experimental study with special tests. Psychological Monographs 53: 1-151.

Goldstein, K. (1927): Über Aphasie. In: Schweizer Archiv für Neurologie, Neurochirurgie und Psychiatrie 19(2): 3-38.

Greener, J.; Enderby, P.; Whurr, R. (2002): Pharmacological treatment for aphasia following stroke. In: The Cochrane Library. Issue 3. Oxford: Update Software.

Greenhalgh, T. (2003): Einführung in die Evidence-based Medicine: Kritische Beurteilung klinischer Studien als Basis einer rationalen Medizin. Bern: Huber.

Greenhalgh, T.; Hurwitz, B. (Hrsg.) (2005): Narrative-based Medicine – Sprechende Medizin. Bern: Hans Huber.

Grimm, H.; Doil, H. (2006): Elternfragebogen für die Früherkennung von Risikokindern (ELFRA). Göttingen: Hogrefe.

Grohnfeld, M. (2007): Lexikon der Sprachtherapie. Stuttgart: Kohlhammer.

Grond, M.; Busch, E.; Diener, H. C. (2004): Versorgung von Schlaganfallpatienten auf der Stroke Unit. In: Diener, H. C.; Hacke, W.; Fersting, M. (Hrsg.): Schlaganfall. Stuttgart: Thieme.

Grötzbach, H. (2004a): Zielsetzung in der Aphasietherapie. In: Forum Logopädie 18(5): 2-6.

Grötzbach, H. (2004b): Zur Effektivität von Aphasietherapie. In: Neurologie & Rehabilitation 10(1): 1-5.

Grötzbach, H. (2005): Evidenzbasierte Aphasietherapie. In: Forum Logopädie 19(4): 6-11.

Grötzbach, H. (2006): Die Bedeutung der ICF für die Aphasietherapie in der Rehabilitation. In: Forum Logopädie 20(1): 26-31.

Grötzbach, H. (2007): Ergebnisse der stationären neurologischen Rehabilitation. In: Fries, W.; Ludwig, L. (Hrsg.): Rehabilitation und Nachsorge nach Schädelhirnverletzung. Bad Honnef: Hippocampus, 40-51.

Grötzbach, H. (2008a): Kontext-sensitive Aphasietherapie. In: L.O.G.O.S. interdisziplinär 16(1): 26-31.

Grötzbach, H. (2008b): Bottom-up oder top-down orientierte Sprachtherapie: Welche ist besser? In: Die Sprachheilarbeit 53(5): 284-291.

Grötzbach, H. (2009): Therapeutische Entscheidungsfindung bei Aphasie. In: Beushausen, U. (Hrsg.): Therapeutische Entscheidungsfindung in der Sprachtherapie. München: Urban & Fischer, 233-247.

Grötzbach, H. (2010): Therapieziele definieren: paternalistisch oder partizipativ? In: L.O.G.O.S. interdisziplinär 18(2): 119-126.

Grötzbach, H. (2012): Die Bedeutung des Reha-Therapiestandards „Schlaganfall" für die Sprachtherapie. In: L.O.G.O.S. interdisziplinär 20(3): 190-195.

Grötzbach, H. (2013): Evidenzbasierte Aphasietherapie: Was ist erreicht, was ist noch zu tun? In: SAL-Bulletin 150, 5-14.

Grötzbach, H. (2014): Stationäre Sprachtherapie. In: Grohnfeldt, M. (Hrsg.): Grundwissen der Sprachheilpädagogik und Sprachtherapie. Stuttgart: Kohlhammer, 388-397.

Grötzbach, H. (2015): Evidenzbasierte Aphasietherapie. Sprachtherapie aktuell: Aus der Praxis für die Praxis. 2015/1. www.sprachtherapie-aktuell.de

Grötzbach, H.; Beushausen, U. (2017): Intensität in der Sprachtherapie: Grundlagen. In: Grötzbach, H. (Hrsg.): Therapieintensität in der Sprachtherapie/Logopädie. Idstein: Schulz-Kirchner, 9-39.

Grötzbach, H.; Bühler, S. (2008): Einen Halt geben: Gruppentherapie für Patienten mit einer Demenz. In: Forum Logopädie 22(6): 22-27.

Grötzbach, H.; Iven, C. (2009): Umsetzung der ICF in den klinischen Alltag. In: Grötzbach, H.; Iven, C. (Hrsg.): ICF in der Sprachtherapie. Idstein: Schulz-Kirchner, 23-37.

Grötzbach, H.; Spitzer, L. (2015): Was bedeuten aphasische Symptome? Die Position von Goldstein und Gelb. Neurologie & Rehabilitation 21(6): 329-335.

Guilford, A.; Graham, S.; Scheuerle, J. (2007): The Speech-Language Pathologist, From Novice to Expert. Pearson: New Jersey.

Gumpert, M.; Vogt, S. (2009): Grammatische Sprachentwicklungsstörungen und ICF – Regeln und Stolpersteine. In: Grötzbach, H.; Iven, C. (Hrsg.): ICF in der Sprachtherapie. Idstein: Schulz-Kirchner, 163-174.

Harty, M.; Griesel, M.; van der Merwe, A. (2011): The ICF as a common language for rehabilitation goal-setting: comparing client and professional priorities. In: Health and Quality of Life Outcomes 9: 87.

Hasnain-Wynia, R. (2006): Is evidence-based medicine patient-centered and is patient-centered care evidence-based? In: Health Services Research 41(1): 1-8.

Häußler, M. (2007): Die Rolle der ICF-CY in Sozialpädiatrischen Zentren. In: Frühförderung interdisziplinär 26: 173-180.

Haynes, W.; Johnson, C. (2009): Understanding research and evidence-based practice in communication disorders. Pearson: Boston.

Heath, I. (2005): Auf der Spur von Krankheitsgeschichten. Versorgungskontinuität in der Hausarztpraxis. In: Greenhalgh, T.; Hurwitz, B. (Hrsg.): Narrative-based Medicine – Sprechende Medizin. Bern: Hans Huber, 115-125.

Heckl, R. W. (2004): Mit kollegialen Grüßen – Sprachdummheiten in der Medizin. 2. Auflage. Darmstadt: Steinkopff.

Heilmittelkatalog (2017): Heilmittel der Stimm-, Sprech- und Sprachtherapie. https://heilmittelkatalog.de

Herxheimer, A.; Ziebland, S. (2008): Das DIPEx-Projekt: Eine systematische Sammlung persönlicher Krankheitserfahrungen. In: Neurologie & Rehabilitation 14(1): 31-40.

Hibbeler, B. (2009): Damit Reha-Erfolge nicht verpuffen. In: Deutsches Ärzteblatt 106: 600.

Hinckley, J. (2008): Narrative-based practice in speech and language pathology. San Diego: Plural Publishing.

Holland, A. L. (1980): Communicative Abilities in Daily Living. Baltimore: University Park Press.

Hönig, G.; Steiner, J. (2002): BREAK – Belastungen und Ressourcen im (Gesprächs-)Erleben von Angehörigen schwer kommunikativ beeinträchtigter Menschen. In: Steiner, J. (Hrsg.): Von Aphasie mitbetroffen. Leverkusen: Steiner Verlag, 13-37.

Horn, S. D.; DeJong, G.; Deutscher, D. (2012): Practice-based evidence research in rehabilitation: An alternative to randomized controlled trials and traditional observational studies. In: Archives of Physical Medicine and Rehabilitation 93, Suppl. 2, S127-137.

Huber, W.; Poeck, K.; Springer, L. (2006): Klinik und Rehabilitation der Aphasie. Stuttgart: Thieme.

Huber, W.; Poeck, K.; Weniger, D. (1997): Aphasie. In: Hartje, W.; Poeck, K. (Hrsg.): Klinische Neuropsychologie. 3. Auflage. Stuttgart: Thieme, 80-143.

Huber, W.; Poeck, K.; Weniger, D.; Willmes, K. (1983): Der Aachener Aphasie Test. Göttingen: Hogrefe.

Huber, W.; Ziegler, W. (2000): Störungen von Sprache und Sprechen. In: Sturm, W.; Herrmann, M.; Wallesch, C.-W. (Hrsg.): Lehrbuch der klinischen Neuropsychologie. Lisse: Swets & Zeitlinger, 462-511.

Hurn, J.; Kneebone, I.; Cropley, M. (2006): Goal setting as an outcome measure: a systematic review. In: Clinical Rehabilitation 20: 756-772.

ICD 10: Deutsches Institut für Medizinische Dokumentation und Information. Internationale Statistische Klassifikation der Krankheiten und verwandter Gesundheitsprobleme: http://www.dimdi.de/static/de/klassi/icd-10-gm/index.htm

ICF (Internationale Klassifikation der Funktionsfähigkeit, Behinderung und Gesundheit), [Stand Oktober 2005]. Genf: Deutsches Institut für Medizinische Dokumentation und Information (DIMDI) (Hrsg.).

Intercollegiate Working Party for Stroke (2000): National guidelines for stroke. London: Royal College of Physicians.

IQWiG (2009): Abschlussbericht S06-01: Früherkennung umschriebener Störungen des Sprechens und der Sprache. www.iqwig.de

Iven, C.; Grötzbach, H. (2009): Mit der ICF auf dem Weg: Fazit und Ausblick. In: Grötzbach, H., Iven, C. (Hrsg.): ICF in der Sprachtherapie. Idstein: Schulz-Kirchner, 239-244.

Jacobs, R. (2003): Structured on-the-job-training: Unleashing employee expertise in the workplace. San Francisco: Berrett-Koehler.

Junde, I.; Schwer, B.; Voigt-Radloff, S. (2007): Das Logopädische Assessment: Struktur, ICF-Orientierung und Bedeutung für das Qualitätsmanagement. In: Forum Logopädie 21(1): 14-19.

Jüni, P.; Altman, D. G.; Egger, M. (2001): Assessing the quality of controlled trials. In: BMJ 323(7): 42-46.

Justice, L. (2008): Evidence-Based Terminology. In: American Journal of Speech-Language Pathology 17: 324-325.

Kalbe, E.; Reinhold, N.; Ender, U.; Kessler, J. (2002): Aphasie-Check-Liste. Köln: ProLog.

Kamhi, A. (1994): Toward a theory of clinical expertise in speech-language pathology. In: Language, Speech, and Hearing Services in Schools 25: 115-118.

Kamhi, A. (1995): Defining, developing, and maintaining clinical expertise. In: Language, Speech, and Hearing Services in Schools 26: 353-356.

Kamhi, A. G. (2011): Balancing certainty and uncertainty in clinical practice. In: Language, Speech, and Hearing Services in Schools 42: 59-64.

Kauschke, C.; Siegmüller, J. (2010): Patholinguistische Diagnostik bei Sprachentwicklungsstörungen. 2. Auflage. München: Elsevier.

Kentner, J. (2010): Mitarbeit an Behandlungsleitlinien. Forum Logopädie 24(6): 41.

Kiese-Himmel, C. (2005): Aktiver Wortschatztest (AWST-R 3-5). Göttingen: Hogrefe.

Kleiman, L. I. (2003): Functional communication profile – revised forms. East Moline: LinguiSystems.

Klemme, B.; Siegmann, G. (2006): Clinical reasoning. Therapeutische Denkprozesse lernen. Stuttgart: Thieme.

Kölliker-Funk, M. (2009): ICF bei spezifischen Sprachentwicklungsstörungen. In: Grötzbach, H.; Iven, C. (Hrsg.): ICF in der Sprachtherapie. Idstein: Schulz-Kirchner, 163-192.

Kolominsky-Rabas, P. (2005): Evidenzbasierung und Neurologie. In: Wallesch, C. W. (Hrsg.): Neurologie. München: Urban & Fischer, 1271-1281.

Korff, F. (2001): Internet für Mediziner. 3. Auflage. Berlin: Springer.

Körner, M. (2009): Ein Modell der partizipativen Entscheidungsfindung in der medizinischen Rehabilitation. In: Rehabilitation 48: 160-165.

Kroker, C. (2002): Aphasie-Schnell-Test. Idstein: Schulz-Kirchner.

Lambert, M. J. (1992): 'Implications of Outcome Research for Psychotherapy Integration'. In: Norcross, J. C.; Goldstein, M. R. (Eds.) (1992): Handbook of Psychotherapy Integration. New York: Basic Books, 94-129.

Lang, C. G. J. (1996): Rehabilitation bei Aphasien. In: Nervenheilkunde 15: 202-208.

Lang, C. G. J.; Dehm, A.; Dehm, B.; Leuschner, T. (1999): Kurze Aphasieprüfung. Frankfurt: Hartcourts Test.

Lange, K. W.; Tucha, L.; Tucha, O. (2010): Neuropsychologische Diagnostik: Ökologische Validität und Prognosen. In: Frommelt, P.; Lösslein, H. (Hrsg.): NeuroRehabilitation. Berlin: Springer, 759-769.

Lauer, N. (2010): Aphasie-Selbsthilfe – Konzepte, Strukturen und Empirie. Idstein: Schulz-Kirchner.

Lauer, N.; Grötzbach, H.; Abel, S. (2013): Aphasie – Wort für Wort zurück ins Leben. Zu beziehen über den Bundesverband für die Rehabilitation der Aphasiker, Klosterstraße 14, 97084 Würzburg.

Leiner, F.; Gaus, W.; Haux, R.; Knaup-Gregori, P.; Pfeiffer, K.-P. (2006): Medizinische Dokumentation – Lehrbuch und Leitfaden. 5. Auflage. Stuttgart: Schattauer.

Levine, B.; Robertson, I. H.; Clare, L. (2000): Rehabilitation of executive functioning: an experimental-clinical validation of Goal Management Training. In: Journal of International Neuropsychology Society 6: 299-312.

Lienert, G. A.; Raatz, U. (1998): Testaufbau und Testanalyse. 5. Auflage. Weinheim: Beltz.

Lof, G. L. (2011): Science-based practice and the speech-language pathologist. In: Int. J of Speech-Language Pathology 13(3): 189-196.

Lomas, J.; Pickard, L.; Bester, S.; Elbard, H.; Finlayson, A.; Zoghaib, C. (1989): The communicative effectiveness index: Development and psychometric evaluation of a functional communication measure for adult aphasia. In: Journal of Speech and Hearing Disorders 54: 113-124.

Lukaschyk, J.; Thieme, H.; Beushausen, U. (2016): Langzeiteffekte in der Stimmtherapie. In: Sprache-Stimme-Gehör 3: 145-155.

Lüthi, H.; Blanco, J.; Mäder, M. (2010): Dokumentation, Messung und Qualitätsmanagement. In: Frommelt, P.; Lösslein, H. (Hrsg.): NeuroRehabilitation. Berlin: Springer, 771-788.

Lutz, L. (2009): MODAK – Modalitätenaktivierung in der Aphasietherapie. Berlin: Springer.

Manti, B. (2004): Dokumentation in logopädischen Praxen – eine Fragebogenanalyse zu Aspekten des Qualitätsmanagement. Unveröffentlichte Bachelorarbeit an der HAWK-Hochschule Hildesheim/Holzminden/Göttingen.

Marek, A. (2009): Therapeutische Intervention bei Dysarthrophonie. In: Beushausen, U. (Hrsg.): Therapeutische Entscheidungsfindung in der Sprachtherapie. München: Elsevier, 283-297.

McCauley, R.; Strand, E.; Lof, G.; Schooling, T.; Frymire, T. (2009): Evidence-based systematic review: Effects of non-speech oral motor exercises on speech. In: American Journal of Speech-Language Pathology 18, 343-360.

McGrath, J. C.; Kischka, U. (2010): Interdisziplinäre Teamarbeit und Zielsetzung in der Rehabilitation. In: Frommelt, P.; Lösslein, H. (Hrsg.): NeuroRehabilitation. Heidelberg, Berlin: Springer.

McPherson, K. M.; Kayes, N.; Weatherall; M. (2009): A pilot study of selfregulation informed goal setting in people with traumatic brain injury. In: Clinical Rehabilitation 23, 296-309.

Meier, H. (1978): Deutsche Sprachstatistik. Hildesheim: Olms.

Meinzer, M.; Djundja, D.; Barthel, G.; Elbert, T.; Rockstroh, B. (2005): Long-term stability of improved language functions in chronic aphasia after constraint-induced aphasia therapy. In: Stroke 36: 1462-1466.

Meline, T.; Paradiso, T. (2003): Evidence-based practice in schools: evaluating research and reducing barriers. In: Language, Speech, and Hearing Services in Schools 34: 273-283.

Metcalfe, C.; Lewin, R.; Wisher, S.; Perry, S.; Bannigan, K.; Moffett, J. (2001): Barriers to implementing the evidence base in four NHS therapies. Dietitians, occupational therapists, physiotherapists, speech and language therapists. In: Physiotherapy 87(8): 433-441.

Moher, D.; Liberati, A.; Tetzlaff, J.; Altman, D. G.; The PRISMA Group (2009): Preferred Reporting Items for Systematic Reviews and Meta-Analyses: The PRISMA Statement. PLoS Med 7: e1000097.

Moriz, M.; Geißler, M.; Grewe, T. (2009): ICF in der stationären Aphasietherapie. In: Grötzbach, H.; Iven, C. (Hrsg.): ICF in der Sprachtherapie. Idstein: Schulz-Kirchner, 39-59.

Mühlhauser, I.; Steckelberg, A. (2009): Wünsche der Betroffenen. In: Deutsches Ärzteblatt 106(51-52): 2554-2557.

Muster Berufsordnung Ärzte (2006): Bundesärztekammer. www.bundesaerztekammer.de

Nail-Chiwetalu, B.; Bernstein Ratner, N. (2006): Information literacy for speech-language pathologists: a key to evidence-based practice. In: LSHSS 37: 157-168.

Nawka, T.; Evans, R. (2006): RBH – Training und Diagnostik: Auditiv-perzeptive Bewertung der Heiserkeit von Sprechstimmen – multimedial-interaktive CD-ROM. Forchheim: Wevos.

Nawka, T.; Wiesmann, U.; Gonnermann, U. (2003): Validierung des Voice Handicap Index (VHI) in der deutschen Fassung. In: HNO 51: 921-929.

Neininger, B.; Pulvermüller, F.; Elbert, T.; Rockstroh, B.; Mohr, B. (2004): Intensivierung, Fokussierung und Verhaltensrelevanz als Prinzipien der neuropsychologischen Rehabilitation und ihre Implementierung in der Therapie chronischer Aphasie. In: Zeitschrift für Neuropsychologie 15: 219-232.

Netz, J. (2005): Konstruktion und Praxiserprobung einer ICF-orientierten Therapieziel-liste und Outcome-Messung in der ambulanten Neurorehabilitation. In: Neurologie & Rehabilitation 11(4): 227-235.

Neubauer, G.; Ranneberg, J. (2006): Ergebnisorientierte Vergütung der neurologischen Rehabilitation. Neubiberg: Universität der Bundeswehr München.

Norman, G. R.; Shannon, S. I. (1998): Effectiveness of instruction in critical appraisal (evidence-based medicine) skills: a critical appraisal. In: Canadian Medical Association Journal 158(2): 177-181.

Nusser-Müller-Busch, R. (2004): Die Therapie des Facio-Oralen Trakts. Berlin: Springer.

O'Connor, S.; Pettigrew, C. (2009): The barriers perceived to prevent the successful implementation of evidence-based practice by speech and language therapists [elektronische Version]. In: International Journal of Language and Communication Disorder 17: 1-18.

Oerter, R. (2008): Kindheit. In: Oerter, R.; Montada, L. (Hrsg.): Entwicklungspsychologie. 6., vollständig überarbeitete Auflage. Weinheim u. a.: Beltz, 225-249.

Orgass, B. (1976a): Eine Revision des Token Tests. I. Vereinfachung der Auswertung, Itemanalyse und Einführung einer Alterskorrektur. In: Diagnostica 22: 77-87.

Orgass, B. (1976b): Eine Revision des Token Tests. II. Validitätsnachweis, Normierung und Standardisierung. In: Diagnostica 22: 141-156.

Parkinson, G.; Humphrey, N. (2009): Intervention for children with language impairments: a model of evidence-based outcome research. In: Journal of Research in Special Educational Needs 8(1): 2-12.

Parry, R. H. (2004): Communication during goal setting in physiotherapy treatment sessions. In: Clinical Rehabilitation 6: 668-682.

PatRG: Patientenrechtegesetz (2013): http://www-patienten-rechte-gesetz.de/bgb-sgbv/

Perleth, M.; Raspe, H. (2000): Levels of evidence. Was sagen sie aus? Z. für ärztliche Fortbildung und Qualitätss. 94: 699-700.

Perleth, M.; Antes, G. (2002): Evidenzbasierte Medizin. Medizin und Wissen. 3. Auflage. München: Springer.

Petermann, F.; Macha, T. (2005): Psychologische Tests für Kinderärzte. Göttingen: Hogrefe.

Pfingsten, A.; Trickers, C.; Max, S.; Borgetto, B. (2011): Die Forschungspyramide. Zeitschrift für Physiotherapie 63(10): 16-18.

Pollock, A. S.; Legg, A.; Langhorne, P.; Sellars, C. (2000): Barriers to achieving evidenced-based stroke rehabilitation. In: Clinical Rehabilitation 14: 611-617.

Prosiegel, M. (federführend) (2003): Qualitätskriterien und Standards für die Diagnostik und Therapie von Patienten mit neurologischen Schluckstörungen. Neurogene Dysphagien – Leitlinien 2003 der DGNKN. In: Neurologie & Rehabilitation 9(3-4): 157-181.

Prosiegel, M.; Weber, S. (2010): Dysphagie – Diagnostik und Therapie. Heidelberg: Springer.

Pulvermüller, F.; Neininger, B.; Elbert, T.; Mohr, B.; Rockstroh, B.; Koebbel, P.; Taub, E. (2001): Constraint-induced therapy of chronic aphasia after stroke. In: Stroke 32: 1621-1626.

Quality Assurance Agency for Higher Education (2001): Benchmark statement Speech and language therapy. http://www.qaa.ac.uk/assuring-standards-and-quality/the-quality-code/subject-benchmark-statements/healthcare-professions

Reddemann-Tschaikner, M. (2002): HOT: Entstehung und Bedeutung. In: Weigl, I.; Reddemann-Tschaikner, M. (Hrsg.): HOT – ein handlungsorientierter Therapieansatz für Kinder mit Sprachentwicklungsstörungen. 1. Auflage. Stuttgart u. a.: Thieme, 10-13.

Reilly, S.; Douglas, J.; Oates, J. (2004): Evidence based practice in speech pathology. London: Whurr.

Rentsch, H.-P. (2005a): Grundlagen der International Classification of Functioning, Disability and Health (ICF). In: Rentsch, H.-P.; Bucher, P.-O. (Hrsg.): ICF in der Rehabilitation. Idstein: Schulz-Kirchner, 17-41.

Rentsch, H.-P. (2005b): Einfluss der ICF-Philosophie auf die Entwicklung der Neurorehabilitationsprogramme am Beispiel des zerebrovaskulären Insults. In: Rentsch, H.-P.; Bucher, P.-O. (Hrsg.): ICF in der Rehabilitation. Idstein: Schulz-Kirchner, 43-112.

Richter, K.; Wittler, M.; Hielscher-Fastabend, M. (2006): Bielefelder Aphasie Screening. Köln: ProLog.

Rijnties, M.; Weiller, C. (2003): Funktionsanpassung im motorischen und sprachlichen System. In: Karnath, O.-H.; Thier, P. (Hrsg.): Neuropsychologie. Berlin: Springer, 701-712.

Robey, R. (2004): A five-phase model for clinical-outcome research. In: Journal of Communication Disorders 37, 401-411.

Rupp, S. (2007a): Rezension der Frenchay-Dysarthriediagnostik. In: Beushausen, U. (2007): Testhandbuch Sprache. Bern: Hans Huber.

Rupp, S. (2007b): Rezension der UNS: Untersuchung neurologischer Sprechstörungen. In: Beushausen, U. (2007): Testhandbuch Sprache. Bern: Hans Huber.

Sackett, D. (1999): Was ist Evidenz-basierte Medizin? In: Perleth, M.; Antes, G. (Hrsg.): Evidenz-basierte Medizin. München: MMV Medien & Medizin Verlag, 9-12.

Sackett, D.; Richardson, W. S.; Rosenberg, W.; Haynes, B. W. (1999): Evidenzbasierte Medizin. EBM-Umsetzung und Vermittlung. Deutsche Ausgabe in: Kunz, R.; Fritsche, L. (Hrsg.): Bern: Zuckerschwerdt.

Sackett, D.; Rosenberg, W. (1996): Evidence-based medicine. What it is and what it isn't. In: British Medical Journal 312: 2-71.

Sänger, S.; Quadder, B.; Brunsmann, F. (2007): Welche Evidenz will der Patient? In: Kunz, R.; Ollenschläger, G.; Raspe, H.; Jonitz, G.; Donner-Banzhoff, N. (Hrsg.): Lehrbuch Evidenz-basierte Medizin in Klinik und Praxis. 2. Auflage. Köln: Deutscher Ärzte-Verlag, 51-61.

Schäfer, C. (2017): Patientencompliance. Stuttgart: Springer.

Schauß-Golecki, K. (2009): ICF in der Therapie von kindlichen Aussprachestörungen unklarer Genese. In: Grötzbach, H.; Iven, C. (Hrsg.): ICF in der Sprachtherapie. Idstein: Schulz-Kirchner, 153-162.

Scherfer, E. (2006): Forschung verstehen. München: Pflaum-Verlag.

Schlenck, C.; Schlenck, K. J. (1994): Beratung und Betreuung von Angehörigen aphasischer Patienten. In: L.O.G.O.S. interdisziplinär 2: 90-97.

Schlenck, K. J.; Perleth, S. (2004): Langzeitverlauf bei Aphasie und der Effekt von Sprachtherapie in der chronischen Phase. In: Aphasie und verwandte Gebiete 1: 9-20.

Schlosser, R.; Sigafoos, J. (2009): Teaching evidence-based practice: an impetus for further curricular innovation and research. Evidence-Based Communication Assessment and Intervention 3(4): 191-194.

Schneider, B.; Wehmeyer, M.; Grötzbach, H. (2012): Aphasie – Wege aus dem Sprachdschungel. 3. Auflage. Heidelberg, Berlin: Springer.

Schomacher, M.; Baumgärtner, A.; Winter, B.; Lohmann, H.; Dobel, C.; Wedler, K.; Abel, S.; Knecht, S.; Breitenstein, C. (2006): Erste Ergebnisse zur Effektivität eines intensiven und hochfrequent repetitiven Benenn- und Konversationstrainings bei Aphasie. In: Forum Logopädie 20(4): 22-28.

Schönle, P. W.; Lorek, L. M. (2011): Entwicklung der Reha-Therapiestandards der Deutschen Rentenversicherung für die Rehabilitation von Patienten mit Schlaganfall in der Phase D. Neurologie & Rehabilitation 17(3), 125-140.

Schönweiler, R. (2010): Das Bobath-Konzept: keine Evidenz für Patienten. In: Stimme-Sprache-Gehör 34: 4-5.

Schulz, K. (2008): Logopädisches Therapiematerial unter der Lupe – Die theoriegeleitete Behandlung von Sprachentwicklungsstörungen. Unveröffentlichte Bachelorarbeit an der HAWK Hochschule Hildesheim/Holzminden/Göttingen.

Schünemann, H. J. (2009): GRADE: Von der Evidenz zur Empfehlung – Beschreibung des Systems und Lösungsbeitrag zur Übertragbarkeit von Studienergebnissen. Zeitschrift für Evidenz, Fortbildung und Qualität im Gesundheitswesen 103(6): 391-400.

Schwinn, S.; Pieper, A., Damm-Lunau, R.; Baumgärtner, A. (2014): Funktionelle Aphasiediagnostik aus klinischer Anwendersicht. In: Forum Logopädie 28(6): 14-21.

Shea, B. J.; Grimshaw, J. M.; Wells, G. A.; Boers, M.; Andersson, N.; Hamel, C.; Porter, A. C.; Tugwell, P.; Moher, D.; Bouter, L. M. (2007): Development of AMSTAR: a measurement tool to assess the methodological quality of systematic reviews. In: BMC Med Res Methodol 7: 10.

Sheskin, D. J. (2004): Handbook of parametric and nonparametric statistical procedures. 3. Auflage. Boca Raton: Chapman & Hall/CRC.

Siegel, S. (2001): Nichtparametrische statistische Methoden. Magdeburg: Klotz.

Siegmüller, J.; Höppe, L. (2018): Experimentelle Therapieforschung in den Gesundheitsberufen – Nahtstelle zwischen Theorie und Empirie. In: Haring, R.; Siegmüller, J. (Hrsg.): Evidenzbasierte Praxis in den Gesundheitsberufen: Chancen und Herausforderungen für Forschung und Anwendung. Stuttgart: Springer, 167-182.

Sozialgesetzbuch (2007): Bücher I – XII. 34. Auflage. München: Beck.

Sozialgesetzbuch (SGB) Neuntes Buch (IX) – Rehabilitation und Teilhabe behinderter Menschen. JURIS GmbH. https://www.gesetze-im-internet.de/sgb_9_2018/ [Zugriff: 22.01.2018].

Spitzer, L. (2009): Evidenzbasierte Praxis in der Logopädie. Barrieren und mögliche Lösungsansätze. Unveröffentlichte Hausarbeit an der HAWK-Hochschule Hildesheim/Holzminden/Göttingen.

Stadie, N.; Schröder, A. (2009): Kognitiv orientierte Sprachtherapie. München: Urban & Fischer.

Steckelberg, A.; Berger, B.; Köpke, S.; Heesen, C.; Mühlhauser, I. (2005): Kriterien für eine evidenzbasierte Patienteninformation. In: Zeitschrift für ärztliche Fortbildung und Qualität im Gesundheitswesen 99: 343-351.

Stephens, D.; Upton, D. (2012): Speech and language therapists' understanding and adoption of evidence based practice. In: International Journal of Therapy and Rehabilitation 19(6): 328-334.

Stripek, D. (2005): Scientifically based practice: It´s about more than improving the quality of research. In: Education Week 24: 33-34.

Struhkamp, R. M. (2004): Dealing with disability – inquiries into a clinical craft. Wageningen: Ponsen & Looijen.

Taylor-Goh, S. (Ed.) (2005): RCSLT Clinical Guidelines. Bicester, Speechmark Publishing Ltd.

Tesak, J. (1999): Grundlagen der Aphasietherapie. 1. Auflage. Idstein: Schulz-Kirchner.

Tesak, J. (2001): Geschichte der Aphasie. Idstein: Schulz-Kirchner.

Thieme, H.; Kraus, M.; McLaughlan, K. (2005): Erste Schritte hin zu einer Evidenz-basierten Praxis (EBP). In: Forum Logopädie 2(19): 12-16.

Tomlin, G.; Borgetto, B. (2011): Research pyramid: A new evidence-based practice model for occupational therapy. In: The American Journal of Occupational Therapy 65: 189-196.

Turner-Stokes, L. (2009): Goal attainment scaling (GAS) in rehabilitation: a practical guide. In: Clinical Rehabilitation 23: 362-370.

Upton, P.; Scurlock-Evans, L.; Stephens, D.; Upton, D. (2012): The adoption and implementation of evidenced-based practice (EBP) among allied health professions. In: International Journal of Therapy and Rehabilitation 19(9): 497-503.

van Cranenburgh, B. (2007): Neurorehabilitation. München: Urban & Fischer.

Verhagen, A. P.; de Vet, H. C. W.; de Bie, R. A.; Kessels, A. G. H.; Boers, M.; Bouter, L. M.; Knipschild, P. G. (1998): The Delphi list: a criteria list for quality assessment of randomised clinical trials for conducting systematic reviews developed by Delphi Consensus. In: Journal of Clinical Epidemiology 51(12): 1235-1241.

Voigt-Zimmermann, S.; Schönweiler, R.; Fuchs, M.; Beushausen, U.; Kollbrunner, J.; Ribeiro von Wersch, A.; Keilmann, A. (2015a): Dysphonien bei Kindern. Teil 1: Interdisziplinärer Konsens über Definition, Pathophysiologie und Prävalenz. Sprache-Stimme-Gehör 39: 38-43.

Voigt-Zimmermann, S.; Schönweiler, R.; Fuchs, M.; Beushausen, U.; Kollbrunner, J.; Ribeiro von Wersch, A.; Keilmann, A. (2015b): Dysphonien bei Kindern. Teil 2: Interdisziplinärer Konsens zu Diagnostik und Therapie. Sprache-Stimme-Gehör 39: 44-51.

von Suchodoletz, W.; Sachse, A. (2008): Sprachbeurteilung durch Eltern – Kurztests für zwei- bis dreijährige Kinder (SBE-2-KT). www.kjp.med.uni-muenchen.de/sprachstoerungen/SBE-2-KT.php

von Suchodoletz, W.; Kademann, S.; Tipelt, S. (2010): Elternfragebogen zur Früherkennung von sprachgestörten Kindern bei der U7a (SBE-3-KT). www.kjp.med.uni-muenchen.de/sprachstoerungen/SBE-3-KT.php

Wade, D. T. (2009): Goal setting in rehabilitation: an overview of what, why and how. In: Clinical Rehabilitation 23: 291-295.

Wahrig, G. (1986): Deutsches Wörterbuch, Gütersloh: Bertelsmann Lexikon Verlag.

Wallesch, C.-W. (2009): Evidenzbasierte Verfahren in der Sprachtherapie. In: Neurologie & Rehabilitation 15(4): 252-254.

Wehmeyer, M.; Grötzbach, H. (2010): Aphasie – Wege aus dem Sprachdschungel. 4. Auflage. Berlin: Springer.

Weiss, A. (2010a): Prologue. In: Weiss, A. (Ed.): Perspectives on individual differences affecting therapeutic change in communication disorders. New York: Psychology press, 1-6.

Weiss, A. (2010b): How focus on individual differences informs our clinical practice for individuals with communication disorders: A summary and a look ahead. In: Weiss, A. (Ed.): Perspectives on individual differences affecting therapeutic change in communication disorders. New York: Psychology press, 273-278.

Welti, F.; Raspe, H. (2004): Rehabilitation und Teilhabe behinderter Menschen – Welche Möglichkeiten bietet das neue SGB IX? In: Neurologie & Rehabilitation 6: 320-322.

Wieck, M.; Beushausen, U.; Cramer, R. (2005): Leitlinien in der Logopädie. In: Forum Logopädie 19(6): 28-35.

Worrall, L. E.; Bennett, S. (2001): Evidence-based practice: barriers and facilitators for speech-language pathologists. In: Journal of Medical Speech-Language Pathology 9(2): 11-16.

Woude, J. (2010): Perspectives on individual differences in preschool children with specific language impairment. In: Weiss, A. (Ed.): Perspectives on individual differences affecting therapeutic change in communication disorders. New York: Psychology press, 81-106.

Ylvisaker, M.; Feeney, T. (2000): Reconstruction of identity after traumatic brain injury. In: Brain Impair 1: 12-28.

Zimbardo, P. G. (1983): Psychologie. 4. Auflage. Berlin: Springer.

Zipoli, R. P.; Kennedy, M. (2005): Evidence-based practice among speech-language pathologists: attitudes, utilization, and barriers. In: American Journal of Speech-Language Pathology 14: 208-220.

Leitfaden zur Bewertung von Einzelfallstudien in der Logopädie

A	Fragestellung	ja	nein	Bemerkung
1	Gibt es eine klar formulierte Forschungsfrage?	☐	☐	
2	Gibt es eine klar formulierte Zielsetzung?	☐	☐	
3	Wurde das PICO-Schema angewendet?	☐	☐	
4	Ist die Fragestellung/Zielsetzung relevant?	☐	☐	
5	Passt das gewählte Forschungsdesign zur Fragestellung?	☐	☐	
A	**Fragestellung**	**Bewertung:**		

B	Theoretischer Hintergrund	ja	nein	Bemerkung
6	Passt der Titel zum Inhalt der Studie?	☐	☐	
7	Wird die Relevanz der Fragestellung theoretisch hergeleitet?	☐	☐	
8	Wird der derzeitige Stand der Forschung dargestellt?	☐	☐	
9	Ist die Darstellung des theoretischen Hintergrundes nachvollziehbar?	☐	☐	
10	Dient der theoretische Hintergrund dem weiteren Verständnis der Studie?	☐	☐	
11	Sind die Quellen relevant?	☐	☐	
12	Sind die Quellen aktuell?	☐	☐	
13	Wird ein „Urheberbias" thematisiert?	☐	☐	
B	**Theoretischer Hintergrund**	**Bewertung:**		

C	Probanden	ja	nein	Bemerkung
14	Gibt es Angaben zur Probandenrekrutierung?	☐	☐	
15	Werden Einschlusskriterien genannt?	☐	☐	
16	Werden die Einschlusskriterien begründet?	☐	☐	
17	Werden Ausschlusskriterien genannt?	☐	☐	
18	Werden die Ausschlusskriterien begründet?	☐	☐	
19	Eignen sich die Probanden zur Klärung der Fragestellung?	☐	☐	
20	Werden relevante Daten zu den Probanden dargelegt?	☐	☐	
21	Wird ein Selektionsbias thematisiert?	☐	☐	
C	**Probanden**	**Bewertung:**		

D	Design und Methode	ja	nein	Bemerkung
22	Gibt es Angaben zum Forschungsdesign?	☐	☐	
23	Wird das Forschungsdesign schematisch dargestellt?	☐	☐	
24	Werden die Probanden randomisiert?	☐	☐	
25	Wird das gewählte Design begründet?	☐	☐	
26	Gibt es eine Pre-Post-Testung?	☐	☐	
27	Gibt es eine Baseline-Erhebung?	☐	☐	
28	Werden mindestens fünf Erhebungen pro Baseline durchgeführt?	☐	☐	
29	Werden mehrere Erhebungen in der Interventionsphase durchgeführt?	☐	☐	
30	Eignet sich die Art der Intervention zur Beantwortung der Forschungsfrage?	☐	☐	
31	Wird die Durchführung der Intervention detailliert beschrieben:	☐	☐	
	a. Dauer	☐	☐	
	b. Frequenz	☐	☐	
	c. Art des Materials	☐	☐	
	d. Darbietung des Materials	☐	☐	
	e. Hilfestellungen	☐	☐	
32	Gibt es eine Kontrollaufgabe?	☐	☐	
33	Ist die Kontrollaufgabe sinnvoll ausgewählt?	☐	☐	
34	Gibt es eine Generalisierungsaufgabe?	☐	☐	
35	Gibt es eine Transferaufgabe?	☐	☐	
36	Gibt es eine Follow-up-Untersuchung?	☐	☐	
37	Gibt es Angaben zur ethischen Vertretbarkeit:			
	a. Votum Ethikkommission	☐	☐	
	b. Zumutbarkeit der Studie	☐	☐	
38	Wird das Studiendesign im Verlauf der Studie beibehalten?	☐	☐	
39	Gibt es Angaben zur Dokumentation der Messwerte?	☐	☐	
40	Wird ein Durchführungsbias thematisiert?	☐	☐	
D	**Design und Methode**	**Bewertung:**		

E	Datenerhebung	ja	nein	Bemerkung
41	Werden Angaben zu den Messmitteln gemacht?	☐	☐	
	a. Angabe des Settings	☐	☐	
	b. Angabe des Untersuchers	☐	☐	
	c. Beschreibung der Wahl der Messinstrumente	☐	☐	
	d. Begründung für die Wahl der Messinstrumente	☐	☐	
42	Ist die Messmethode nachvollziehbar dargestellt?	☐	☐	
43	Ist die Messmethode zur Beantwortung der Fragestellung geeignet?	☐	☐	
44	Ist die Datensammlung nachvollziehbar?	☐	☐	
45	Wird ein möglicher Messbias thematisiert?	☐	☐	
E	**Methode der Datenerhebung**	**Bewertung:**		

F	Datenauswertung	ja	nein	Bemerkung
46	Ist die Auswertung der Daten nachvollziehbar?	☐	☐	
47	Gibt es Angaben zu folgenden objektiven Auswertungskriterien:			
	a. Wann wird ein Item als korrekt gewertet?	☐	☐	
	b. Welche Hilfestellungen sind zugelassen?	☐	☐	
	c. Gewichtung der Items?	☐	☐	
	d. Datenauswertung nach Vorgabe im Testmanual?	☐	☐	
48	Werden die Ergebnisse tabellarisch dargestellt?	☐	☐	
49	Werden die Ergebnisse grafisch dargestellt?	☐	☐	
50	Werden folgende Werte grafisch dargestellt:			
	a. Trend	☐	☐	
	b. Latenzzeit	☐	☐	
	c. Level	☐	☐	
	d. sonstige	☐	☐	
51	Werden deskriptive Angaben gemacht zu:			
	a. Mittelwert/Modalwert	☐	☐	
	b. Standardabweichung/Interquartilsabstand	☐	☐	
	c. Trend	☐	☐	
	d. Latenzzeit	☐	☐	
	e. Level	☐	☐	
	f. sonstige	☐	☐	
52	Wird eine Signifikanzprüfung durchgeführt?	☐	☐	
53	Sind die gewählten statistischen Verfahren geeignet zur Beantwortung der Forschungsfrage?	☐	☐	
54	Wird ein möglicher Auswertungsbias thematisiert?	☐	☐	
F	**Methode der Datenauswertung**	**Bewertung:**		

G	Diskussion	ja	nein	Bemerkung
55	Gibt es eine adäquate Diskussion in Bezug auf positive Ergebnisse der Studie?	☐	☐	______
56	Gibt es eine adäquate Diskussion in Bezug auf negative Ergebnisse der Studie?	☐	☐	______
57	Werden Schlussfolgerungen aus den (negativen) Ergebnissen gezogen?	☐	☐	______
58	Wird die Größe des Therapieeffekts diskutiert?	☐	☐	______
59	Werden Einflüsse eines möglichen Urheberbias diskutiert?	☐	☐	______
60	Werden Einflüsse eines möglichen Selektionsbias diskutiert?	☐	☐	______
61	Werden Einflüsse eines möglichen Durchführungsbias diskutiert?	☐	☐	______
62	Werden Einflüsse eines möglichen Messbias diskutiert?	☐	☐	______
63	Werden Einflüsse eines möglichen Auswertungsbias diskutiert?	☐	☐	______
64	Sind die Ergebnisse im Einklang mit dem derzeitigen Stand der Forschung?	☐	☐	______
65	Werden die Ergebnisse in Bezug auf die Zielsetzung diskutiert?	☐	☐	______
66	Sind die Ergebnisse in die Praxis übertragbar?	☐	☐	______
67	Werden die Ergebnisse in Bezug auf die Kosten-Nutzen-Relation (Ökonomische Validität) diskutiert?	☐	☐	______
68	Werden Hinweise für zukünftige Forschungsvorhaben gegeben?	☐	☐	______
G	**Diskussion**	**Bewertung:**		______

Zusammenfassung

Leitfaden zur Bewertung von Einzelfallstudien in der Logopädie

Aspekte	sehr gut	gut	zufrieden-stellend	ausreichend	unzurei-chend
A Fragestellung	☐	☐	☐	☐	☐
B Theoretischer Hintergrund	☐	☐	☐	☐	☐
C Probanden	☐	☐	☐	☐	☐
D Design und Methode	☐	☐	☐	☐	☐
E Datenerhebung	☐	☐	☐	☐	☐
F Datenauswertung	☐	☐	☐	☐	☐
G Diskussion	☐	☐	☐	☐	☐

Gesamtbewertung:

Erläuterungen

Leitfaden zur Bewertung von Einzelfallstudien in der Logopädie*

A	**Fragestellung**
1–5	Wenn die ersten fünf Fragen mit „Nein" beantwortet werden, ist eine weitere Auswertung überflüssig.
3	PICO-Schema bedeutet: **P = Patient:** Daten zum Patienten (z. B. 65-jähriger Mann mit Aphasie, Wortabrufstörung nach Insult im Stromgebiet der Art. cerebri med., Testwerte) **I = Intervention:** Art der Intervention (z. B. 4-wöchige Intensivtherapie nach MODAK® [Lutz, 2009]) **C = Comparison:** Vergleich mit möglicher Kontrollbehandlung/Alternative (z. B. im Vergleich zu einer spezifischen neurolinguistischen Therapie) **O = Outcome:** Für den Patienten relevante Endpunkte nach der Intervention (z. B. Anzahl sicher mündlich abgerufener zweisilbiger Wörter aus alltagsrelevanten Kategorien, Anzahl eingehaltener einfacher Kommunikationsstrukturen)

B	**Theoretischer Hintergrund**
7	zum Beispiel: – Wurde die Forschungslücke aufgezeigt?
13	zum Beispiel: – Wurde ein Interessenkonflikt ausgeschlossen (eventuell im Anhang/Acknowledgement)? – Besteht eine Neutralität der Autoren?

C	**Probanden**
20	zum Beispiel: – Alter, Geschlecht, Beruf – Grunderkrankung, Vorerkrankungen, Medikamente – Therapieerfahrung

D	**Design und Methode**
22	zum Beispiel: – ABA-Design, Multiple-Baseline-Design etc.
23	schematisch dargestellt bedeutet: – Tabelle oder Grafik

E	**Datenerhebung**
34	Generalisierungsaufgabe bedeutet: – Aufgabe zur Überprüfung des Generalisierungseffekts – Lässt sich eine Leistungsverbesserung auch bei Items oder Aufgaben, die mit dem Therapiematerial strukturell übereinstimmen, die jedoch nicht Gegenstand der Therapie sind, nachweisen? – Überprüfung, ob eine Verbesserung auch für ungeübte Items zutrifft.
35	Transferaufgabe bedeutet: – Aufgabe zur Überprüfung des Transfereffekts – Lässt sich eine Verbesserung auch für eine Fähigkeit in anderer Umgebung (z. B. im Alltag oder in einer alltagsnahen Aufgabe) nachweisen?
36	Follow-up-Untersuchung bedeutet: – Katamnese – Aufgabe zur Überprüfung des Langzeiteffekts – Überprüfung, ob die Leistungsverbesserung sich auch nach dem Ende einer Therapie, z. B. 6 oder 12 Monate später, noch nachweisen lässt

▶	**für das ganze Dokument**
	Bemerkung kann bedeuten: – Teilweise/mit Einschränkungen – Nicht beurteilbar – Keine Angabe im Text
	Bewertung bedeutet: – Subjektive Einschätzung aufgrund der Aussagen zu den Teilaspekten – Dies gilt auch für die Gesamtbewertung – Die Bewertung ist u. U. nicht reliabel zwischen einzelnen Lesern je nach Vorerfahrung, Wissensstand und fachlichem Schwerpunkt